中国土家族医药学

主　审　田华咏

主　编　袁德培　彭芳胜

副主编　杨付明　刘哨兵

编　委　（以姓氏笔画为序）

朱英杰　朱耀乾　向大安　刘杰书
刘哨兵　李劲松　杨付明　张元忠
胡玉萍　胡德俊　侯启年　袁德培
郭普冬　崔　静　彭芳胜　曾楚华
滕建卓　潘永华

科学出版社

北　京

内 容 简 介

本书在充分汲取土家族医药学研究最新成果的基础上,集全国土家族医药学研究精英,全面系统梳理土家医基础理论、土家医药物与方剂、土家医临床应用等内容,历时数年,编著而成。全书内容分为绪论,土家族医学基础(包括人体结构和功能、病因、病理、诊法、治则治法、服侍、养生等),土家药物与方剂(包括土家药物学总论、常用土家药、土家医方剂学总论等),临床应用(包括内科、女科、儿科、外伤科、七窍病等)等篇章,其中土家医理、法、方、药完备,层次分明,条理清晰,既便于学习研究,又切合临床实用。

本书可供医药院校土家医学专业本科及研究生使用,也可作为广大医药爱好者的参考用书。

图书在版编目(CIP)数据

中国土家族医药学 / 袁德培,彭芳胜主编 . —北京:科学出版社,2014.3
ISBN 978-7-03-039806-2

Ⅰ. 中⋯　Ⅱ. ①袁⋯②彭⋯　Ⅲ. 土家族-民族医学　Ⅳ. R297.3

中国版本图书馆 CIP 数据核字(2014)第 029236 号

责任编辑:郭海燕　刘　亚　曹丽英 / 责任校对:郭瑞芝
责任印制:李　彤 / 封面设计:范璧合

科 学 出 版 社 出版
北京东黄城根北街 16 号
邮政编码:100717
http://www.sciencep.com

北京中科印刷有限公司 印刷
科学出版社发行　各地新华书店经销

*

2014 年 3 月第 一 版　开本:787×1092　1/16
2023 年 1 月第十次印刷　印张:17
字数:480 000

定价:**98.00 元**
(如有印装质量问题,我社负责调换)

突出土家族医药文化特色,构建中国土家族医药体系

——《中国土家族医药学》序

土家族医药研究始于20世纪80年代初。30年来,我国土家族医药工作者对土家族民间医药进行田野调查、资料收集、整理研究、理论归纳,使千百年流散于土家族民间的传统医药知识成为较为系统的医药学体系——土家族医药学,并立于中国传统医药之林。湖北民族学院中医药学院教授袁德培博士等主编的《中国土家族医药学》一书,是我国土家族医药研究的最新成果,可谓集土家医药之大成。

土家医是我国民族医主要医种之一。中国"民族医"这个概念出现只有60多年。1951年2月,《全国少数民族卫生工作方案》指出:"对于用草药土方治病之民族医,应尽量团结与提高。"这是中国政府首次提出"民族医"这一名词。1984年9月,卫生部、国家民族事务委员会在内蒙古呼和浩特市召开了第一次全国民族医药工作会议。会后,国务院办公厅转发了《关于加强全国民族医药工作的几点意见》的通知。指出:"民族医药是祖国传统医药的重要组成部分,发展民族医药事业,不但是各族人民健康的需要,而且对增进民族团结,促进民族地区经济、文化事业的发展,建设具有中国特色的社会主义医药卫生事业,有着十分重要的意义。"同时提出了"发掘、整理、总结、提高"的民族医药发展指导思想。对土家族医药的研究,要在国家民族医药发展总的指导思想前提下,走土家族传统特色医药文化之路,把土家族医药文化资源、医技医术特色、土家医药认识哲理与思想特色内容等全方位地发掘与整理、继承与提高。

土家医药研究之路,大体上分三步走。第一阶段是田野调查、资料积累阶段。其成果以调研报告、整理性或描述性专题报告为主。第二阶段为解释、临床应用、理论归纳等土家医学理论创新阶段。代表性成果有《土家族医药学》、《土家族医学史》、《土家族医药学概论》、《土家医方剂学》、《土家族药学》、《实用土家族医药》等。第三阶段为规范化标准化建设阶段。在土家医药理论创新的基础上,进行规范化研究,制定土家医药学基础标准、技术标准、工作标准、管理标准等相关标准,以指导我国土家医药的临床、科研、教学及研发工作。通过规范化标准化的研究,使土家医学与国际传统医学研究前沿对话,让土家族医学漂洋过海,为更多民众服务。

回顾土家族医药研究30年,这是一条艰辛之路,也是一条丰收之路。30年来,取得了一批学术与科技成果,使土家族医药登上了祖国传统医药的大雅之堂,成为我国民族卫生资源。土家族医药研究任重道远,今后我国土家族医药研究要在现有的基础上,在反思中开展创新性(包括规范化、标准化)研究,构建具有土家族特色的传统医药体系——中国土家族医药学。

一是以土家族历史与文化为主线,探讨土家族医药发展史。土家族历史悠久,

由多成分组成,构成文化的多元性。关于土家族族源研究,至今尚无定论,有"巴人说"、"土著说"、"乌蛮说"、"賨人说"、"多元说"、"濮人说"等多家学说。但有一点认识是统一的,即"土家族发展到唐末五代,已形成有共同语言,共同地域,共同经济生活和共同文化心理素质的群体"。多种学说就有多种文化,土家族医药文化也不例外,是由生活在武陵山区各地土家先民共同创造的具有地方特色的土家医药。如以酉水中上游土家族母语存留区受梯玛文化影响的土著医药文化,以清江流域受巴楚文化影响的鄂西土家医药文化,其他汉语区受汉文化影响的土家族民间医药文化。在土家族医药发展历史上,巫文化、巴文化、楚文化、梯玛文化等古文化对土家医药的形成与发展影响至深,其显著特点为"医源于巫"。在探讨与研究土家医药发展史时,要反思多元文化与土家医药文化的渊源之系。在研究土家族医药地方特色时,要根据各地古今文化现象对当地民族医药文化的影响,突出本民族主体文化,才能找到本地独具特色的土家医药文化之源。

二是立足于土家族医药草根文化,摒弃理论脱离实际的研究之风。土家族医药在土家族民间,在广大的土家族药匠"手中",只有深入实际地调查,收集药匠们的经验和资料累积,对这些"口述"文献进行归纳整理,才能丰富和完善土家医药内容,支撑土家医药理论体系框架。在理论归纳时,多注意土家族医药实证意识,少讲空洞的理论探讨,不要无限拔高,甚至高于"中医"基础理论,将中医"阴阳"、"五行"、"八纲辨证"等都套在土家医"脖子"上,无形中就成了某某地方中医了!我多次到土家族母语存留区及土家语汉语双语区做田野调查,采访了几百名土家族药匠,在他们的"口述"资料中,从不提"太极"、"阴阳"、"五行"、"藏象"、"辨证论治"等中医的基本思想。究其原因可能是药匠们不了解中医或不懂中医之故。在研究整理土家族医药理论时,硬将这些"中医"基础理论内容搬上书本中,无疑造成土家族医药学中的"中医"假象,是值得深思的。土家族医药文化中多一些草根文化也不会逊其特色。当然,在探讨土家族医药理论与思想时,可从哲学层面研究其背景、观点与内核,为构建土家族医学体系夯实基础。对土家族医药的整理与研究要有一种理性的、客观的、科学的认识,在土家族文化大背景下,探讨土家族医药文化继承与发展、传承与创新时,走土家族特色文化之路,为构建具有土家族文化特色的中国土家族医药学做基础工作。

《中国土家族医药学》一书突出了土家族医药文化特色,为构建中国土家医药理论体系框架做了有益的探索,是一项开拓性的研究成果。该书的出版,必将成为我国土家族医药科研、教学、临床、研发工作的一部重要参考书。愿有更多的土家族医药著作问世,以促进我国土家族医药事业的繁荣与发展。

是为序。

中国民族医药学会副会长

中国民族医药学会土家族医药分会会长　　田华咏

2014 年 1 月 5 日

前　言

　　土家族医药是土家族人民最宝贵的民族文化遗产之一。武陵山区地处亚热带，多为山区，地形复杂，适合不同气候需求的植物生长，药物资源丰富，这为土家族医学的发展提供了便利。再者，由于大山阻隔，交通不便，这里长期闭塞，故得以保存了原汁原味的土家族医药文化。土家族医药文化沉积丰厚，医药理论体系较为完整。但遗憾的是，由于土家族没有自己的文字，千百年来，土家族医药知识一直通过家传、师承、口传心授，代代相承，缺乏规范的文字记载，现代土家族医药研究一度面临着巨大的困难。

　　20世纪80年代以来，党和政府十分重视民族医药的发展，制定了相关政策，设立了专门机构，并不断加大投入，为土家族医药的"发掘、整理、总结、提高"工作提供了保障。全国土家族医药工作者通过长期的收集、挖掘、整理、研究，先后出版了《土家族医药学》、《土家族医学史》、《土家族医药学概论》、《土家族药物志》、《土家族药学》、《土家医方剂学》、《实用土家族医药》等一系列著作。以上著作，涵盖了土家医基础理论、诊法、治则治法、药物、方剂、临床治疗、养生等多方面内容。至此，土家族医药学理论体系相关要素已基本具备，但不少内容散在于各书中，尚未形成融理法方药、临床应用于一体，特色鲜明，系统全面的著述。有鉴于此，我们集全国土家医药学研究骨干，历时数年，编撰而成《中国土家族医药学》一书。

　　本书充分汲取土家族医药学研究的最新成果，力争对土家族医学基础、土家医常用药物及方剂、临床应用等内容进行系统梳理，使理、法、方、药更加完备，层次更加分明，条理更加清晰，便于学习研究，切合临床实用。

　　由于本书涉及内容繁多，编者精力有限，其中疏漏之处在所难免，敬请同道及读者不吝指正！

编　者

2013 年 12 月

目　　录

第三篇 临床应用

绪　　论

第一节　土家族简史

土家族是居住在湘、鄂、渝、黔交界的一个古老民族,自称"毕兹卡"。对于土家族的族源,研究者提出了众多的看法,如巴人后裔说、土著先民说、乌蛮说、江西迁来说等等。在这些观点中,巴人后裔说、土著先民说理由更充分一些,特别是巴人后裔说为大多数人所认同。自从潘光旦先生所著的《湘西北的"土家"和古代的巴人》发表以后,土家族的主体为巴人的后裔的观点一致为大多数学者所接受。这一观点许多研究者都从文献考据学、考古学、民族学等学科入手进行了详尽的论证,基本上廓清了巴人的来源、迁徙、流变情况,认为早在商、周时代巴人就生活在鄂西南的清江流域,殷墟甲骨文中记载的"巴方"就是古巴族。商朝末年,巴人还参加了武王伐纣的战争,因功封为巴子国。春秋战国时期,巴人与东边的楚国时战时和,双方交往密切,文化互相渗透。后来,在楚国威迫下,巴国不断向西南退却,直到公元前316年被秦国所灭。

先秦时期巴人的历史经过研究者的研究考证所给予的定位,为近期的考古发掘所证实。清江隔河岸考古队从1987年起,对清江库区淹没地带进行考古发掘,其中最重要的成果就是香炉石文化的发掘和命名。香炉石文化遗址位于长阳县渔峡口镇东南0.5km的清江北岸,距传说的廪君出生地不远。经考古专家认定,香炉石文化距今最早为4000年,早期相当于夏、商、周时期。其文化类型与其他夏商文化迥然不同。生活用具以夹砂褐陶或灰褐陶为主,约占80%,纹饰以粗、细绳纹和方格纹为主;"香炉石文化"的人们,一般都靠河流居住,这种文化的生活中捕鱼和狩猎占很大比重;"香炉石文化"地处较封闭的山间河谷地带,但文化并不十分落后。可见,香炉石文化与史载的巴文化的生活环境与生活方式十分相似,因此,考古学界将"香炉石文化"定为早期的巴文化不是没有道理的。三峡库区也发现了168处巴人文化遗址。

秦灭巴以后,巴国不复存在了,但巴人不断迁徙,广泛分布在武陵山区。秦实现统一后,在原巴人故地设巴郡、黔中郡、南郡。汉改黔中郡为武陵郡。史书把当时活动于武陵山区的少数民族统称为"巴郡"、"南郡蛮"和"武陵蛮"。西汉时,被称为"武陵蛮"、"澧中蛮"、"零阳蛮"中的向、田、覃等姓氏首领的活动已被载入史册,《后汉书》、《晋书》、《华阳国志》等史书对其史迹均有记载。这些被称为"廪君种"、"板楯蛮"的人已经有了共同的地域,共同的风俗习惯和经济生活,其活动地域基本与今天的土家族所在地吻合。

三国时,"武陵蛮"又称为"五溪蛮"。五溪蛮中既有土家族的先民,也有苗、瑶、侗等族的先民。进入两晋南北朝时期,由于国家的分裂,各族大混杂,巴人的迁徙也很频繁。东边一直扩迁到鄂东北和河南东南郡,所以史书记载也很混乱,有"酉溪蛮"、"零阳蛮"、"建平蛮"、"巴建蛮"、"酉阳蛮"、"宜都蛮"等称呼。

唐宋时期,把居住在渝鄂黔湘交界地的土家族先民以地名命名族名,称为"夔州蛮"、"溪州蛮"、"高州蛮"等。杜佑在《通典》中概而言之"其在峡中巴梁间,则为廪君之后"。至宋代,史书上为了区别其他少数民族,则把这一带的少数民族冠以"土人"、"土兵"、"土丁"等名称,这些称呼的出现,标志着土家族这一人们共同体已初步形成。

元明清时期,中央王朝在今土家族居住区普遍实行土司制度,规定"蛮不出境,汉不入峒",使居住在渝鄂黔湘边的"土人"基本上稳定下来,加速了土家族这一人们共同体的形成。"土家"作为族称,是在汉人大量迁入后出现的。宋以后,汉人逐渐迁入武陵山区,特别是清朝雍正十三年(1735年)"改土归流"后,汉族大量迁入,于是出现了"土民"、"客民"之分。为了区别外地迁入的人群与本地人的不同,"土家"一词开始出现。以汉语自称"土家",称外地迁来的汉人为"客家",称毗邻的苗族为"苗家"。《咸丰县志》载:"今就本县氏族列之,大指分为土家、客家两种。土家者土司之裔……客家者,自明以来,或宦或商,寄籍斯土而子孙蕃衍为邑望族者也"。虽然这种说法不够准确,但把"土家"与"客家"严格地区分开,正式把"土家"作为一个人们共同体提出来却有着十分重要的意义。清朝所修的方志中不少都把土家、苗家、客家区分开来,表明土家族这一人们共同体已经形成。

当然,土家族是多元一体的,除了巴人的后裔外,还有长期生活在武陵山区的土著人,外面迁来的汉人及其他民族,他们长期生活在武陵山区,在共同与大自然和自己的敌人的斗争过程中,相互交往和融合。逐步形成了具有共同地域、共同语言、共同经济生活、共同心理素质的人们共同体——土家族。

土家族的分布总面积达 10 万 km^2,主要分布在我国湘、鄂、渝、黔交界的武陵山区,湖南省的土家族主要分布在湘西土家族苗族自治州的永顺、龙山、保靖、古丈等县,张家界市的慈利、桑植等县,常德市的石门等县;湖北省主要分布在恩施土家族苗族自治州的来凤、鹤峰、咸丰、宣恩、建始、巴东、恩施、利川等县市,宜昌市的长阳、五峰两县;重庆市主要分布在渝东南的黔江、酉阳、石柱、秀山、彭水等区县;贵州省主要分布在黔东北的沿河、印江、思南、江口、德江等县。土家族的居住地属于山区丘陵地带,海拔在 500~2000m,地理坐标大体为东经 108°(贵州省沿河土家族自治县)至东经 110°50′(湖南省石门县);北纬 28°(贵州省印江土家族苗族自治县)至北纬 31°50′(湖北省巴东县)。土家族居住地以北纬 30°、东经 110°为中心向周边辐射(30 多个县市区)。该区域属于亚热带气候,四季分明,冬温夏凉,雨量充沛,湿度较大。

土家族的语言属于汉藏语系藏缅语族,接近彝语系,有南部方言和北部方言,除湘西土家族苗族自治州泸溪县潭溪乡的土家族操南部方言外,其余土家族均操北部方言,南北两支土家族的语言并不能互通,目前只有酉水流域永顺、龙山、来凤等县的部分土家人会说土家话。土家族没有民族文字,长期以来都是使用汉文,大部分土家族人都兼通汉文字,部分人还兼通苗语。土家族人用汉文字或口耳相传、口口相传的方式来传承土家族的历史文化。

土家族是一个有着勤劳朴实、自强不息、艰苦奋斗等优良传统的优秀民族,土家族的文化是博大精深、丰富多彩的,是祖国文化遗产中不可分割的重要组成部分,是聪慧的土家族人民长期参与生活实践所创造的瑰宝。

第二节　土家族医药学的形成与发展

经过数千年的发展,土家族人民在长期的社会生活实践中,在与疾病作斗争的过程中,创造了自己的民族医药。由于土家族仅有本民族语言,而无文字,也就没有用土家族文字记载的医药知识古籍。《龙山县志》载:"民间草医,起之何时,溯源难明,搜集资料极为有限,故所载欲言不达,后人颇难稽考。"因此,对土家族医药研究缺乏直接史料,但民间医药一直在民族地区以口碑文献的特殊形式流传着。"没有文字的民族有自己的文化,他们对民族文化的继承和发展主要靠口耳相传,代代承袭。""当我们祖先没有发明记载思想语言工具之前,这种口耳相传的材料,在古代便是史料。……所以古人研究历史,都是把传说看成是重要史料。……过去学者们把古代的传说言论和书本记载并重,不是没有原因的。"在民间流传的关于土家族医药的资料极为丰富,虽无文字记载,但经千百年"口口相授"和"代代丰富"的创作过程,已经逐渐发展成熟,为本民族的生息繁衍作出了不可磨灭的贡献。

一、土家医起源的民间传说

在土家族地区，直到现在，依然流传着很多关于土家医药的动人故事和美丽传说。在土家族的历史上，由于没有文字记载，很多医学知识，除了通过"口口相授"和"代代丰富"外，还有很大一部分是通过这种故事传说的方式在民间广为流传。虽然只是故事和传说，但对于医学知识的传承和发展也起到了很重要的作用。

民间流传着药王菩萨为民治病，最后骑白虎登天成佛的传说。传说中药王经常外出寻找药物为百姓治病，一日，药王菩萨路过河边，看见岩板上有一滴滴的鲜血，便问旁人何故，旁人曰："刚死一产妇，出葬从这里路过。"药王听后大惊，曰："世人不善医药而误人致死，惨也。"他追上送葬之人，见坑已挖好，产妇尚未下葬，便对他们讲："此妇人未死，为何葬之？"众人皆惊，便问药王："何以知其未死？"药王回答说："人死则血止而发黑，今见沿途滴血不绝，故可知其未死。"家人听后，便请药王诊治。药王速取针一根，深刺一穴，少顷，妇人叹息一声，再少顷，妇人少腹蠕动，产下一子，而得救两人性命。又一日，药王到山中采药，尝后中毒倒在一蔸茶树下昏死过去。次晨，茶树叶上露水滴入药王口中，药王便慢慢苏醒，于是便知茶叶有解毒之功。后来，茶能解药性，吃药不能喝茶水的说法，一直流传至今，妇孺皆知。再一日，药王路过一山，一只白虎突然跑到他面前，张着口。药王大惊，说："我一辈子为民治病，没做亏心事。今天你要吃我，请点头三下。若不吃我，请摇头三下。"老虎听后，便摇头三下，双目流泪，似有乞求解难之意。药王便大胆走近老虎身边，见老虎被一大块猪骨头卡住喉咙，药王便用药速将猪骨头从虎口中取出。老虎仍然不走，横身靠近药王，此时药王便明虎意，于是骑上虎背，白虎腾空而去，药王便同白虎一道升天成佛（部分土家族人民崇拜白虎，以之为图腾）。为了纪念药王，明朝时期，在沅水河畔的泸溪县浦市修建了"药王庙"，庙中香火连年不断，祈祷药王菩萨保佑庶民，直到新中国成立初期，绵延440多年。据记载庙里还挂了一面铜镜，传说这面铜镜是药王菩萨留下为民诊疗疾病的，可以照见人体全部血脉，药物走向。

民间还传说上天太上老君见民间疾苦，便派弟子下凡为民治病。弟子说："徒儿不懂医药，怎能解除凡人的疾苦呢？"于是太上老君给弟子仙丹三粒，口服后便浑身透明。接着又封赠弟子随便扯到草即是治病的药，这就是后来百草都是药，百草能治病的来由。这些关于土家族医药的民间故事，虽然是传说，但千百年来，土家族人民仍世代不忘药王菩萨、太上老君弟子为他们治百病，拯救苍生的恩惠。有的土家山寨对医术精湛、深孚众望的老药匠（土家族对医生的尊称）称之为药王菩萨或太上老君弟子下凡，即来源于此。

在鄂西南土家族民间有关土药的传说也较多。如在《党参的来历》中记载，古鄂西南一带流行着一种怪病，症见脉虚，气短，四肢无力，不死不活，十分痛苦。一位姓党的土家医受仙人点化，找到一种植物，治好了这种病，后将这种药物取名党参。

土家族民间流行的民歌民谣中有关土家药的内容也较多。如《采山草》中云："五月初五去看郎，郎被毒蛇一口伤；胸口不见一口气，灵芝一朵人还阳。"土家医对一些急救药物称之为"还阳"。在鄂西南湘西北土家族民间还阳药物较多，称为"七十二还阳"，是多种急救药物的泛称。《神医》中云："仙山采得仙药来，治得百病都断根；身上化脓烂了眼，四半叶子草铜钱；喉痛眼迷尿不通，清热解毒鱼腥草；身上长疱和长疔，熬服膏药贴上面；遇上大灾和大病，去问寨里老神医；毒蛇咬伤有良药，饭后残水调熬用；心口绞痛用磁针，外配汤药一两服。"

这些流传在民间的故事和传说，既使很多土家医的用药诊疗经验得以传承，又表达了土家人民对药匠的尊敬。

二、土家族医药学的形成

土家族聚居的武陵地区,境内山高林密,沟壑纵横,溪河密布,动植物资源十分丰富。如湘西《向氏族谱·卷首·沿革记略》载:"诸色之鱼,举网即得。山中兽物,入山必获。"先民在这块土地上劳作生息,生产力水平十分低下,过着采集植物和猎取野兽充饥的"茹毛饮血"的原始生活。在生产劳动中,各种自然灾害、猛兽常常危及人们的生命安全,为了保护自己免遭风雨和野兽的侵袭,先民们居住山洞或构木为巢,并以树叶裹身御寒,形成了土家族最早的卫生保健活动,增强了人们适应自然界变化的能力。

在原始的医疗实践中,火的使用以及人工取火,是卫生保健活动的一次飞跃,火对土家族先民的保健起了重要作用。火不仅能御寒、防兽,还改变了人们获取生活资料的方法。有了火,就能变生食为熟食,从而改善摄食条件,减少了肠肚病。火还能防寒、防潮湿,为身体健康提供了良好的保障。在烤火取暖的同时,先民们逐渐认识到,把烧热的石头、植物根茎或果实以及皮毛等包裹好之后,放在身体的某些部位,可以减轻或消除某些原因引起的肚子痛、骨节痛等疾病,由此产生了原始的焙热法。这种方法千百年来一直流传在土家族民间。现今的蛋滚法、扑灰碗、熨法等都是承传焙热法之经验而发展起来的外治法。先民在生活实践中,还摸索出一些简单的治疗工具和方法,如麝针挑刺脓疱,就是土家族民间的一种常用治疗方法。

先民们在觅食充饥过程中,发现野生植物、果实等,有的有毒,甚至引起昏迷、死亡,而有的又能使中毒者症状得以缓解。通过无数次尝试和长期经验积累,逐渐分辨出哪些植物对人体有益,能用来治病,哪些能食药两用,哪些对人体有害,并进而有意识地加以利用,这样便积累了一些植物药知识。

土家人世代生活在密林溪谷,毒蛇常常出没其间,被毒蛇咬伤甚至死亡是常事,但也有幸存者。土家人又发现蛇吃蛇,蛇与蛇互相咬伤后,蛇自行吞吃草药而得救。诸多方面的经验积累,使土著先民们逐步摸索到一套治疗毒蛇咬伤的方法。大山之中道路崎岖险峻,跌扑损伤时有发生,先民们在诊治过程中,积累了很多骨伤科经验。

同时,还通过渔猎、畜牧和制造生产生活用具等实践,累积了许多动物药知识和防治疾病的方法。

就在这样的生产生活实践中,先民们积累了很多有关动植物以及卫生保健知识,土家医学、药学也随着本民族的繁衍生息而产生,逐渐发展起来。在其发展成熟的过程中,还出现了火捻、瓷针、火罐等多种治疗方法。

在土家医发展的同时,由于科学文化落后,古代的土著先民对疾病缺乏科学的认识,很多自然现象、生理现象和病理现象都无法解释,于是认为天地之外另有一种力量主宰一切,这种迷信思想逐渐形成为"巫术"。土家族巫师自称"梯玛",又叫土老司。巫师们汲取了简单的医药经验和知识,融医术、药物、精神于一体,在药物运用或手法施治的同时,假借鬼神的作用,用"过阴"、"渡关"、"追魂"、"画符"、"还愿"、"替死"、"烧胎"、"取吓"等,或拜寄给山、岩、水、树,或用百家锁等法祀鬼、祛邪,以给病人精神上的安慰。

巫术产生之后,由于巫医们在行巫术之际,也有医技、药物等的运用,尤其是心理疗法的使用,对土家医学的发展起到了一定的促进作用。"梯玛文化"作为一种文化现象,一定程度上丰富了土家医学,历史上也曾出现过"巫医一家"的时期。但随着历史的发展,土家人民对人体生理、病理现象认识的加深,巫术和医术逐渐分离,并且在不断相互斗争。最终,经过长期的生活生产实践,医学吸取了巫医之中的科学成分,剔除了其中的迷信因素,土家族医药随着生产的发展而发展,逐渐积累的一套简单易行的土方、土法等治病经验,就在批驳巫的斗争中不断发展成熟。

在中医尚未传入土家族地区以前,土人以当地民族医药为民治伤疗疾。土家医疗不分科,有病则治,而治多奇效,"尤以治金石撞伤倍奏神功"。土药得之又易,价廉方便,千百年来为土家人的卫生保健事业作出了巨大贡献。

随着中医的传入,唐代著名医家孙思邈的"三元论"在土家族部分地区用于说明人的生理功能以及病理变化。三元即上元(又称头元)、中元(又称腹元)、下元(又称足元)。上元主神智,主一身;中元主食物之受纳与运化;下元主运动,主生殖。三元功能协调,人方健康,否则出现病态。"三元论"与土家医经验相结合,形成了具有民族特色的土家医学理论。

土家族医药包括两个方面的内容。一是指应用草药祛病疗疾,群众称之为草医。凡是外伤、骨折、疮疡、劳伤、吐血、妇女疾病等,多用草药治疗。二是传统疗法,如针灸、放血、拔罐、烫熨、熏蒸、泥疗等,对于风寒骨节痛、中暑、伤风酸痛、昏厥、惊风、痞积,多用传统的治疗方法。随着疗效确切的草药和简便有效的诸多治疗方法不断发展,逐渐形成了一套较为系统的土家族医药学。

三、土家族医药学的发展概况

(一)明清时期土家族医药逐渐成熟

明洪武年间(1368~1389)后,汉医随外地流官进入土家族地区。中医的阴阳学说也被土家族医引用,说明人要平衡,如同天地、四时协调,万物一体的对立统一规律。清雍正年间,土家族地区相继完成改土归流工作,清政府对土家族地区实行了一些重大的开化措施,如兴科举,崇商业,"文教事兴",土家医学也取得了很大的成就。嘉庆年间和光绪年间的厅、县志记载了部分医药方面的内容。如《鹤峰州志·鹤峰物产篇》中,记载有黄连、何首乌、黄精、贝母、独活、杜仲、钟乳石、穿山甲、鹿茸、獭肝等植物、矿物、动物药近百种。嘉庆《龙山县志·物产篇》中,记载食药两用的植物有栗、麦、甜菜、蕨、姜、木姜子、土耳、胡桃、杏、白果、饭瓜(南瓜及牛腿瓜)、包谷、脂麻等66种,另记载黄精、白及、细辛、荆芥、香附子、艾、牛膝、木贼、麦冬、独摇草(独活)、克马草(车前草)、天南星、三步跳、葛粉、鸳鸯藤、合欢藤、益母草、黄连、夏枯草、灯心草等36种民间常用草药。对疾病的预防方面也有记载:"三月三,摘地菜花和饭作,曰作节气;清明插柳叶于门,簪柳于首;五月端午,悬艾于门,饮菖蒲酒,以角黍盐,昼夜相馈,楮以雄黄点儿额及手足心,云辟疫;采百草煎汤,合家洗澡,云辟疥疮。"

在民间还流传土家人多高寿。据嘉庆《龙山县志·寿民篇》记载49人,卒者寿年最长128岁,平均寿年96.3岁;健在的32人中最大的为96岁,平均86.53岁。其中一老翁86岁,齿落复生。《湖北通志志馀·利川县志》载:"利川县南门外校场围墙一带,皆交藤延蔓,居其地者凿井而饮,皆登上寿。如邹科之母100岁,连之珠之父100岁,之珠母93岁,杨成华之母98岁,其余罗清之祖炳章95岁,邹学之母,曾胜富之母皆90余岁。至于耄耋古稀之年者不可胜数。"交藤即蓼科植物何首乌,具有补肝、益肾、养血、祛风的功能。现代研究资料表明,交藤具有抗衰老益寿的作用。在这些土家族居住的僻野小县有这么多寿星,说明本地民族医药在土家族人民的防病治病、延缓衰老方面的地位和作用。

明清以来,土家地区名医不断涌现,《龙山县志·卷十四》(光绪版)载,名医"刘之余,本城里人,业儒精医术,性嗜施济人,有贫而病者,之余经诊之,且资以药饵。家故素封职,以窭生业,之余固弗憾也。日后当宿墓侧,一夜有虎至,之余觉,固不为惊,而虎亦旋去。家人劝之归,之余弗应。后以感犯,婴沈疾,乃舁而归,年八十六。后孙世杰补诸生,传其医术"。刘之余不仅医术高明,还乐于济人,名传一时,连虎也不伤。这与传说中的药王菩萨治病救人,最后骑白虎升天成佛有偶合之意。

光绪二十一年左右,土家族医生彭浩天(保靖人)曾求教于江湖术士,并搜集一方一药一技,笔录于卷,勤学为医,在土家人中享有盛誉。光绪三年《龙山县志》载:"贫穷无力得病者,一时疾病则皆以草药治之,若铁石重伤及跌撞塌压肢体碎折者,用以接骨生肌,功效神奇。故邑人用草药者十之七,而用官药者十之三。"

近年来,在恩施自治州发现一本集传统医药与土家族民间医药于一体,具有明显地方特色的医学专著《医学萃精》。作者汪古珊,名昌美,号改勉,生于道光二十三年,殁于中华民国六年(1842～1916),享年74岁,祖籍湖南澧县,后因灾而迁徙定居于湖北省恩施县蚂蝗坝(今恩施市)。《医学萃精》共16卷,系木刻本,按子、丑、寅、卯、辰、巳、午、未、申、酉、戌、亥的次序装订成12册,书中共收药物459种。其他医药书籍,如《杂证灵方》卷中载内科杂证66症,收方113首,并收录解毒急救诸法及急救便方137个;《外科从真》卷中收载外科各症方112首;《女科提要》卷中收常用妇科病证方131首。湖北咸丰清末名医秦子文为继承发扬祖国传统遗产,积数十年临床经验,聚历代医家之见解,研究药性之奥妙,辨中草药之伪劣,著有《玲珑医鉴》、《中草药考证》、《验方集锦》等遗稿。《玲珑医鉴》包含药物、方剂、脉学、诊断及临床各科。在鄂西、湘西民间流传的其他医籍和手稿抄本还有:《蛮剪书》、《血道专书》、《草药汇编》、《外科秘书》、《医学秘授目录》、《医方精选》、《陈为寿记》、《临证验证回忆录》、《人兽医方录》、《医学指南》、《草药三十六反》等。

通过对民间经方验方的收集整理,发现不少土家族老药匠手中存有各种医药方面的抄本。如龙山县洗车河镇土家族老药匠,年逾八旬的彭大善先生手中有《二十四惊症》抄本,对病名、症状、治法、药均有简单的记述。还把二十四惊症绘成图,便于理解记忆。大庸市大坪乡赵善林老药匠手中尚存《七十二症》、《二十四惊风》等抄本。永顺县石堤乡陈正达老药匠善于武术气功,是医武结合的土家医,手中有关于擒拿气功方面的抄本。书中对人体的穴位,不是按传统中医经络穴位描述,而是按人体位置和部位描述,所记述的近300个穴位中,大部分为土家族药匠命名的穴位,如勾子穴(位于腹股沟处)、地空穴(位于足中)、鬼腿穴(位于膝眼部)、鱼鹅金耳穴(位于耳垂下方)、架梁小穴(位于人中穴上方)等,并附图37幅。关于武打气功方面,描述擒拿二十四气:"一天门、二金销、三心金、四井栋、五大成、六后成、七将台、八还魂、九曲尺、十脉门、十一三关、十二架梁、十三五虎、十四背心、十五肛角、十六上马、十七下马、十八腿红、十九寮贤、二十弯子、二十一弯弯子、二十二下寮贤、二十三鞋带、二十四钩子。"是按人体穴位和时节练功壮体强身。陈先生还存有《老祖传秘方》抄本,载方101个,其他方药抄本数百个。当地土家医陈复兴抄本《急救药方》载方60个,均为土家医治疗急证之验方。上述土家医抄本,大部是晚清至民国年间抄本。据药匠们回顾,这些医书,都是师传自抄,一代一代承袭至今,具体年代颇难稽考。

(二) 新中国成立后土家族医药发展

新中国成立后,党和政府十分重视少数民族地区政治、经济、文化和医疗卫生事业的发展,采取了许多相应的措施,流散在民间的土家族医药也逐渐被挖掘整理。特别是大办合作医疗以来,土家族地区掀起了"一根针,一把草"的热潮,充分发挥民族医药的优势,大力普及草药知识,有力地促进了土家族医药的发展。

湖北省恩施土家族苗族自治州自1958年开始,先后组织了4次大规模的中药资源调查,采集标本,分类鉴定,搜集民间单方验方,同时发动群众献方献药。在此基础上,先后编写了《湖北省恩施地区药用植物名录》、《鄂西草药名录》、《恩施民间草药》、《恩施中草药》、《巴东中草药手册》、《建始中草药手册》、《鹤峰药用植物名录》、《咸丰药用植物名录》等。在1978年全国民族药调查中,恩施医学高等专科学校赵昌基教授主持编写了《鄂西中草药》,书中收载土家族药100种。同时,恩施地区政府成立中草药研究所,湖北民族学院组织有关专家方志先、赵晖等编撰了《土家族药物志》,收载了土家族地产药物1500种,附图1480幅,基本查清土家族聚居的武陵地区药物资源品种及蕴藏量、药物分布规律,澄清了混淆品种,发现了不少药物新资源和新药物,总结了道地药材如黄连、厚朴、杜仲等的高产栽培经验。上述著作从各个不同层面对土家族医药进行了研究,图文并茂,具有较高的参考价值。

同时,与恩施州毗邻的湖南湘西土家族苗族自治州民族医药研究所以田华咏为首的民族医药工作者做了大量的土家族医药学的整理工作,出版了《土家族医药学》、《土家族医药研究新论》、《土家族医学史》、《土家医方剂学》、《中国民族医药集成》等著作。贵州铜仁民族地区对武陵主峰梵净山区药物资源也进行了系统收集,编写了《梵净山药物名录》。其他土家族县市也相应地做了本地民族药物资源调查,并将调查结果编印成册,如《长阳县中草药资源名录》、《五峰县中草药资源名录》等。在调查中还收集到土家族民间单验方几千首,民族医药典籍、手抄本多部。在恩施土家族苗族自治州卫生局的支持下,由自治州中医学会组织先后出版了《恩施州名中医医案集》、《恩施本草精选》,校注出版了《医学萃精》、《秦氏玲珑医鉴》等著作。

土家医药研究者在近20年的研究中,取得了很多科研成果。

田华咏、潘永华等完成的“土家医诊断与治疗方法研究”,获得国家中医药管理局中医药基础研究三等奖,湖南省科技进步奖三等奖,湖南省中医药科技进步奖二等奖,湘西自治州科技进步奖二等奖;土家族医药研究成果,获湖南省科技进步奖三等奖。

1999年湖北民族学院招收了第一批民族医学研究方向的硕士研究生,开始土家医药高层次人才培养;赵敬华主持研制的土家药物制剂“地茶止咳露”获得湖北省科技进步奖。

近年来,利用现代科学研究技术和手段,对土家族常用药物进行了多角度、不同层次的大量研究工作,呈现出多学科参与的良性发展态势。例如,湖北民族学院袁德培、陈龙全对土家药制剂“复方竹节参片”和“接骨膏”做了大量作用机制实验研究与临床观察研究;湖北民族学院向阳主持开展了“金边祛风饮”(风湿药酒)的抗风湿药理作用机制研究。2010年国家公共卫生专项资金项目启动,湖北、湖南共同承担土家医药文献整理及适宜技术推广工作。其中湖北主要由湖北民族学院承担,袁德培主持该项目,选择土家医常用八项特色诊疗技术进行推广,制定了适宜技术操作规范文本,拍摄制作了技术操作光盘,并开展了人员培训,将文献和技术应用于临床实践。同期,以田华咏为主的研究团队,在湖南湘西开展具有本土特色的土家医药文献整理及适宜技术推广工作。该研究团队完成的“土家族医药发展史研究”、“土家族方剂学研究”、“湘西3种野生獐牙菜植物器官中獐牙菜苦苷含量分布规律研究”、“土家雷火神针疗法治疗风湿痹痛技术规范化研究”、“周大成土家医技医术抢救性传承研究”等成果,经鉴定,居国内同类研究的领先水平。三峡大学邹坤、汪鋆植等完成的“开口箭活性物质基础及开发应用研究”2007年获湖北省科技进步奖三等奖,“湖北海棠活性物质基础及开发利用研究”2012年获湖北省科技进步奖二等奖;陈发菊、何正权等完成“珍稀濒危植物巴东木莲的濒危机制、种群恢复及繁育体系的研究”,2006年获湖北省科技进步奖二等奖;陈涛、胡卫等完成“珠子参抗肿瘤效应及机理研究”,2007年获湖北省科技进步奖三等奖;袁丁、邹坤、袁德培等完成“鄂产人参属植物的应用及开发利用”,2008年获湖北省科技进步奖二等奖;汪鋆植、王绍柏等完成“天麻种植的质量控制、药用价值评价及利用研究”,2007年获湖北省科技进步奖三等奖。湖北民族学院土家族医学学科2012年获批成为国家中医药管理局重点学科建设点。

经过几十年对土家医药的整理与发掘,土家医学体系得到了不断地完善,土家医药资源得到了开发和利用,土家医学不仅在土家族地区为医疗保健发挥了重要作用,随着研究的深入和传播的普及,也将逐渐走向更广大的地区,服务于更多的人。

第三节　土家族医学的特点

土家族医学在土家族聚居地历经数千年的发展,不断完善与创新,形成了如下的特点。

一、以古朴哲学思想为指导,并受多元文化的影响

土家族医药起源于生活实践,药匠们用古代朴素的自然哲学理论作为指导,来认识人体和自然。土家医认为,世界是物质的,人体也是由物质组成的。古朴的哲学思想认为气是构成世界万事万物的基本物质。土家族的先民们注重天、地、人的关系,即人与自然环境的关系。人类的生存需要适宜的环境与条件,同时,还可用人类的智慧,改造自然,改造社会,创造良好的生存环境。土家医用古朴的自然哲学理论从宏观上和整体上认识了人体的构造和疾病,在实践中对诊疗技术、天然药物、预防措施加以理解和总结。这些认识和总结虽不能全面反映人体的生命现象和疾病的演变规律,有着自身的局限,但在其特定的生存环境中有所发现和创新,从而使土家医得以传承和发展。

土家族聚居的武陵山区一带,位于我国南北、东西交汇地,是我国第二台阶到第三台阶的过渡地带,这种地域的多元性,造就了土家族文化的多元性。在土家族医药数千年的发展历程中,受到了巴楚文化、巫文化、傩文化及梯玛文化的影响。

二、以"三元学说"为核心构建土家族医药独特的理论体系

土家族药匠们认为自然界中上为天,中为地,下为水,人体与自然界的事物一样,也是由三个方面组成的,在此基础上创立了土家医独特的理论——"三元学说"。土家医认为人体分为上、中、下三元,人体内在物质包括气、血、精三种。土家医认为人体的生命活动依赖三元脏器的正常功能发挥及气、血、精的环流、代谢。人体的各种生命现象均受三元脏器支配,气、血、精由三元脏器所产生,人体的气、血、精,经天、过地、至水循环往复,并灌注全身,维持人体的正常生命活动。"三元学说"具有强大的生命力,在土家族地区长期的传承和发展。"三元学说"具有相对的独特性,又具有符合时代发展的特性,成为了土家族医药学独特的理论,贯穿于土家族医药体系中,为土家族人民防病治病、养生保健发挥了重要的作用。

三、口耳相传

土家族医药发展至今,主要靠口耳相传,世代相承,以口碑文献形式流传。由于口碑文献是口口相传,代代丰富的创作过程,故具有集体性、口头性、变异性和传承性的特点。土家医流传特点:一是家族世袭相传(也称祖传)。一般是传子不传女,无儿子者也可传给女儿,个别的也传忠厚老实、正直可信的亲朋或徒弟,对无道德者、贪钱财者、粗心者不传。祖传一般指秘方和特殊的治疗方法。二是跟师、从师(或参师),是指跟随老药匠见习医药知识。跟师一般指原来没有医学知识和不懂医药的人,跟随老药匠一边看病,一边采药,一边治疗,使其在实践中学到防病治病的知识。从师或参师是指原来懂一些医药知识,可以治疗某些疾病,后来跟名师学徒。三是民间流传。有一些防治疾病的方法、成药,在民间长期流传,而且数千年来与迷人的传说故事一起漫延着,没有固定的师长,在人群中相互传播。特别是一些简、便、廉、效的民间疗法,如烧灯火、赶酒火、拔火(水)罐、放痧等疗法,在土家族地区基本上家喻户晓,人人皆知,使这些简单常用、行之有效的方法在民间广为流传。土家医的流传特点就是言传口授,靠记忆和实际操作流传。药物要口尝、自采、自制,有时还要自种一些药物。在学药时,首先学会辨认,药匠们一般要求学会对 300～400 种常用民族药物的辨认。另外,在民间还广泛流传着各种歌谣、传说、故事、谜语等,这加深了人们对土家族医药知识的记忆。

四、医药护一体化

医药护一体化是土家族医药发展过程中一个显著的特点。医药与人类的生活实践密切相关，先民在从事劳动的过程中尝百草，从而发现并逐步认识了对人体健康有益的天然物质，即千百年来土家医用于防病治病的药物——土家族药物。医疗活动都是在生活实践中逐步发展的，土家族先民认识药物的过程中，积累了各种物质的应用知识，在用药治病的过程中，积累了丰富的药物知识和医疗经验。土家族医药从萌芽至今，都是源于一体的，形成了医药一家。土家族的医生称为"药匠"，就是源于土家医都是先学药，同时学会诊病、治病，土家医既是医师，又是药师，能诊病处方，且采药、种药、加工炮制药物。

土家族地区多为穷乡僻壤，在经济、交通不发达的年代没有专门的医疗机构，医疗设施不完善，多是私人诊所和家庭病床。对于远道而来的病人，或是骨折、外伤、危重症的病人，医生多与病人同吃住，治疗、护理一体化。医生亲自护理，能及时发现问题，处理问题，提高疗效，而且体现了土家医助弱扶危、救死扶伤的人道主义精神。

五、"五术一体"的传统外治法

土家医治病除用药草内服外，深受广大群众喜爱的是一些传统的外治法。土家医充分利用当地的资源，衍生了具有特色的"五术一体"的外治方法。"五术一体"的疗法中"五术"指的是"刀、针、火、药、巫"，是由土家族的土老司，即土家族民间兼职医师，从"金、木、水、火、土"五行衍生出来的，将民间"推拿、按摩、扎、绑、吸"等外治法逐步改良为土家医的特色外治法。现今土家族地区的20多种传统的外治法都是从"五术一体"的医术上发展起来的，如火攻疗法、提风法、刮痧法、瓦针疗法、扑灰碗疗法等。

六、药材多鲜用，擅蛇伤、骨伤科

土家族聚居地多是高山密林，道路崎岖陡峭，雨水丰富，毒蛇常出没，外伤以骨折多见，风寒湿易侵袭骨关节，随着医疗实践的不断发展，土家医蛇伤、骨伤、风湿病科成为了土家族地区的特色专科。土家族地区药材资源丰富，林边、路旁，随处可采。经过千百年的验证，许多药物疗效确切。如治蛇伤先用盐水清洗毒蛇咬伤处，再用七叶一枝花、魔芋叶捣烂如泥敷患处；治骨折用内红消、血筋草、刺老苞根皮，鲜品，捣烂敷患处。

土家族民间用于治疗疾病的药物多以植物为主，特别是在中医药未传入土家族民间时，以当地的草药为主。药匠用于治疗疾病，特别是急性病证，多将生药采回，对无毒或毒性小的药物，一般都不经过特殊处理，泡水内服，或直接捣烂，或嚼烂外敷。土家医认为这样不易破坏药物的有效成分，且临床疗效较好，而且就地取材，使用方便，深受群众喜爱。

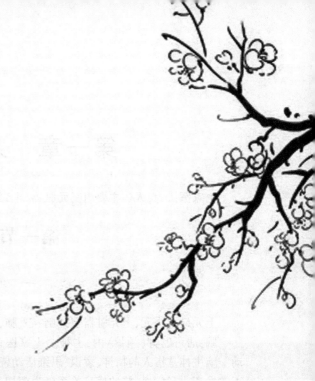

第一篇

土家族医学基础

第一章　人体结构和功能

土家医认为，人体主要由三元脏器、十窍、肢节、筋脉及气、血、精等组成。

第一节　三元脏器

一、上元脏器

上元又称头元，上元脏器包括脑、心、肺，三者共居上天，统摄人体气、血、神志，为三元之首。

脑，居可巴骨（颅骨）内，主神。土家医认为，脑是人体生命活动的统帅，主宰着人体的生命活动。脑主神是指人的精神、意识、思维活动皆由脑产生，各种感觉和运动亦由脑所主。脑主神功能的正常发挥，与气、血、精的盛衰关系极为密切。气、血、精充盛，则脑得以充养，脑神精灵，人体生命活动正常，表现为精神振奋，神志清楚，语言清晰，反应灵敏，动作自如。反之，则脑失所养，脑神失常，出现精神萎靡、语言错乱、反应迟钝，甚至出现神躁、神乱、神闭、神昏、神亡等危象。

心，位于左胸排叉骨（又称肋巴骨）中间，主血。土家医认为，心是人体气、血、精输布全身的中心枢纽。心如一个唧筒，心肌扩张，把全身各处的气、血、精沿筋脉吸到心腔；心肌紧缩，则把抽吸到心的气、血、精通过筋脉输送到全身，使人体上下内外都能得到气、血、精的充养，以维持人体正常的生理功能。心主血功能失常，通常表现为两个方面，一是血亏、气少、精衰，可见心悸、倦怠乏力、头晕目眩、面色苍白、唇舌色淡、爪甲无华；二是血气挡胸，出现心悸、心胸憋闷刺痛、面口青紫、爪甲发乌。

肺，位于胸腔，左右各一，主呼吸。肺如一个囊袋，上经喉管与口鼻相联，下由气管与心相通，喉管与气管不断交替开合，将体内外的气体进行交换，吐故纳新，保证人体新陈代谢的正常进行，维持人体的生命活动。当喉管张开，气管闭合，则自然界天气经鼻窍与喉管吸入于肺；当喉管闭合，气管张开，则吸入肺的天气沿气管下注于心；当气管、喉管均张开，则将全身浊气由心经气管、肺、喉管自鼻窍排出体外。肺主呼吸的功能失常，表现为两方面，一是气亏，可见少气、倦怠乏力、咳喘，动则益甚，精神萎靡、语声低微；二是气挡胸，可见胸闷、气促、肚胀等。

二、中元脏器

中元又称腹元，中元脏器主要包括肚、肠、肝，三者共居腹内，为水谷出入及水精、谷精化生之处，人体供养之本。

肚，又称胃，位于上腹，主受纳与消磨。受纳，即接受、容纳饮食物；消磨，即初步消化，形成糊糊（即食糜）。肚如一个磨子，上有一口，通过食管与口窍相通；下有一窍，与肠相连。肚接受从口窍沿食管进入的饮食物，将其磨成糊糊，进行初步消化，然后经下窍传入肠中。肚主受纳与消磨功能失常，主要表现为食停肚（又称隔食），可见腹胀、不思饮食、嗳气臭秽、呕吐等。

肠，位于脐腹部位，主饮食物的变化。肠如一个蒸酒缸，将进入其中的食物糊糊进行发酵，分为精微与糟粕两个部分。精微由肠吸收，上注于肝，为人体所用；糟粕下移，形成粪便，经肛窍排出体外。肠主饮食物变化功能失常，主要表现为排便的异常，可见腹胀、腹痛、腹泻、便秘，甚则完谷不化。

肝，居右排叉骨后方，右胁之内，主水精、谷精的生成。肝有上下两管，上管与筋脉相连，下管与肠相通。肠吸收的精微沿肝之下管上输于肝，在肝的作用下，生成水精与谷精，通过肝之上管进入筋脉,流注于心,再依靠心的作用,输布于全身。肝病则水精、谷精生成障碍,人体所需的营养物质匮乏,可见面色萎黄、形体消瘦或虚肿、倦怠乏力等。

三、下 元 脏 器

下元又称足元,下元脏器包括腰子、养儿肠(或精脬)和尿脬,三者共居下元,为人体孕精生成之所,生命发生之根,同时有排泌余水(尿液)之功。

腰子,位于后排叉骨下方之前的板油内,左右各一,主孕精的生成。腰子有两个开口,分别与管子相连。当腰子发育到一定程度,便能把通过上管输送而来的血液及其中所含的谷精化为孕精;此时,若男女交合,孕精便由腰子经下管输送到养儿肠或精脬,男精与女精结合便能有子。腰子主孕精生成功能,孕精的生成障碍,主要表现为不孕、腰痛等病证。

养儿肠与精脬,均位于少腹。男子的精脬,接受腰子输送的孕精,产生性快感则排出体外;女子的养儿肠,接受腰子输送的孕精,如与男子孕精结合,便能有子,否则化为月经排出体外。如精脬功能失常,可见遗精、滑精、交合时不泄精等;养儿肠功能失常,可见滑胎、月经不调、摆白等。

尿脬,位于少腹,主尿。肠有一管与尿脬相连,饮水中的精微部分经肠上注于肝,形成水精,其余部分则沿肠管输入尿脬,在尿脬的作用下,生成尿液,从尿窍排出体外。尿脬主尿功能失常,主要表现为排尿异常,可见尿频、尿急、尿痛、尿闭和水肿等。

第二节　十　　窍

土家医将人体孔窍概括为十窍,包括九大窍和一小窍。九大窍即眼二窍、耳二窍、鼻二窍、口一窍、肛门一窍、尿孔一窍,一小窍为皮肤上的无数汗孔,共计十窍。十窍又称为十孔。

十窍为人体重要器官,在人体生命活动中起着重要作用。

眼窍职司视万物、辨五色。眼窍有病,轻则视物昏糊、颜色不分,重则失明。

鼻窍司嗅味与进出气。鼻窍有病,则鼻塞流涕、气味不辨、呼吸不畅。

耳窍司听声音。耳窍有病,则耳鸣耳塞,甚则耳聋。

口窍司言语、纳吐。口窍有病,则纳食异常、讲话障碍。

肛门司排便。肛门有病,则排便异常,可见便秘或屙稀。

尿窍司排尿。尿窍有病,可见屙血尿、尿痛、尿少,甚则点滴俱无。

汗窍司排泄汗液。汗窍有病,则排汗异常,可见汗出淋漓、汗闭、盗汗等。

第三节　肢　　节

肢节包括肢体、骨头和榫三部分,是人体的主要运动器官。

一、肢　　体

肢体分为手肢(上肢)、脚肢(下肢)和腰肢(躯干)三部分。

手肢由筒子骨段(上臂)、钳杆骨段(前臂)和手组成。筒子骨段与钳杆骨段联结处称"倒拐子"。手有十指,即左右手土地佬指(拇指)、鸡公指(食指)、中指、黄鼠狼指(无名指)、重(chóng)指(小指)。手与手指的功能主要是摄握持物。

脚肢由大腿、小腿和脚板组成。大腿、小腿之间由克膝佬串联,其主要功能是蹲、坐、站立和行走。

腰肢由背膀、腰杆和下腰组成。其主要功能是维持人体的正常姿势。

二、骨　头

骨是构成人体的支架,具有支撑人体、保护内脏和进行运动的功能。根据骨的形态和大小,将骨头分为长骨、短骨、大骨、小骨。

长骨包括龙节骨(又称腰杆骨,即脊椎骨,分为上龙节骨即腰子以上部分和下龙节骨即腰子以下部分)、左右筒子骨(肱骨)、左右钳杆骨(尺桡骨)、左右大腿骨(股骨)、左右穷骨头(也称连二杆骨,即胫骨和腓骨)、左右饭司骨(锁骨)、左右排叉骨(又称肋巴骨,肋骨)、颈坎骨(颈椎骨)。

大骨包括顶门骨(顶骨)、额门骨(额骨)、上牙巴骨(上颌骨)、下牙巴骨(下颌骨)、左右肩担骨(肩胛峰)、左右盐铲骨(肩胛骨)、左右屎胯骨(髋骨)、左右相思板骨(耻骨)、左右克膝盖骨(膑骨)、胸包骨(胸骨柄)。

短小骨包括鼻梁骨(鼻骨)、牙齿骨(牙齿,二十八颗,分为门牙、板牙)、喉节骨(喉骨)、左右手掌八卦骨(腕骨,各八块)、左右五爪骨(又称手指骨,即指骨,各十四块)、左右脚巴掌骨(包括脚掌部的跟骨、距骨、骰骨等若干)。

三、榫

由两块或两块以上的骨头连接起来,使其保持活动机能的联合处称为榫,又称为骨节,即关节。榫的主要功能是联结骨头和维持肢体骨节的运动。全身骨节分为上肢骨节、下肢骨节和腰肢骨节等。

上肢骨节包括手指骨节(指关节)、手腕骨节(腕关节)、倒拐子骨节(肘关节)、肩膀骨节(肩关节);下肢骨节包括脚趾骨节(趾关节)、螺丝骨节(踝关节)、克膝骨节(膝关节)、胯骨骨节(髋关节);腰肢骨节有转骨榫(颈椎关节、胸椎关节、腰椎关节、尾椎关节等);另外还有牙巴骨节(颌关节)。

第四节　筋　脉

脉遍布于人体各个部位,是沟通天、地、水三元和联系人体上下、内外、表里的独特系统。筋脉具有运载气、血、精,维持人体各个部分正常功能,协调人体运动的作用,从而使人体成为一个有机的整体。

筋脉包括筋、血脉和经脉三个部分。

一、筋

筋由肉筋索(肌腱)、肉皮筋(筋膜)和麻筋(神经)组成。肉筋索和肉皮筋有约束骨节、主持运动和保护内脏的功能。

二、血　脉

血脉即血管,土家医将其分为有青筋和索筋。青筋在体表能看见,如分布于手脚颈项部位的静脉血管,其功能主要是将消耗了部分谷气和清气后的青血向心输送。索筋是在体表能触到跳动,但不易看见的血管,即动脉,其主要功能是由心向全身疏送具有营养作用的血液。

三、经　脉

土家医在长期生产、生活及与疾病作斗争的过程中,逐渐认识到在身体的某些部位受到外力或热力作用后,病痛能随之获得缓解或消除。通过对这种零散经验长期不断地总结和积累,土家医逐渐形成了其独特的经脉理论。

土家医认为,经脉具有沟通三元,联系人体上下、内外、表里各组织器官,感应传导信息、调节机体平衡的作用。

土家医经脉理论在形成过程中,亦受到中医经络学说的影响。这突出表现在土家医虽有独特的经脉系统,也有固定的穴位,但很多穴位的名称、部位和取穴方法均与中医相同。当然,也有很多穴位为土家医自己命名。

土家医经脉由阳脉、阴脉、手脉、足脉、胞脉、裤腰带脉等组成。

（一）阳脉（又称背脊脉）

1. 循行

其脉起于下元,下出于两阴之间,向后行于背脊内,上达头顶百会穴。

2. 功能

阳脉为阳经之脉,主司人体躯干后部的功能与活动。

3. 常用经穴（图1）

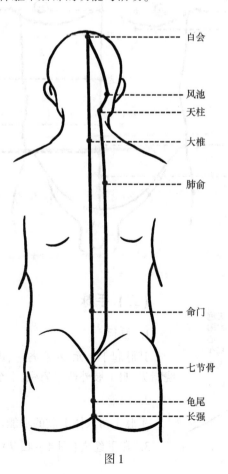

图1

白会

风池
天柱

大椎

肺俞

命门

七节骨

龟尾
长强

(二) 阴脉(又称儿肠脉)

1. 循行

其脉起于下元,出两阴之间,向前上走毛际,过关元,达咽喉,至头顶百会穴,与阳脉相交。

2. 功能

阴脉为阴经之脉。主司人体躯干前部的功能与活动,主管女性月信的来潮和胎孕。

3. 常用经穴(图2,图3)

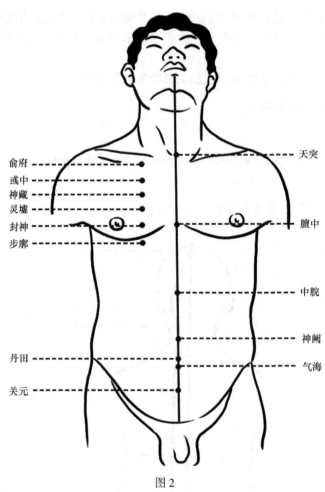

图2

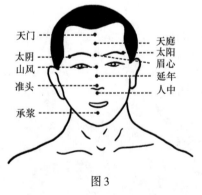

图3

(三) 手脉

1. 循行

其脉起于上元,左右各一,出于腋下,自上肢内侧达指尖,绕指尖,自上肢外侧过肩颈,上至头顶百会穴。

2. 功能

手脉主司人体上肢的功能。

3. 常用经穴(图4~图7)

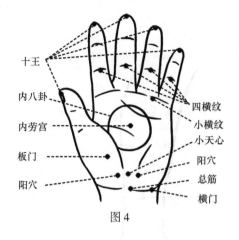

图 4

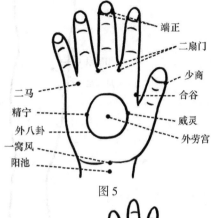

图 5

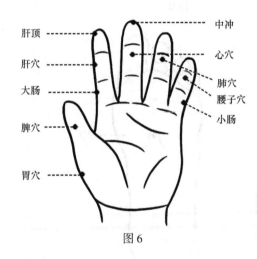

图 6

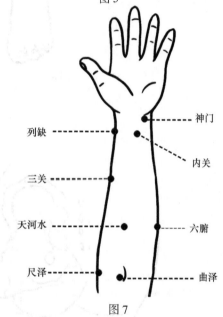

图 7

（四）足脉

1. 循行

其脉起于下元,左右各一,绕阴器,经腹股沟,沿下肢外侧向下至足尖,绕指尖,自下肢内侧上行,回复于下元。

2. 功能

足脉主司人体下肢的功能。

3. 常用经穴（图8～图11）

（五）胞脉

1. 循行

其脉起于下元,出两阴之间,与肚肠之穴相会,加强阳脉与阴脉在下元的联系,没有自身的穴位。

2. 功能

胞脉是滋养孕精成熟的主要经脉,对女性的生理、月信起着重要作用。

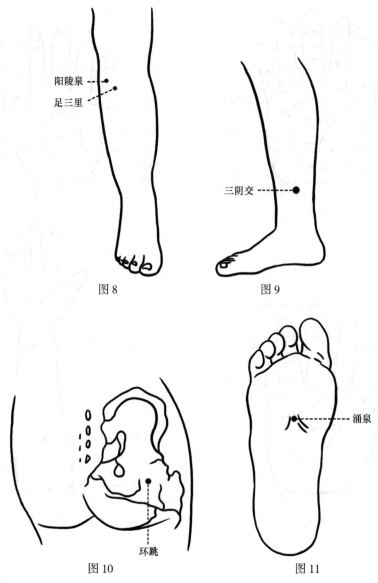

图 8   图 9

图 10   图 11

（六）裤腰带脉

1. 循行

其脉起于软肋两侧,绕身一周,如裤腰带状而得名,该脉亦没有自身的穴位。

2. 功能

裤腰带脉主要是约束诸经脉,调节经气平衡,使经脉气血循行保持常度,并调节月信按期而至。

人身之经脉,循行全身,相互交会。足脉、胞脉与阴脉、阳脉同出下元,赖阴脉、阳脉之经气上升,与起于上元的手脉之经气交于百会,使上下两元通过经脉产生联系。胞脉与中元肚肠之穴相会,使中下两元通过经脉产生联系。阴脉与阳脉分别从前后自下而上贯通人体三元,两者上则于上元百会穴相交,下则通过胞脉加强在下元的联系。如此,则全身经脉相互贯通,起到沟通三元、联系组织、传导信息、调节机体平衡的作用。

第五节　气、血、精

气、血、精是构成人体和维持人体生命活动的基本物质。土家医认为,人体维持正常的生命活动,主要依赖于三元脏器的功能正常,而三元脏器的功能又以气、血、精为物质基础。气、血、精在体内不断地循环、转换,并通过筋脉输布全身,滋养着人体的各个组织器官,保证各个组织器官功能的实现,从而才能使人体得以维持正常的生命活动。如各种原因造成气少、血亏、精乏,则各个组织器官功能受损,人体的生命活动受到影响,甚至导致生命活动终结。

一、气

气是古人对自然界的一种朴素认识,古人认为"气"是构成世界的最基本物质,宇宙间的一切事物,都是由气的运动变化而产生的。土家族医学引入这种朴素的唯物主义观点,用以说明人体有关物质和生命现象。

土家医认为,气既是构成人体的基本物质,也是维持人体生命活动的主要物质基础,同时又是产生疾病的原因之一。

(一) 气是构成人体的基本物质

人体存在着各种气,如清气、谷气。清气是在上元肺气的作用下,从自然界中吸入的"天气",由气管而进入心,和精、血共同运行在筋脉之中。谷气是谷中精气通过三元的共同作用而形成的富有营养的精微物质,依赖筋脉循行至全身,充养人体各组织器官。两者均为人体不可缺少的物质成分。

(二) 气是维持人体生命活动的主要物质基础

一方面,气是一类活力很强的物质,具有激发、推动的生理作用,是人体生理活动的动力所在。三元脏器、十窍、肢节、筋脉的各种生理活动,包括水谷的受纳、消磨与变化,清气的吸入,废气的排出,血液的化生,精的形成,血液与精的环流与转化等,都赖气的激发和推动。当气不足或循行障碍时,就会使组织器官的生理活动减弱,如出现水谷摄纳下降、血液化生不足、水谷孕精形成障碍等一系列病理变化,可见气的激发、推动作用是人体各组织器官维持生理活动的最基本保证,气是维持人体生命活动的主要物质基础。土家医区别有无生命的根本标志就在于是否有气,所以有"人就是一口气","有气生,无气亡"的说法。

另一方面,气也是人体维持恒定体温的关键所在。土家医认为,人体需要维持恒定的体温,以保证各种生理功能的正常实现。人体温度之所以能够保持正常,有赖于冷气与热气的平衡,气旺则人体温度正常;气衰则肢体发冷,机体功能减弱;气亢则身热,机体功能亢进;气亡则身冷如冰,机体功能消亡。

(三) 气是产生疾病的原因之一

在土家族医学中,气还是产生疾病的原因之一。土家医认为,疾病产生的原因虽多,但总由病气作用于人体所致。病气不外废气聚集和瘟气所加二端。

一方面,人体三元脏器、十窍、肢节、筋脉不停地运动,无时不在产生废气。正常生理情况下,废气不断地经肺由口鼻,或从肛窍、汗窍等排出体外;如因各种原因造成排泄失常,蓄结于内,则成为病气。如废气积于肺心,可见咳喘、胸闷;积于肝,可见胁肋胀痛;积于肚肠,可见腹胀、纳呆;积于腰子,可见腰痛、小便失常,甚则水肿等。

另一方面,人体生活于自然界,无时不受到自然界的影响。自然界气候变化可形成风、寒、湿、火等病气,动植物死亡腐败亦可形成瘟气,均可作用于人体,侵犯三元脏器、十窍、肢节和筋脉而产生相应疾病。

二、血

血是由水精与谷精在上元心气的作用下化生的一种红色的液态精微物质,富含营养物质和水分,具有营养和濡润机体的重要作用,也是构成人体和维持人体生命活动的基本物质之一。

(一) 血的功能

血的功能可以概括为以下几个方面。

一是通过筋脉的输布到达全身各处,起濡润作用。由于血中富含水精,血水随筋脉流行至全身各脏器、孔窍、肢节等组织器官,对人体起着濡润作用。

二是血与谷气相合,输布于周身起营养作用。由于谷气富含营养,血气沿筋脉循行于全身,为全身各脏器组织器官的功能活动提供营养。

三是血与清气结合,刺激机体生命活动,起动力作用。

另外,血还与谷精一起,参与孕精的生成。

人体全身各部分(三元脏器、十窍、肢节、筋脉等)无一不是在血的营养和濡润作用下发挥其生理功能的。筋脉之中血充足,则面色红润,肌肉丰满壮实,各脏器组织功能正常。当血亏濡养作用减弱时,则脏器功能低下,可见面色无华或萎黄、肌肤干燥、肢体或肢端麻木、活动力减弱或精神活动失常等表现。

(二) 血的分类

土家医认为,血可分为红血、青血、污血和黑血四种。

红血是由谷气、清气和血水按一定比例组成,运行于筋索,具有营养和濡润机体作用的血液。

青血是被机体消耗了部分谷气和清气后而运行于青筋的血液。

污血是含废气较多或杂有瘟气的血液。

黑血是因为某种原因不在索筋或青筋中运行,失去了濡养机体作用的死血。

三、精

精是具有营养机体和生育功能的精微物质。土家医按照生成来源和作用把精分为谷精、水精和孕精三类。

(一) 谷精

1. 谷精的生成

谷精亦来源于饮食物。人体摄入的饮食物,经肚的消磨,肠的发酵,肝的变化而化生谷精。谷精的正常生成,须满足以下两个条件:一是要维持正常的饮食,充足的饮食是化生成谷精的物质基础;二是要肚、肠、肝等脏器的功能正常,只有以上功能正常,才能将饮食物充分消磨、发酵、吸收、变化,从而生成谷精。

2. 谷精的功能

谷精的功能主要包括两个方面。

一是营养作用。谷精含有丰富的营养,对机体三元脏器、十窍、肢节、筋脉等各组织器官起营养作用。

二是生成血液。谷精生成后,与水精一起,在心气的作用下化生血液,成为血的重要组成部分。

三是化生孕精。谷精为化生孕精的重要物质基础。

(二) 水精

1. 水精的生成

水精来源于饮食物,主要是水饮流质食物。水饮被人体摄入后,通过肠的吸收,肝的变化,上注于心,在心气作用下,成为血的重要组成成分。水精的正常生成,同样须满足以下两个条件:一是要维持正常的饮食,充足的饮食是生成水精的物质基础;二是要肠、肝等脏器的吸收化生功能正常,只有以上功能正常,才能从饮食中吸取足够的水津,进而生成水精。

2. 水精的功能

水精的功能主要包括以下三个方面。

一是濡润作用。水精中含有大量的水分和营养物质,对人体的三元脏器、十窍、肢节、筋脉等各组织器官具有滋润和营养作用。

二是生成血液。水精生成后,可在心气的作用下参与生成血液,成为血液的重要组成部分。

三是调节体温。水精可由汗窍排出,成为汗液,具有调节冷气与热气平衡的作用,以维持人体正常的体温。

3. 水精的代谢

水精被人体利用以后,其剩余水分和代谢废物排出体外,具体有以下几种途径:一是形成汗液自皮肤汗孔排出;二是形成尿液自尿脬排出;另外,呼吸与大便中也排出部分水分和废物。其中以汗尿的排泄为主。

(三) 孕精

1. 孕精的生成

孕精是具有生殖功能的精微物质,由谷精与血在下元腰子的作用下生成。孕精的正常生成,有赖于谷精与血的充盛,腰子功能的成熟和健旺。只有谷精与血来源充足,腰子功能健旺,机体才能正常产生孕精;如若精血不足,腰子功能虚衰,则机体无以生成孕精。

2. 孕精的功能

孕精的主要作用是维持男女生殖功能。孕精在腰子中生成后,不断地输送到养儿肠或精脬中,以维持男女的生殖功能;如果男女交合,便能在养儿肠中孕育胎儿。如机体孕精生成充足,则男女性机能正常,生殖功能旺盛;如机体孕精生成不足,则致不育不孕病证。

四、气、血、精的环流及相互关系

(一) 气、血、精的环流

气、血、精生成后,同居筋脉之中,通过心气的作用、心肌的紧缩而流入索筋,灌注于三元脏器、十窍、肢节,将营养物质输送至全身各组织,被机体利用后到达青筋,由青筋复注入心,循环往复,环周不休。通过这种环流,机体将富含营养作用的红血输送到全身各处,为人体所用,又将被消耗了部分营养物质的青血复送回心,这样运行不息,营养人体周身上下。

（二）气、血、精的关系

气、血、精的性状及生理功能虽各不相同,但三者均是构成人体和维持人体生命活动的基本物质,均来源于肚、肠、肝等脏器化生的水谷精气。在人体的功能活动中,它们之间相互渗透、相互转化;在生理功能上,也存在着相互依存、相互为用的关系。

1. 精与气的关系

体现在以下两个方面。

一是气能生精。精的生成,有赖于气对各脏器功能的推动。因此,气盛则精盈,气虚亦可导致精亏。

二是精能化气。气的生成,以精为物质基础,赖精的扶植而充盛。所以,精充盈则气充盛;反之,精亏可以导致气少。

总之,精可化气,气能生精。人体精气充沛,生命力就旺盛;精气衰减,生命力就随之衰弱;精气败绝,生命也就消亡。

2. 精与血的关系

体现在以下两个方面。

一是精能化生血。血的生成是谷精与水精共同在气的作用下化生而成,精是血的重要组成部分,故精充则血旺,精衰则血虚,精绝则血枯。

二是血能化生精。如孕精即是血与谷精在下元腰子作用下生成。人体血液充盈,则生精有源,且腰子功能健旺,孕精充盛而能生殖。所以,血液充足,则生精有源;而血液亏虚,亦能导致精的不足,精不足则形体衰弱,生殖不能。

因此,精与血之间存在着相互资生、相互转化的关系。精血充足则机体营养充分,生命力旺盛;精血虚衰则营养不足,生命力减弱。

3. 气与血的关系

体现在以下两个方面。

一是气对血的作用,包括气能生血和气能行血。血的化生与运行,均有赖于气。一方面,气的功能正常,各脏器功能健旺,饮食得到受纳、消磨与变化,则血的化源充足,血液得以正常化生。另一方面,血液在筋脉中的运行,也需要依靠气的激发和推动作用,气旺则血行。

二是血对气的作用,包括血能载气和血能生气。一方面,气之所以能散布到机体的内外上下,有赖于血的运载,气附于血中而随之流行全身。另一方面,血在运行过程中,还能不断地为气的生成和功能提供谷精之气,从而保持其气充足调和。

故土家医认为,气血充足,则人体机能健壮;气血不足,则机能衰减;气血壅滞,则瘀而为病;血枯气脱,则生命消亡。

第二章 病因、病理

第一节 病 因

致使机体发病的各种因素，称为病因。土家医对疾病病因有比较深刻的认识，概括起来，可分为瘟气、饮食、劳伤、情志、毒伤、内虚等几个方面。

一、瘟 气

瘟气是指因自然界的气候变化失常而产生的一系列致病因素。

自然界是人类生存的场所，人类依靠自然界提供的清气、谷气而生存。在长期的生活实践中，人类对自然界气候的特点有系统的认识，并遵从四时气候的变化而居。当气候变化异常时，即形成瘟气，可作用于机体，导致一系列的超过机体抵御功能的病理变化，从而产生疾病。瘟气可分为风、寒、暑、湿、火等五类。

（一）风

风是指自然界中具有变动无常、轻清开泄特性的致病因素。

风气伤人致病，来去迅速，变幻无常，且致病广泛，伤及上元头窍，可出现头痛、出汗等症；伤及皮窍，则表现皮肤的瘙痒及风疹块的出现，且发作无时，变化无度；侵犯关节，可出现游走性的疼痛等。风气是"七十二风症"和"七十二惊症"的主要病因。

土家医又将风气分热风、冷风、水风、内风四类，"七十二风症"和"七十二惊症"归属于此四类。"七十二"为约数，体现风气致病的广泛性。热风能产生火风、漆风、热风、脐肚风、产后风、风痨、羊角风、破骨风等热风症，冷风能引起冷骨风、钻骨风、眉毛风、摆头风、赶脚风、节骨风、头骨风、蛇风等冷风症。水风能引起水滞风、水蛊风等水风症。内风可引起内节风、歪口风、抽风等内风症。

（二）寒

寒是指自然界中具有寒冷、凝滞特性的致病因素。

寒气侵犯机体常有内、外两条途径。故寒有外寒和内寒之分。外寒一般是指在气温较低、贪凉露宿或淋雨涉水时，外界寒气侵犯体表皮窍肢节筋脉，引起气血阻滞不通从而导致发热、怕冷、脑壳痛、全身酸痛等症状，故药匠称为伤寒病。内寒是指外界寒气直接内犯三元内脏引起一系列病证。如寒气经气管入肺腑感寒，出现咳嗽，流清鼻涕；过食生冷之物，致肚肠受寒，则出现呕吐、腹痛、腹泻等症。

（三）暑

暑是指具有火热兼湿特性的致病因素，发生于夏季，具有明显的季节性。

夏季气候炎热而兼带湿气，暑气侵犯机体，轻者可表现为发热、面红、出汗、口渴、乏力、肚胀、拉稀、脉快等症，病情严重者，则发生中暑，表现为突然昏倒、不省人事、手足发凉等。

（四）湿

湿是指具有黏滞、水湿特性的致病因素。

土家人聚居区多为山高林密、河流密布之地，多雾多湿，四季皆有，夏秋二季尤为突出。湿气致病，多因居住潮湿之地，或因阴雨、雾湿所客，或因汗出沾衣等途径发病。

湿往往与风、寒或暑相兼致病，故有风湿、寒湿、暑湿之分。风湿是引起风湿病和一些皮肤病的致病因子。风湿侵犯关节筋骨，导致骨节疼痛、游走不定，甚则出现屈伸不利、行走不便等功能障碍。风湿外犯发肤，可引起风劳、风疹等病证，临床中可表现为皮肤的瘙痒、风疹团块或浮肿等症状；寒湿和暑湿多侵犯肌肉和中下元，引起身痛沉重、手足发凉或轻微发热、口淡或微渴、肢体水肿、肚肠疼痛、吐泻乏力困顿等病理症状。

（五）火

火是指具有炎热特性的一类致病因素。

火气致病途径常表现为直接感受火热之气，或自然环境的改变而致脏器功能失调，从而导致内火生成。

土家医将火分为外火、火毒、三元内火三种。

外火是指火热之气从外部直接侵犯机体，临床中常引起红痧证、白虎证、雷火证等，主要表现为高热、汗出、口渴、便结、溲赤等。

火毒是火热之气重者，最易伤及皮窍肌肉，导致毒热结聚筋脉，肉腐血瘀，临床中表现为局部皮窍的红胀、灼热、疼痛、溃脓等症状，如疗疮疱癀等。

三元内火是由三元功能失调而内生。上元之火分脑火、心火、肺火三类。脑火主要表现为神躁、神乱、神糊、神昏、神闭等症状；心火主要表现为心烦、胸闷、狂躁、乱语、心痛等症状；肺火主要表现口燥、多饮、咳喘、咯吐脓痰、血痰等症状。中元之火伤及肚肠，分肚火和肠火。临床中肚火多表现为肚疼、饮冷、饭劳（多食易饥）、烧心、牙肉溃烂出血等；肠火则可见肠燥、泻下稀便黄臭或脓血，如痢症、干霍乱、便结等。下元之火，病在尿脬，则临床多表现为血尿、尿痛、尿频等。

二、伤 食

正常的饮食，是人体气、血、精的主要来源，为人体提供必需的营养物质，以维持机体正常的新陈代谢，饮食有节，则机体生命活动正常，饮食失常，则导致诸多病理变化而产生疾病。土家医谓之"伤食"。伤食分为饮食不洁、饮食失度、饮食偏嗜三方面。

（一）饮食不洁

饮食不洁是指食用不洁、陈腐变质或有毒的食物，如腐败的瓜果蔬菜、臭鱼烂虾、有毒菌类、霉变的粮食等，而发生恶心、呕吐、肚肠疼痛、拉稀、尿少等症状，严重者可导致昏迷或死亡。

（二）饮食失度

饮食失度是指饮食失去节度，表现为饮食过量和饮食不足两个方面。

1. 饮食过量

饮食过量是指食用食物超过了中元肚肠的消化能力，从而导致肚肠间未消化物积聚停滞而发生一系列病理变化，引起中元功能紊乱或虚衰，临床中表现为腹胀、肚疼、厌恶饮食、呕吐、便干结难排除或拉稀等症状。

2. 饮食不足

饮食不足是指机体摄取的食物过少，从而导致机体得不到足够的营养物质，气、血、精相应地生成减少,而出现一些病理状况,可表现为头面苍白、心慌乏力、瞌睡多而双眼无神,严重者可出现机体的极度虚弱,免疫抵抗低下而容易感染他病。

(三) 饮食偏嗜

饮食偏嗜是指机体习惯性的摄取过冷或过热食物,或长期偏食某种食物或饮类。正常的饮食结构必须要合理,摄取食物应该多样化,讲究均衡饮食,才能满足机体对各种营养成分的需求。土家药匠对膳食很有讲究,提倡食物适温摄取和多食新鲜瓜果、蔬菜和五谷,少吃陈菜、辣味,以保持机体的健康。饮食过冷则容易损伤中元肚肠,可出现呕吐、腹痛、腹泻等症状;过热,导致中元热气结聚,可出现口渴、口臭、出汗多、腹满胀痛、便秘,甚至形体消瘦、狂乱等症状。长期偏食某种食物,饮食失衡,可导致三元发生多种病变。小儿偏食,易导致食积和走胎病;老人偏食,易使气血亏损,而发生黄肿病、脚气病等。适量饮酒,可活血通脉,有益机体健康,如酗酒,因酒性既热且湿,可损伤内脏,表现为肚胀、不思饮食、口苦口腻等一系列症状。

三、劳 伤

适度的劳动锻炼有益于机体全身气血的畅通,并可增强肌肉的力量和保持筋骨的强健;适宜的休息,可消除疲劳,恢复体力和脑力,从而保持机体的健康。如果长期劳累过度或缺乏必要的休息,则会导致机体功能紊乱,产生多种疾病,土家医谓之"劳伤病"。

劳伤分外劳伤和内劳伤两类。

(一) 外劳伤

土家族人民多居住和劳作在山峦密布、沟壑纵横区,易受到创伤。主要包括劳动中的跌打、损扭、砸压、烧灼、冷冻、伤力等,常见有金创出血、骨折、错榫、扭挫伤、烫火伤、冻疮等病证。

(二) 内劳伤

1. 房事无节制

纵欲过度,容易损伤腰子,使气精血亏损,导致头晕目眩,气短多汗、腰腿酸痛、全身虚弱、生殖机能减退等症状,甚至早衰,引起色劳、经劳、月家劳等病证。

2. 劳神过度

生活起居无规律,长期用脑过度,会耗伤心血,损伤心神,夜不安寐,而出现心悸、失眠、头昏、急躁易怒、食欲不振等症。

四、情 志

情志活动,主要指人的喜乐、惊怒、悲哀、忧悔等,是人们对外在环境各种刺激所引起的不同心理状态,属于正常的情志活动,一般不会使人致病,只有突然、强烈或持久的情志刺激,超过了机体生理调节范围,引起人体机能失衡,才会导致疾病的发生。

情志活动的产生与三元脏器的功能活动密切相关,土家医提倡喜乐有度,悲哀有节,防惊克怒,除忧舒悔,从而保持人体的心脑舒畅。异常的情志变化常可致三元脏器功能紊乱,气血运行紊乱,伤脑损神,从而引起一系列病证。如人惊吓过度,可表现为心慌气乱、腿脚发软。惊骇有如千斤压顶,使脚不能支撑身体,从而引起许多全身性疾病,土家医称之为"千斤顶"。

临床情志异常,可见神癫、气癫、风癫、霉癫以及恐吓惊骇引起的小儿惊痫等病证。

五、毒 伤

毒伤包括天毒、蔫毒、乇毒和无名之毒四类。毒气所伤,多具发病急、变化快、病情重、易致形体损伤等特点。若不及时救治,常致反复发作,或终生残疾,难以康复,甚则死亡。

(一) 天毒

天毒是指动植物腐败所滋生的秽浊之气,也称"瘟毒"。瘟毒之气可经空气传播和接触感染,有强烈的传染性和感染性,常导致大面积的蔓延流行,致病力强,不分老幼,众人触之即犯病,且病情凶险。临床中主要表现为高热、昏迷、皮窍下出血、吐血、尿血等危急重症,如不及时救治,则可迅速导致死亡。

(二) 蔫毒

蔫毒是指自然界中存在的有形毒物,常因接触、误伤、误服等途径而使毒气侵袭机体而发病。可分为虫毒、食毒、水毒、草毒。

1. 虫毒

虫毒是指有毒昆虫如野蜂、蜈蚣、霍辣子及虎、狼、野猪、癫狗、毒蛇等咬伤人体而发病。致病特点:有被咬伤病史,发病急,症状严重,虫毒通过血脉到达全身,出现全身中毒,如昏迷、皮肤出现紫斑、鼻出血等。常见有蜂毒病、蜈蚣症、疯狗病、蛇伤症等。

2. 食毒

食毒是指有毒物品、药物过量误入体内而中毒。症状因毒邪的品种不同而不相同。误食毒物后出现中毒症状,轻者可出现头痛、恶心、呕吐、腹泻等,重者神昏,甚至死亡。常见有覃毒病、乌头症、桐油中毒等。

3. 水毒

水毒是指被毒邪污染之"脏水"进入机体,影响肚肠气血运转,导致功能紊乱。致病特点:有误入史、接触史,内以腹痛、胀、呕、泻为主,外则皮肤流水,严重者可出现昏迷。如湿霍乱症、水毒症、清水疮、水锈病等。

4. 草毒

草毒是指某些有毒植物或无毒植物被毒邪污染,通过接触后而发病。致病特点:轻重不一,轻证只损伤体表,严重者入内可伤及内脏,出现系列中毒反应,临床中可表现为皮肤水肿、气促、心烦、呕吐、神志不清等。常见有漆疮病、花姑病。

(三) 乇毒

乇毒是由机体代谢产物不能正常及时排出体外,蓄积机体内而成致病因素,从而造成一系列病理症状。

乇毒又分气毒、血毒、尿毒、粪毒、脓毒、痰毒、胎毒、巴达毒。

1. 气毒

气毒是指内脏功能紊乱所产生的一种毒气。常易出现损伤的脏器有肚、肠、肝。气常兼夹风、冷、火为病,故又可分风气毒、冷气毒、火气毒。风气毒致病特点为走窜不定,在外表肿,在内表现胀,如风气病。冷气毒致病畏寒怕冷,遇冷加重,需加衣被缓解,为内部阳气亏虚所致,临床可表现为腹痛蜷卧,四肢内收,喜静,脉沉细小,常见有冷骨风,冷血病。火气毒致病,口干不欲水,面红如妆,五心烦热,夜间汗出,身体消瘦,舌红干,脉细快,临床中可见虚痨病。

2. 血毒

血毒是指机体某些血液成分异常或运行障碍,长期停留机体内变为坏血,而成为一种致病邪气。致病特点为血液运行异常,生血功能发生障碍,表现为血淡、血白、紫点、血热等。常见有鬼打症、血虚症、血热病、乳腐病等。

3. 尿毒

尿毒是指尿水不能正常排出,蓄积于体内或渗入脏器而成致病邪气。临床中可见排尿不畅而出现水肿、腰痛,入血后流于全身出现口气带尿味,严重者危及生命。常见奔肿病、尿毒伤神症。

4. 粪毒

粪毒是指大便不能正常排出机体,蓄积于肠道,日久成毒,或有毒粪便排出在地上,健康人接触后而发病。临床可表现为腹痛、腹胀、肠绞或下脓血;手足接触者可出现皮肤的瘙痒、水疮,日久经表入内出现黄肿、乏力、头晕眼花。常见有黄肿病、粪毒病、肠结病、屙痢症等。

5. 脓毒

脓毒是指机体内火热灼腐血肉成脓,进入血脉而发病。临床可表现皮肤生疱疮、高热、抽搐、神志昏迷等。如脓毒攻心症、脓毒伤脉症等。

6. 痰毒

痰毒是指体内水分被阴火煎熬日久成胶状物,蓄积体内而致病。临床中因停留部位不同,表现各异。在脑部可引起脑血流异常;在胸可导致呼吸不畅、咳嗽、咳痰;停留关节可致关节肿胀;在腹引起腹胀大如棉团状。常见病证有闷头症、箍胸症、冷流痰、棉花肚等。

7. 胎毒

胎毒是指孕妇在怀胎期间过食肥甘辣味,伤及胞胎;日久成为邪毒。临床表现在孕妇和胎儿两方面,孕妇方面可出现水肿、阴部流脓血,重者抽搐昏迷,常见有胎肿病、血昏病;胎儿方面,出生后出现黄皮、口腔红肿等,常见有胎黄病、赤红病、马牙病。

8. 巴达毒

巴达毒是一种机体组织因病变日久间产生肉毒邪气,使正常组织生长恶肉。临床中多见肝、肚、肠、肺、肾等脏器,也可见于外部皮肤、鼻部等。恶肉逐渐增大,身体消瘦,晚期出现剧痛。常见有巴肺病、肠漏症、奶花病、翻花疮等。

(四) 无名之毒

某些疾病没有找到明确的致病因素,土家医亦称之为毒,如无名肿毒。

六、内　　虚

内虚是指机体先天不足,或后天失养,而致气、血、精亏虚,三元脏器功能减退,机体抗病能力不足,常易为各种致病因素侵害而发病,多表现为慢性病证,经久不愈。

第二节　病　理

因致病原因、环境、气候条件及体质上的不同,在疾病变化过程中,疾病的病理变化也是错综复杂的。古代药匠经过常年的临床观察与切身体验,认识了疾病的病理变化是有规律的。土家医认为疾病的基本病理变化分为气血失调和冷热失衡两种。

一、气血失调

气血对人体的健康有着重要的意义。气乃人体生命活动的基本动力源泉,血是人体营养的来源。若气血充沛,则人体生命力强盛;反之,气血失调,人体就会百病丛生。

(一) 气的病理变化

气的病理变化包括气亏、气阻、气逆引起的一系列相关变化。

1. 气亏

气亏主要是指三元之气不充足,脏器组织功能减弱或衰退,抗病能力差的病理状态。

人体中内脏、十窍、肢节、筋脉,全都依赖三元之气的充斥和灌溉,才能维持正常的生理功能。气亏是由于先天不足、后天失养或因久病亏损而成。假若上元气亏,则脑、心、肺的功能衰减、衰退,出现汗多、气促、息微、心慌、恐惧等症;若中元气亏,谷物的受纳运化功能失常,则见肠鸣、腹泻、纳减、体倦、腹痛、完谷不化等症;若下元气亏,则不能主水固精,则出现水肿、遗溺、滑精、崩漏、带下、腰膝酸软等症。

2. 气阻

气阻主要是三元之气流通不畅或者阻滞,导致机体功能障碍的病理状态。

人体之气,需要舒达通畅,才能正常发挥机体功能。气阻多是由于有形病因阻滞或是脏器功能障碍等形成。若上元气阻,影响心肺功能,则会出现胸部胀闷、心痛、气促、咳喘等症;若中元气阻,降低肚肠受纳、消磨功能,则会出现肚腹气胀、腹胁疼痛;若下元气阻,则会出现腰痛、小肚胀痛、小便淋涩不畅等症。

3. 气逆

气逆主要是指三元之气向上冲逆的病理状态。

气的运动,是指气在机体内有规律地循行。倘若因饮食阻滞、病气侵扰,或情志失调,气失调达,则可致气逆于上。气逆于上,则脏器功能失调,表现为反酸、呕吐、咳喘、呃逆、嗳气、头晕胀痛等一系列肺、肚、肝、肠症状。

(二) 血的病理变化

血的病理变化一般是由于血亏、血瘀和出血三种情况引起的一系列相关变化。

1. 血亏

血亏是指因为人体产血不足或失血过多而造成的血液减少,血的滋润和营养功能衰减,组织器官失养的病理状态。

血亏的形成,多由失血过多,新生的血来不及补充,或者由于化源不足,亦或化生血液的功能衰减造成。三元血亏,着重是指上元的心,中元的肝,下元的腰子的血不足,临床上常见神疲倦怠、面色萎黄,唇舌爪甲色淡苍白,失眠、心悸、注意力不集中,寅脉、辰脉、酉脉、未脉快且细弱等。

2. 血瘀

血瘀是指在多种原因下,导致血液在筋脉中运行不畅或溢于筋外、停滞体内所引起的病理表现。

血瘀的形成,多因久病、外伤、冷热失调等原因所引起,使血液运行不流畅,甚至血液凝结成为瘀血。血瘀主要表现为四方面:上元筋脉血瘀,血阻心肺,可见心口疼痛,呼吸困难,咯喘;中元筋脉血瘀,血阻肚肠,可见肝腹刺痛、大便血乌,肝腹部有硬肿之物;下元筋脉血瘀,血挡小肚,可致妇女闭经、月经不顺和养儿肠肿块;肢体血瘀,可见肢节麻木、疼痛,手脚不灵活,严重甚至瘫痪等。

3. 出血

出血又称之为见红,因筋脉受到损伤,导致血液由脉道溢出,通过十窍排出于体外的病理表现。

出血多由于气机逆乱、外伤、冷热失调等原因,导使筋脉损伤而形成。常见出血有咯血、呕血、溲血、便血、鼻血、皮肤紫斑等。

4. 血热

血热是指三元脏器内火热盛,热侵血脉所导致的病理表现。

血热多是由于外火内侵或三元脏器功能失调,致火热内生,热炽血脉,热在血分形成。因热致病,必会迫血妄行,或是耗伤水精,则会出现热盛动血或局部血行壅滞的病证表现。常见的有热证、各种出血证,外伤科中疮、疡、疔、痛症等,也可由于血热导致。

5. 血寒

血寒是由于寒气内舍血脉,凝滞气机,血行不通畅所导致的病理表现。

寒在血脉,必然导致气血阻滞,症见四肢冷痛,少腹拘急,肤色紫暗,或是月信愆期、夹有血块、色质紫暗等症状。

气与血,在生理功能上相互转换,相互促进,因此土家医认为二者在病理上不能相互分离。气病则血病,气亏则血虚,气阻则血瘀,气逆则见红;血亏则气虚,血瘀则气阻。所以临床上以气血同病、气血失调多见。

二、冷 热 失 衡

冷热平衡是维持人体机能正常的基本条件。人体能维持正常的体温是由于人体中冷气和热气的相互调节,使之相对恒定,维持人体正常的生理活动。

人体出现冷热的偏盛偏衰是由于各种病因的作用破坏了人体正常的冷热调节机能,产生一系列的病理变化。因此,土家医认为,冷热失衡是人体产生疾病的基本病理变化之一。

(一) 冷的病理

上元心肺气冷,导致心痛,肢体清冷,咳稀白痰涎,甚至清水;中元肚肠气冷,则会见肚腹冷痛,完谷不化,手足清冷,呕吐清水,腹泻清稀;下元腰子与养儿肠冷,则常见腰膝冷痛,白带清稀,小肚寒冷等;肢节冷气入侵,可见手足寒冷之冷骨风,骨节冷痛。

(二) 热的病理

心肺热证可见心烦胸闷,咯痰黄稠,气喘鼻煽,舌红糜烂,脉快等;肚肠热证往往出现食多消瘦,腹泻黄臭或便结等,严重者便脓血等;十窍热证则常表现为目眼红赤或发黄,鼻孔烂赤,耳肿流脓,口舌生疮,口苦,肛门瘙痒红烂,小便淋漓、涩痛热赤,长疖、疔、疱、疮、癀等。

(三) 冷热转化

热证可以转变成冷证,冷证亦可以转变成热证。由热转冷,则见于某些慢性疾病,由于体内冷、热气的消长变化,使热证变成冷证,则见于某些急性疾病引起的高烧,因治疗不当或体内气血的损耗出现的体温骤降,手足冰冷等冷证的表现。从冷变热,可因为体内冷气渐渐消退,热气渐渐增长,使冷证变为热证,亦可因用药过热,助长了体内的热气,而使冷证转变为热证。由此可见,冷和热两种性质不同的致病因素在病理变化过程中可以相互转化。

(四) 冷热交错

临床上常出现冷热交错的病理变化。如有时外热内冷,有时外冷内热;有时上热下冷,有时上冷下热;有时先热后冷,有时先冷后热等。全都由于人体中冷热既相互矛盾,又能相互转化。

冷热失衡理论是土家医认识疾病病变、诊断疾病过程的一个重要的部分,在应用中要分析辨别,把握疾病冷热的本质区别。

第三章 诊 法

土家医诊断疾病的方法多样,主要通过看、问、听、脉、摸等五种诊法来观察和了解疾病的变化,分析判断疾病的症结。

第一节 看 诊

看诊,就是通过观察病人的神色、舌苔和形态、鼻、嘴巴、牙齿及四肢、皮肤、毛发等变化的一种诊疗方法。

(一) 看神色

土家医主要通过看病人全身各部分的神色来诊断疾病。包括看神态和看水色两个方面。

看神态,对气血旺盛,精神焕发者,称为有神,多属无病或病轻。对气血衰弱,精神委靡,或狂言胡语者,称为丧神,主病重。

看水色,面部色泽荣润,称之为水色好,主无病或病轻。反之,面部色泽枯槁无华,为无水色,多属病色。如面白如纸,主气、血、精不足,多见于肺结核或其他结核病;面色黄或假白者,属气血亏损,多见于黄肿病、小儿走胎;面色红赤,属热,包括内热和外热症;面青色者,主风,多见于各种风症、惊症、痛症或中毒;若见环唇有青色,是阴阳离绝的现象,极危;小儿面黄是肚肠积滞或虫症;面黑为病重。

(二) 看眼

看眼包括眼球、眼眶、眼皮。土家医认为眼是人体心灵的窗口,眼神、眼色、眼态都可洞察人体的疾病。眼角色红,主火;色黄,主肝病;起血丝,是火气上攻,为火眼;眼珠上有蓝斑,主蛔虫症;目肿,多为水肿病始期;有波浪样白苔,多属肺火,见于咯痨。小儿眼睛斜视或上翻,多见于惊症、风症;睡时露珠,属走胎;眼珠滞呆不动,多为危候;眼球黄绿色而流泪,耳垂冷为麻疹先兆;若见目昏不识人,瞳孔散大或缩小,无反应者为病危。

(三) 看舌

舌诊在看诊中十分重要,正常人舌条淡红,荣润光泽,伸缩灵活,不长不短,不厚不薄,以看舌质和舌苔为主。

舌质红,见于火气入内、火毒或三元内火之病;舌质淡,多属气血精不足;舌质紫暗,为内有瘀血;舌两边有斑点,带深红色,为蛔虫病。

舌苔白薄,主风、寒、湿气,常见于着凉、风寒毒邪入表;苔白厚,见风寒毒邪入里;白苔中黄,为寒邪入里化热;白苔滑腻,主痰湿过重;白苔有黑刺,主寒极入里;苔黄,多见于火热滞肚,主隔食、走胎等疾病;舌苔黑如酱色,为宿食停滞;舌上有白沫,主内有寒气;白腻为湿浊,黄腻为肚肠湿热;舌白无苔,为脾胃虚极;哺乳幼儿见到薄白苔,不属病证范畴。

(四) 看耳筋及耳

土家医认为,耳是人体的信使,人体脏器皆与耳痛。土家医主要看小儿和妇女耳后的筋脉和耳。

小儿耳郭后筋脉露出一个"丫"形的,为走狗胎;筋上有一黑点,为走兔胎;筋脉有一个像猴子样凸起的,为走猴胎。

妇女耳后筋脉呈红色,主火气重;青色,为风气重;紫色,为阴内有脏物;红暗色,为妇科经带疾病;青紫色,为妇女玉宫或喜道内有肿块。

(五) 看鼻

鼻为面之峰,包括鼻头、鼻根、鼻孔。流清涕,为着风寒;流浓涕,为着风热或上元火症;鼻头色青色黑,为寒症、痛症;鼻头微黑,为胸中痰饮;鼻色黄,为有湿;鼻色赤,为肺热;鼻翼翕动、气促,为上元肺热,疫火交炽;鼻孔干燥,色黑如木炭,主病情危重;女子鼻色红而肿大,多为闭经;小儿鼻尖色白,主乳食积滞;男子鼻尖色黑,多为肾病。

(六) 看嘴

土家医认为"口为语之器,语从口中出"。口唇深红干而燥裂,粗气急,为热病,火重;嘴唇青紫,多见于内有瘀血、中毒、惊风;口唇色紫暗,为内有瘀血;嘴唇苍白,主气血亏损;口角流涎,口眼歪斜,为白虎症;小儿满口白斑,如雪片,为鹅口疮;唇红而吐是肚热;环口色青是肝盛脾虚,需防惊厥;口唇及全身定时震颤寒热,为"摆子病";喉咙肿胀,红或糜烂,为鹅子症;牙根肿痛色红,为火牙;牙根黄,不肿胀,红而糜烂,为痛风;牙齿有洞而痛为虫牙。

(七) 看发

发乌黑油润而光泽,为气、血、精充足的表现。发脱或发枯,属气、血、精亏;发枯而生穗,为血虚火盛,病中头发失泽,失荣而乱是重病之象;小儿头发稀疏焦黄,甚则干燥或寸发不生,为走胎或疳积;若发竖主惊厥。

(八) 看皮肤

皮肤是人体外卫,为脾胃的华色,正常皮肤淡黄而白。全身皮肤深黄色者,为黄疸病变症;皮肤出现红色小粒斑疹或丘疹者,多见于风疹、湿疹、斑疹;斑疹突起,全身满布,细如麻粒或融合成块,伴目赤,眼泪汪汪,发热咳嗽,唇颊内有白点者,属肤子;面部干燥,小疮脓少或奇痒难忍者,为"干疮"。

局部主要表现为疔、疮、疱、流痰、癀等,其临床症状为红肿热痛。其中,高出皮肤,红肿热痛,小者为疮,大者为疱;形小,根深,坚硬如钉,剧痛者为疔;发于躯干四肢,流窜他处,溃后脓液稀薄如痰,久治不愈者为流痰;发于胸背四肢肌肉深处,皮肉板硬,外观不变者为癀。

(九) 看指

看指主要是看指壳(指甲)的颜色和中指的青筋(男左女右)。

土家医认为,拇指主一年之疾病,食指主春天之疾,中指主夏天之疾,无名指主秋天之疾,小指主冬天之疾。看颜色,一般青、白、黄主寒,赤主火,黑主风。小儿指壳乌黑色,为走胎;色红,主痨伤病;色黄,为黄肿痛;色白,为亏血。妇女指壳紫黑,为白带多。

看中指青筋,中指青筋见于第一指节间,为病轻;见于第二指节间为病重;见于第三指节间,为病危。

(十) 看背腹

背腹应挺直自然,如屈身捧腹,为胃腹疼痛;腰不直,为腰腿病变;背起红点,舌起乌筋,肚脐处汗毛竖起,肚子急痛者,为羊毛痧症;胸起红点伴口鼻出血,肚子急痛,眼角布满血丝者,为红痧症。

(十一) 看二便

二便为人体排出的废物,内伤外感皆显而易见。

尿浊,有白点者,为腰子病;尿深黄而涩痛,为湿热侵肝,为双重热,属火;尿频而清长,体弱而瘦,为气血亏虚;尿红涩痛而腰腹痛,为尿积病。

纳呆腹胀,腹痛打馊臭嗝,大便腐臭而稀或夹有不消化之物,为隔食症;大便稀薄,纳呆乏力,食油腻加重,为中元亏虚之症;腹痛上吐下泻,里急后重,欲屙不屙,或带脓血者,为痢症。

(十二) 看妇女病

看妇女病,就是药匠通过目视,去观察女人的神、色、形体及月信物、带下物等的变化,以测知病情的一种看病方法。土家地区流传有妇女十看:

一是看色,体健无病女人的面部颜色,称为喜色,凡喜色有变,为病色。二是看眼,白睛色浊,为月经不对,停经或经不止。三是看手,指壳青紫,为白带多。四是看体形,体瘦耳枯无华,为月家病;耳黄面瘦,尿黄,为子花痨(指未婚女子)。五是看小便,尿红有浊物为摆红病,尿白有浊物为摆白病。六是看奶,奶头一点黑,怀的是女客;奶晕有一片黄,怀的是儿郎。七是看肚,肚大如烧箕,怀的是织布机(指女孩);肚圆如鼓,将帅到手(指男孩)。八是看肌肤,肌肤柔嫩,身体正盛;肌肤粗糙,必是精亏血燥。九是看月经,色暗淡,量适中,养儿只等身上空(月经干净);色红暗挟块,肚痛直打摆。十看口和舌,唇红舌淡苔薄白,身体壮来抢男客,唇白舌瘦苔黄色,或虚或是内有热。

第二节 问 诊

问诊是土家医通过对病人及家属的询问,从而知晓病情,以了解疾病的起因、发生、发展和现状,进而提高对病人疾病诊断的准确性,是诊断中的重要组成部分。其主要内容包括病人的年龄、婚姻、职业、家庭、籍贯、个人生活嗜好、发病经过及治疗情况等一般情况,重点应询问以下几个方面。

一、问 饮 食

土家医认为:"有胃则生,无胃则死",可见,问饮食胃口的好坏,可了解病变的深浅。口苦,多食易饥,病中喜冷饮,多是实热证;口淡不思饮食,病中喜热饮,多是肚肠虚寒证;口臭,多是飞蛾症及虫牙症;口渴多饮,多为高热病;不思饮食,便秘结者,多为食积;吃饭不香,但不积食者,多为肚虚;病中饮食渐佳者,多是病情趋向好转的表现;小儿喜吃泥土生米,多是虫积;呕吐酸水,多为肚内热疾;呕吐清水,多为肚内积寒停饮;育龄妇女喜吃酸又停经呕吐,定是有喜。

二、问 便

(一) 大便

数日不屙或大便秘结,干如羊屎,伴有腹内胀痛、发热、口渴者,为热疾;慢性便秘干结多为津亏阴虚,常见于病后、老年或产后妇女;突然大便次数增多呈水样,则为急性水泻;大便次数增多带脓血,坠胀感,是为痢疾;大便稀薄,伴肚子隐痛喜按,多为虚寒之证;便黑色,是胃肠出血;便血鲜红者,多为肛门痔疮或小儿脱肛。

（二）小便

小便黄少热感热痛,排出不畅,或尿血鲜红,伴尿痛多为热疾;多尿清长又失控自遗者,多为下元虚寒症;遗尿多见于小儿,或是不良习惯所致,或是先天不足等;小便不利者,多为水蛊胀、黄肿病;尿频、尿急、排出不畅而痛或带血或有砂石排出者为"尿石症"。病中大小便失禁者为病重、病危。

三、问筋脉骨节

筋脉遍及全身,凡身体疼痛等症状,多由筋脉病变导致。全身肢节疼痛,呈游走性,多为风、寒、湿侵害筋脉引起的风气病,寒气重者叫冷骨风;肢节疼痛伴有红肿灼热者,多是由风湿伤及肢节筋脉引起的热症;腰腿隐痛,乏力,兼尿清长,大便稀薄者,多为腰子筋脉亏虚;腰腿冷痛或热痛,体沉,劳累后加重者,为风湿侵蚀腰腿筋脉所致。

四、问 七 窍

眼、鼻、口、耳七窍,是人体的门窗,体内病变可以通过七窍反映出来。怕光流泪,视物不清,眼窍胀痛,夜间眼屎封眼,为火瘟毒邪所致,土家医称"红眼串病";黄昏后视物模糊不清,为肝血虚,称"鸡摸眼病",又叫"夜盲症";鼻孔红肿热痛,为肺热;鼻孔红烂,有浓涕伴鼻痒者,称为蚁虫症;鼻常出血或流脓涕,说话声嗡而不清,鼻内肿痛,为鼻岩;鼻窍常出血,反复发作,称为痧症或痧鼻子。耳内有如蝉鸣或流水声,时左时右者,称为耳鸣症;耳内不慎灌水,引起耳窍受阻,肿痛流脓,称为灌蚕耳;耳内嗡嗡作响,听不见声音,为脑元、肾元不足的"耳聋症"。喉咙红肿,吞咽痛,口臭者,为飞蛾症;满口斑如雪片,流涎水者,为鹅口疮;牙龈腐烂,齿脱,口臭唇蚀者,称为风火牙。

五、问 妇 女 病

（一）问月经

月经是女人信使,主要问经期、量、色、质。经期提前,色红量多,腰酸背痛而浮肿者,为湿热重而气血虚;经期拖后,量少色淡,多为气血亏虚;经量失常,时多时少,腹痛拒按,属血热;经来腹痛挟血块,色紫暗有块,属养儿肠内有乌血之征。

（二）问白带

量多色白、质稀薄清冷,为养儿肠有寒气之征;白带量多、色黄而稠浊,味臭秽,为养儿肠湿热所致;带下纯白如注,微腥臭,多属养儿肠气血亏损。

（三）问产

婚后停经呕吐,喜酸择食,为喜疾(新婚同房则经停为跐门喜;见红怀孕为骑马喜)。怀孕后腰酸坠胀,喜道流血、脉滑数应注意滑胎早产。怀胎十月,腹痛如啄,是临盆之兆。产后肚痛剧烈是养儿肠受寒;产后肚痛如绵是亏血;产后胞衣不来而腹痛,是寒凝和内有瘀血;产后恶浊不尽,臭秽难闻是产后感毒;产后恶寒发热,头昏、头痛是外感风寒所致;产后奶汁不来,是小儿缺粮(土家习俗,无奶常从外婆家拿五谷杂粮,用无根水煎米酒鸡蛋冲服)。

第三节 听 诊

土家医的听诊是通过听病人的话声、呼吸、咳嗽、心跳、肠鸣、呻吟和打屁等声音的变化,以诊断疾病的方法。听诊虽然不是主要的诊病方法,但可以作为某些疾病的参考。

(一) 听说话

常人说话,语音清脆、平和,不高不低。病人说话声音高亢或重浊,嘶哑者多为外感风寒、风瘟毒气化火所致;若说话低沉、细弱或久病为虚寒症;语无伦次,喃喃独语,精神抑郁或哭笑无常,饮食杂乱,不知脏臭者,为"癫子症";高声叫骂,乱说乱唱,或喜怒无常、打人毁物者,为"疯子症"。

(二) 听呼吸

正常呼吸平和均匀,声音柔和。呼吸微弱无力而气喘者,为虚寒,因肝肾阳气不足所致;呼吸声粗急而紧者,为上元心肺受损。

(三) 听呻唤

呻唤为病人病痛不适而发出的声音。声大急促者,为热症;低沉无力,慢而低声呻唤者,为寒症、虚症;腰强直,转身痛苦呻唤者,为腰痛;按腹弯腰呻唤者,为腹痛;呻唤摸腮者,为牙痛。

(四) 听咳嗽

咳痰多而声粗,多为风寒湿侵犯上元累及中元,咳痰清而恶寒冷,为风寒湿侵犯上元累及下元;干咳无痰,为肺胃燥热;痰清白,为肺胃虚寒;咳痰稠黄,为肺胃湿热火盛所致;久咳体弱,为肺痨;咳声阵作连续不断,泪涕而出者,为"小儿百日咳"。

(五) 听咯声与肠鸣音

咯半声者为虚痨;咯声重者,多因着凉而致;听到肠声咕噜,如水流声,为肠胃有疾;肚子内鸣响如垮岩坎,是由着凉,饮食不洁,风气入肠所致,为泄泻或屙痢的表现。肠鸣作响,腹胀嗳气且叩击响声如鼓,腹泻不止,为"鼓气胀症";若腹胀膨隆,腹痛呕吐,肠鸣频作,排便不出,为"肠梗阻症"。

(六) 听骨擦音

外伤骨断时,药匠用一根特制的短竹筒,一般是一节墨竹,将两头的节子除掉,并磨光,将竹筒贴于病人伤处下端,用手敲击患处上端,听是否有骨断的"擦"、"擦"响声。

(七) 听女科音

女人的听诊主要是孕期、临盆期和月子期。怀孕期,声嘶或说不出话,是孕期感寒,养儿肠之气上冲咽喉所致,习惯称子喑。孕期发痉尖叫为子痫;临盆期,女人怀孕将要临盆,肚痛喊叫,时快时慢为临盆;月子期,女人生子后在坐月期间突然哭叫,四肢抽搐,为产后发痉。

第四节　脉　诊

号脉是用于诊断疾病的一种重要诊断方法。现流传在土家民间的脉象种类繁多,初步统计,有30余种,但常用的只有20余种。这些脉象对诊断疾病有重要的现实意义。正常脉象:脉来均匀,和缓,来去流畅从容有力,一息4至5次。

一、土家医常用脉种

(一) 骨脉

骨脉位于桡骨茎突处,相当于中医所说的寸口脉。号脉时,药匠将右手中指放在骨脉处,拇指放在骨脉的背侧,两手指同时用力。轻拿有脉者,为外热;重拿有脉并有力者,为内热。

(二) 命脉

命脉位于手掌背部的食指与中指中间,相当于中医的外劳宫。号脉时,药匠右手中指紧贴命脉上,拇指紧贴在命脉对侧的掌面,相当于中医的内劳宫。体健或病不重时,号不出命脉脉象。若能号出脉象,多主重病之表证。命脉脉象向腕部扩散时,是病危或死亡前兆。

(三) 芳脉

芳脉位于中指与食指接连处,号脉时,药匠中指紧贴芳脉,拇指紧贴在芳脉对侧掌面上。体健时,一般号不出此脉象。病重或病危时,方可得脉。

(四) 天脉

天脉位于耳垂下二寸处,号脉时,药匠用中指号脉,拇指放在下牙巴骨后端下方,按轻、中、重的秩序进行。轻号得脉者,乃为外感疾病;中拿得脉,脉快有力者为内热,快而滑动者为头眩晕病;重拿得脉,脉无力而动,乃为心虚气喘。

(五) 虎脉

虎脉位于虎口后一寸,靠近合谷穴位处。拿脉时,将中指放在虎脉位置上,拇指放在虎脉位置的下方,即掌面侧,呈对称状,中指和拇指同时用力,轻拿不易得脉,中或重拿方可得脉。虎脉是生死之脉,主危重之疾病。有脉者,即使重病仍可治;无脉者,即使病轻,也为不治之症。

(六) 肘关脉

肘关脉位于肘拐窝内侧,相当于中医的尺泽穴位处。肘关脉为断生死脉,重病危疾时,号不出此脉或脉细弱无力。

(七) 踏地脉

踏地脉位于踝关节解溪穴下三寸处,冲阳和陷谷穴位之间(拇趾与食趾中)。号脉时,药匠中指紧贴踏地脉,拇指紧贴该脉对侧,两指同时用力。脉有力者,为可治之症;脉无力者,为难治之症;脉细微者,为不治之症。

（八）鞋带脉

鞋带脉位于踝关节解溪穴位处，因此穴位正在系鞋带处，故称为鞋带脉。此脉主小儿疾病，如小儿外感风寒、发热时，脉洪大而快；小儿走胎、黄肿病时，脉细弱，快而无力。

（九）指缝脉

指缝脉位于手指的第一关节和第二关节处。号脉时为男左女右五根手指各主一脏器之疾。食指、中指主上元(脑心肺)之疾；拇指主中元肚肠肝(脾胃)之疾；无名指、小指主下元之疾，即无名指主肝，小指主腰子(肾)。各指第一节有脉，表示病情较轻；第二节有脉，表示病情较重。体健时，第一和第二节无脉。

（十）太阳脉（又称五阴六阳脉）

太阳脉位于头部眼角与耳门线之间，相当于中医的太阳穴位处。拿脉时，用中指紧贴太阳脉处。体健时，脉平和；脉粗大，快而有力者，为外感风寒引起的热或寒疾之症；脉细小无力者，多为慢性病，主头晕目眩等疾症。

（十一）地支脉

土家医在拿脉时还遵循一定的时间来号脉，其中十二地支脉，便是较常用以时间为根据的脉象。拿此脉按十二地支次序在相关号脉部位进行。

1. 子时脉(舌根脉)

子时脉以号舌根脉为主，结合太阳脉、反经脉、肘关脉、咽脉。号脉时，嘱病人将口张开，舌升向上，药匠将中指伸进病者口中，在舌根下号脉，得脉者，为健康之人；无脉者，多为病重或不治之症。在号舌根脉的同时，还可号太阳脉、反经脉(相当于足踝部的昆仑穴位处)、肘关脉、咽脉(位于鼻翼外侧的迎香穴位处)。五脉皆有脉象者，多为健康之人。脉象细弱，是重病的表征。

2. 丑时脉(背花脉)

丑时脉位于足部解溪穴位稍下处。用中指拿脉。此脉专主疱疮之疾。脉动时示有硬头疱；背花脉不动时，示有黄疱等。

3. 寅时脉(太阳脉)

寅时脉以号太阳脉为主，并合诊膻中脉。膻中脉相当于中医膻中穴位处。体健时，二脉均匀；二脉细弱、缓慢，主体弱、不思饮食、脱影等疾症；二脉急快，出现间跳(间断脉)，多为心血气虚，即心气痛病。

4. 卯时脉

拿卯时脉，以天脉和肘关脉合诊。脉急快，不均匀，洪大有力者，多主急性热病、乌鸦症、红眼病、痧症等。

5. 辰时脉

辰时脉号肺脉(位于乳头上方鹰窗穴位处)。该脉象缓和，示体健无病。肺脉不均匀，无规律乱跳者，多主心病，见于心气虚弱或血气耗亏。

6. 巳时脉

巳时脉号反脉(位于肩胛与后腋窝交界，相当于肩贞穴位处)。反脉专主头脑之疾，体健无病时，号不到此脉。若能号出反脉，为脑壳内有充血或炸血筋等原因引起的中风、头痛等疾病。

7. 午时脉

号午时脉,以太阳脉、反经脉和肘关脉三脉合诊。有脉者,示体健无病。三脉皆号不出脉象时,是病重或不治之疾。

8. 未时脉

未时脉号胯脉(位于疡子窝中间,即腹股沟中间)。脉象细弱而慢者,多为气血亏损和心气虚等疾病。

9. 申时脉

申时脉号弯筋脉(位于克膝骨后弯处)。此脉平时号不着,号到弯筋脉时,多为肚肠寒湿、痢症、虚寒、红痧症等疾症。

10. 酉时脉

酉时脉号总脉(位于寸口处,也称骨脉)。所谓总脉,即全身上下左右的情况都能通过该脉象反映出来。号脉时,轻按即得。脉洪大,快而有力者,多为外感风热,或有内寒,或有积实之疾;重按始得,且脉有力者,为内热;总脉快,细弱者,多为心气血虚、肚肠气虚、心慌等疾症。

11. 戌时脉

戌时脉号咽喉脉(位于喉头两侧处)。号脉时,用拇指和食指同时紧贴咽喉两侧。得脉者,示疾病轻;无脉者,主声音嘶哑、舌燥、口干、哑巴症等疾病。

12. 亥时脉

亥时脉号后筋脉(位于脚后跟,近似昆仑穴位附近处)。正常情况下号不到此脉,只有在长蛾子症、黑蚁症、白蚁症时,才能号出后筋脉象。

二、土家医脉学特点

(一) 脉种繁多,脉象脉形简练

土家医脉学内容丰富,种类繁多,除上述常用脉象外,还有打鼓脉、后脑壳脉、长水脉、拇指尖脉、内踝脉、心脉、中脉、三叉脉、上脉、下脉、鸡啄米脉、蛇缠身脉、屋漏水脉等十余种不常用的脉种。其中鸡啄米脉、屋漏水脉与中医七绝脉中的雀啄、屋漏脉有相似之处,但号脉的方法不同与所主病症不同。在脉象和脉形上,土家医讲究有脉象和无脉象的区分,脉象有快慢大洪与细微强弱;脉形分为有力与无力、均匀与不均匀、浅与深、重按、中按、轻按得脉等。在号脉的实践中,土家医虽然摸索和总结出脉象和脉形,形成了自己的特色,但其理论尚需进一步的探索和研究。

(二) 循时号脉

药匠们根据长期的医疗实践,在脉诊判断疾病时摸索出一种循时号脉法,即遵循一定的时间规律,借助十二地支的次序,把脉象、时间和疾病三者紧密地联系起来。因为某些疾病的发生与发展,受到时间、空间和人间因素的影响,在某一特定的环境里易发病。药匠参照十二地支中的子、丑、寅、卯、辰、巳、午、未、申、酉、戌、亥将昼夜分为十二个时辰,一个时辰相当于两个小时。土家医选择一定的时辰诊脉,以观察脉象的变化与疾病的关系,对于疾病的诊断,具有一定的价值和意义。

(三) 诊脉手法独特

土家医在号脉时,有自己的特点,方法简单,易于掌握。号脉的方法有:二指合依,即用食指与拇指在号脉的位置双向合诊,一般是食指号在脉位上,拇指紧贴脉位的相应对侧,以食指来触感脉象和脉形;单指诊法,即用食指单诊脉位;手掌诊法,即用整个手掌紧贴脉位,手掌触感脉象和脉形。若掌触肺脉,主心肺之疾;另外还有五指同时号脉者,用于某些特殊的脉位以了解脉象。

土家医在号脉时,常遍及全身各部位,即是"遍诊法"。30多种脉,遍布人体全身各部,但主要分布在头部、手部、足部和躯干部位的大小筋脉处。关于"遍诊法"在祖国医学的脉学中有记载,属于早期较原始的诊脉方法,经长期摸索,总结出以诊"寸口脉"为主的脉学,比前人有很大的进步。但在土家族医学的脉学中,"遍诊法"为号脉诊病的传统方法,药匠们在号脉中积累了丰富的经验,并把"遍诊法"作为诊脉之规。土家医的遍诊法不同于传统中医的遍诊法。土家医的遍诊法,是在漫长的医疗实践中总结出来的具有一定规律可循的20多种诊脉部位,不是全身到处都可以诊脉,而是有目的的、有重点地选择一定的脉种以了解体内疾病变化的外在表现,即脉象和脉形的体表特征。

此外,妇女脉象多是"巫婆"所述,具体有"月信脉,见滑疾,高骨滑,鞋带疾,喜脉是二脉均滑疾;带脉虚,产脉疾,月子脉,空虚而不齐"。此说法实为经验之谈。

(四)多脉合诊

土家医诊脉时,常善于多脉合诊,以判断病情。如三联脉,即将骨脉、耳脉(天脉)、座脉三脉合诊。若骨脉和天脉相应,脉象均匀,而座脉快,多主肝病,座脉慢者,多主心病;三脉相应,脉象均匀,多为健康之人;另外还有五联脉、二联脉、十二地支脉相参等,都是几种脉象合诊的诊脉方法,利于比较、分析、综合脉象和脉形,以判断疾病。

第五节　摸　　诊

摸诊是指药匠通过手触摸病处,如额头、骨头、疼痛部位等,来了解病情,也是诊断疾病的一种方法。

(一)摸骨断

土家医诊断外伤性骨断经验较为丰富。方法是通过手触摸伤处,若肢端骨断,药匠用双手拿起伤肢,将伤肢轻轻摇动,当听到"嗟嗟"之声,多为粉碎性骨断;若听到"奇咕、奇咕"之声响时,系骨头齐断。

(二)摸冷热

土家医用手掌摸病人的额头,触摸时感到"烫"手时,为高热,多主风寒外感急病或其他重症;一般热,多主病初期轻症,或病后恢复期;中热(界于高热和一般热之间),主轻症或治疗期间。

(三)摸疱疮

病人在长疱、疮、疔、疖、癀、流痰初期或中期,可以通过摸诊来协助诊断。如开始形如米粒,摸时根深坚硬,盘为红肿,自述先痒后痛,怕冷发热,头晕恶心,多为疔。疮疡肿而红色,皮亮薄,根盘收束,拒摸,摸则疼痛加剧,是为疮疡早中期。摸之则痛,肿块已软,指摸后即复,为脓已形成。按之不甚疼痛,肿块硬,指摸后不复,即为脓未形成期。

(四)摸肚子

若小儿肚子中间摸到有一坨或一块,多为小儿蛲虫症(蛔虫症)。肚子胀膨,是滞食不化,多为小儿走胎、积食。女人摸肚是接生婆了解怀孕情况的重要手段之一。土家接生婆经过长期经验将怀孕期间摸诊全过程总结为："一月二月不要摸,三月才有鸡蛋大一坨,四月羞骨上三指,五月肚脐下三指,六月可摸头和脚,七月儿头平肚脐,八月儿头上肚脐,九月儿头撞胸际,十月儿头朝下转,离别母腹见天地。"

　　土家医诊断方法虽然内容较丰富,但目前在民间只以一种技巧流传,尚未形成一套系统,这就要求在理论上有待进一步的研究和完善,使源于民间的原始方法经过系统的整理,更好地服务于民族医药人员。

第四章 治则治法

土家医在长期治疗疾病的过程中总结了丰富实用的经验,千百年来流散在民间,土家医疗法归纳为两大类,一是药物内治法,二是传统外治法。另外,土家医根据多年的临床研究,针对毒邪致病还总结出了治毒十法。但总的治疗原则是七种治法、八种原则,称之为土家医"七法八则"的治疗原则,此治则更是药匠成名之传家秘诀。

第一节 七法八则

一、八 则

一是寒则热之;二是热则寒之;三是亏则补之;四是实则泻之;五是阻则通之;六是肿则消之;七是惊则镇之;八是湿则祛之。在具体诊治疾病的过程中要根据其情况来采用相应的用药原则。

二、七 法

(一) 汗法

该法为开通汗窍,驱逐瘟气的一种疗法。其作用主要是驱逐入侵肌肤的病气,如寒、湿等。适用于外感疾病、水蛊胀和疮疡、流痰疾症的早期和出水痘未透的阶段。

汗法又分三类:热发,用热性药物治疗肌表寒证;寒发,用冷凉性药物治疗肌表热症;补发,是对体质虚弱又感病气者,在应用温、寒药物发汗时,适当用一些补气血的药物,使其达到既无损元气,又驱除病气的效果。

(二) 泻法

该法为驱逐体内结滞、通泄二便的一种疗法。有排除滞积和恢复机体功能的作用。泻法主要用于病气在肚肠、大便秘结以及三元脏器的水滞、食滞或瘀血、虫积等疾症。

(三) 赶法

该法为祛除体内湿气、风气、气滞、血瘀的一种疗法。用于祛除风寒湿气,疏通筋脉骨节气血,调畅肚肠气机的治疗。

(四) 止法

该法为通过药物作用达到制止出血、遗尿、遗精、崩带、汗出不止的一种疗法。

(五) 补法

该法为内服药物来滋补人体气血精或补益三元脏器虚损的一种疗法。主要用于虚证。补法,又分补气、补血、补精三大类,并且需根据不同的病情来选用平补、缓补、急补等不同方法。补气法,适于神倦无力、虚汗、脉虚大、少气懒言等气虚证。补血法,适于头晕目眩、心慌、唇爪无华、舌淡、脉细、健忘失眠、面色假白等血虚证。补精法,适于头晕目眩、脉弱、腰痛、膝软、遗精、阳痿等精虚证。

(六) 温法

该法为通过内服药物达到温暖三元脏器的一种疗法。用于形寒肢冷、胸腹冷痛、吐泻清冷等内寒证。

(七) 清法

该法为通过药物作用达到祛除三元脏器火毒的一种疗法。主要用于高热烦渴、目赤舌红、口苦溺黄、脉快等内火证及疔疮癀等火毒证。

第二节 治 毒 法

在临床诊治中,药匠及学者还总结出了某些专项或单种具有土家医特色的治疗方法。土家医认为病因多为毒邪致病,针对病因治疗为主要法则,总结出以下治毒十则:

(一) 攻毒法

此法是针对毒邪重、病情危急而设的一种治法。毒邪重急,转变快,非猛药不能攻其邪,因此,组方选用性烈药物,直捣毒窝,达到除毒保体的目的。临床适用于火毒症、瘟毒症、脓毒症。代表方有牛角败瘟汤、银花败毒汤、千年老鼠屎汤等。

(二) 败毒法

此法是针对毒邪亢盛,平素身体强壮而设的一种治法。毒邪亢盛于内,由于正气奋起抗邪而主要表现为邪盛,多选用大寒性猛药物以迅速消除毒邪,达到祛毒保体的目的。此法适用于火毒证,代表方有功劳败火汤、黄连石膏汤等。

(三) 赶毒法

此法是针对毒邪蓄积体内的各种顽疾而设的一种治法。毒邪内存,扰乱机体功能,导致所在器官功能减退,发生病变。通过药物驱赶体内毒邪,使毒邪逐渐排出体外,达到祛邪目的。适用于水毒症、食毒症、气毒症、血毒症。代表方有搜出虎汤、通条散、赶血三七丸等。

(四) 清毒法

此法是针对毒邪程度不重,广而弥漫状态下而设的一种治法。毒邪侵入,未完全入里,位于体表与内脏之间,呈弥漫状态,攻法太重,散法不及。用清毒法来解除邪气,方能奏效。组方多用清解药物,内清外散。适应热毒症,代表方为双解汤、升麻汤。

(五) 排毒法

此法是针对毒邪停于体内某一部位,不能自行排出而设的一种治法。如水毒内侵,停留在皮下、腹内,选用疏通药物,使水排出。适用于水毒症、中满症、隔食症、尿急症等。代表方有木通灼心汤、柿把爪带散、猪头排水丸等。

(六) 拔毒法

此法是对毒邪附于器官组织、粘连不开而设的一种方法。毒邪入侵,附着于相应的器官、组织,赶不动。在外用刀割剔出,在内选用性烈有毒药物杀伤毒邪,达到去毒目的。适用于巴达毒邪引起的瘤子、肿块等症。

(七) 化毒法

此法是针对毒邪入体时间长,相互缠绕成结或黏附不散而设的一种治法。毒邪日久,缠绕成结,不化小溶解则不能排出。此法多选用一些化解、溶化药物,使毒邪化成微粒状后经代谢排出体外,适用于结石病、停血症、干血症等。

(八) 散毒法

此法是针对毒邪滞于肌肤、骨节缝之间的潮毒、寒毒而设的一种治法。毒邪内入,滞于肌肤、骨缝、肚肠之间,犹如雾露状,使用发散药物,通过蒸发,使邪从孔穴排出。适用于寒结病、气结病、冷气病、湿气病。代表方有黄花解毒汤、透身汤、怄气伤肝汤。

(九) 放(提)毒法

此法又称提毒法,是针对毒邪滞于体表或毒邪刚侵四肢远端而未入内的一种快速治法。毒邪经皮入侵,由于体气旺盛,拒邪于表,皮肤紧凑,又不能外出,留于皮内肉外,或虫毒咬伤,毒液刚入皮内、远血之端用此法,用于迅速追邪出外,防止入里。虫毒伤用小刀、磁针等工具在伤口圈刺破放出毒邪,外敷药物使毒邪远离人体,防止毒邪内入。或寒毒、气毒居于局部不散,针刺后外敷药膏,拔毒外出。适用于蚂蝗症、虫毒症、痈疖脓毒症等。

(十) 调毒法

此法是针对毒邪不重,身体虚弱状态下的一种治法。由于平素体虚又感染毒邪,或毒邪滞留日久导致体虚,虚实夹杂。此时单纯除毒易伤体,补虚易助毒。用调毒法,并用除毒与补虚,使"补虚而不留邪,除毒而不伤体"。着重补虚还是除毒,应根据毒邪的轻重和身体虚损程度灵活应用。代表方有土参祛毒汤、羊雀补体汤。

第三节　传统外治法

早在土老司时代,土老司使用经典传统的"刀、针、火、药、巫"五术为一体的土家医的外治法。由传统的"五术"疗法,发展到今天的土家族外治法比药匠的推拿或称推抹疗法,水师的封刀接骨,梯玛的"法术"疗法,更具备民族特色。土老司的"五术"疗法,是土家族医生临床实践中继承了药匠、水师及梯玛们的医术医技并逐渐丰富和完善,发展到现今的几十种土家医外治法。

一、外 敷 疗 法

外敷疗法是将鲜药嚼烂、捣烂或焙干研末,又或是配以辅料,例如酒、醋、桐油、米泔水、酸水、蜂蜜、蛋清等制成泥状膏外敷患处或穴位,使其达到治疗病患的目的的治法。此法是土家民间应用时间最久,范围最广的外治法。

(一) 使用方法

1. 敷患处

敷患处是指直接将药物敷于患病部位,通常 1～2 天换 1 次。如治疗疱毒痈疽,将云头草、车前草、夏枯草、黄瓜香适量捣烂外敷于患处,或将魔芋用火烧至半生半熟加麦鸦蒜捣烂外敷于患处。

2. 敷穴位

敷穴位是指将药物贴敷于治疗穴位上,通常1天1次。如治疗蛾口疮,将适量乌金七置于瓦片上焙干研末,加醋调敷在足心或脐上。

（二）适应证

外敷疗法适用于跌打损伤、外伤出血、颈肩腰腿痛、虫蚊咬伤、蛇斑疮、痈疽、水火烫伤、疱疔疮疖、无名肿痛等骨伤、皮外疾病,以及抱耳风、牙痛、发热、胸病、长羊子、流痰、疝气、脱茄、蛾口疮、腹泻、小儿盘肠气等。

二、涂搽疗法

涂搽疗法是将药汁涂搽于患处,以达到治疗目的。

（一）使用方法

将药物捣烂,用力拧出药汁,滴入清洁的盆或碗内,或将药放置于锅内,加水煎浓取汁,或将药晒干,切碎之后浸入酒内浸泡30天,取酒汁为药,或将药磨汁,用棉花蘸药汁后涂抹于患处。

（二）适应证

涂搽疗法常用于皮外科,如水火烫伤、痈疱疔疮等。如治疗黄水疮,用挖耳草、牛舌头、土茯苓各等份煎浓后取汁外擦;治疗蛇斑疮,用五爪龙、雄黄等捣烂绞取汁液涂后擦于患处,或将地苦胆蘸醋磨汁涂擦于患处;治疗水火烫伤,用七叶一枝花、雄黄连伴酒磨汁涂擦于患处;治秃斑,取百部、首乌、泽泻各15g,当归20g,用50度白酒浸泡30天,取药酒涂擦于脱发患处。

三、点滴疗法

点滴疗法是将药汁滴入窍内以达到治疗疾病的疗法。

（一）使用方法

把药捣烂后用纱布滤出药汁,使其至清,然后将药汁滴入口、鼻、耳等窍内。

（二）适应证

点滴疗法多用于发热、伤风着凉、灌聤耳、牙痛、火巴眼、脑壳痛等病。如治疗偏头痛,用鲜萝卜捣烂绞汁过滤后滴入鼻孔内;治疗灌聤耳,用雄鸡(白色)冠血直接滴至耳内;治疗新生儿黄疸,用地苦胆磨汁(无需过滤),一次滴至口中3~5滴,日数次;治疗牙痛,用马蹄香30g、野花椒30g、生草乌30g,浸泡于适量包谷酒中10天,去渣过滤后备用,左侧牙痛滴于左耳,右侧牙痛滴于右耳,每次3滴,1天4~6次,滴后止痛迅速。

四、塞入疗法

塞入疗法是将药物塞至腔窍内达到治疗疾病的一种治法。

（一）使用方法

将药物捣烂呈泥状,用细纱布包裹后,塞入耳孔内或儿道(阴道)内,或将药研极细末(除去粗粉),用棉花蘸药粉,塞至鼻孔内。

（二）适应证

塞入疗法常用于治疗偏头痛、白崩症、火巴眼、鼻出血等病。如治疗鼻出血,把鲜青蒿捣烂成泥状,用细纱布外裹,塞入出血的鼻孔内,能很快止住出血;治火巴眼,用地麻黄、千里光适量捣烂成泥状,用细纱布外裹塞入鼻孔内,每天左右鼻孔各塞1次;治疗白崩症,将桃树叶捣烂成泥状,包于细纱布中,塞入儿道,每天1次;治疗偏头痛,用地胡椒30g、白芷25g、冰片2g,共研极细末,病时用棉球蘸取药粉塞入鼻孔内。

五、吹末疗法

吹末疗法是使用纸筒或竹管将药末吹至患处的一种疗法。

（一）使用方法

将药物焙干后研极细末,摊开15～20cm大小的纸,将约0.3g的药末放在纸的边缘,细心卷成烟卷状,或将药末放入10～15cm长、直径约1cm的竹管内,再将药末吹散至患处。

（二）适应证

此疗法用于中暑、喉风、乳蛾等病。如治疗喉风,将壁钱6个,置于瓦上焙干,研成极细末后去粗粉,取0.3g放至竹管中,吹入患者喉中,每天4～5次。

六、撒末疗法

撒末疗法是将药末直接撒于患处的一种疗法。

（一）使用方法

将药物焙干,研成极细末,放入瓶中密封备用。用调羹将药末取出,均匀撒于患处。

（二）适应证

撒末疗法常用于有渗出液的水火烫伤、疮疡、臁疮、湿疹、脐疮及外伤出血等病证。如治疗脐湿、脐疮,用枯矾、煅龙骨各6g,麝香少许,研成极细末,调撒于患处;治疗虫蛇咬伤,将五爪龙、蛇倒退等量焙干,研成极细末后撒于伤患处。

七、佩带疗法

佩带疗法是将药物末装入纸袋或小布袋内,佩带在患者胸前内衣口袋里,可以起到治疗疾病的作用。

（一）使用方法

根据病情可选用猴子骨(焙干)、油菜籽(焙干)、青木香(焙干)、追魂草(焙干)、雄黄、冰片、麝香、梦话树(焙干)等药物或银针、麝针等器具佩带。药各等量研细末,一般用药20g左右,用皮纸或小布袋包好后放入胸前内衣的口袋,或将细麻线套至颈项上,悬挂于胸前,睡觉也可不取,通常佩带1周左右,有时带1个月或者更长时间。如小儿走胎,用猴子头骨、油菜籽、青木香各适量研末后装入口袋,佩带于胸前,半月后取下;小儿骇着,夜晚睡觉时惊醒、喊叫,用追魂草10g研末佩带7天,惊叫可除;小儿走夜路时身上可佩带一根针或银制品以避免病气;佩带麝针或麝香1g于身上,可避瘟气,不生疱疮,亦可致妇人不孕。

(二) 适应证

本法一是使药物经肌肤筋脉渗透至病处;二是药物通过鼻腔吸入体内达到安神定魄、调理气血的作用;三是药物的气味有醒脑、避秽、活血通筋、阻滞胎孕的作用。故对小儿走胎、骇着、黄肿包、妇女避孕、肝炎、咯痨、伤风头痛,及某些妇女病如白带多、月经不调、痛经等均有疗效。

八、发 泡 疗 法

发泡疗法又称为天灸,是将某种或几种刺激性药物捣烂后敷贴于体表某一穴位或患处,使其发泡而达到祛疾目的的一种疗法。

(一) 使用方法

通常选用毛茛姜或威灵仙、野棉花等,依据病情,将适量的一种或几种药捣烂,贴敷于患处或穴位上,用胶布固定,数小时后,患者敷药处出现瘙痒疼痛灼热感时即可去除药物,此时可见一个或几个小泡,于次日用麝针或刀针刺穿水泡,用虎杖纱条敷后包扎。

(二) 适应证

发泡疗法常用于倒胆症(黄疸型肝炎)偏于湿者、寒湿骨节痛、腰痛、咯吼病、肚肠气痛等病。倒胆症敷内关穴,咯吼病敷天突穴或肺俞穴或丰隆穴,肚肠气痛敷足三里,腰痛敷肾俞、足三里,骨节痛敷患处。选穴需选取双侧,每次治疗选穴最多不超过4处。在使用此法时,酌情使用汤剂治疗效果更佳。

(三) 注意事项

当水泡形成,撕掉胶布时,要小心缓慢的拉开,防止拉破水泡;水泡若在无意中破裂,要及时外敷虎杖纱条,防止其感染。

九、敷 胸 疗 法

敷胸疗法是将药物塞至去除内脏的雄鸡或癞蛤蟆肚内,用鸡身或癞蛤蟆敷贴在患者的胸部,以达到治疗疾病的目的。

(一) 使用方法

(1) 取500g重雄鸡1只,剖开并去除内脏,将预备好的药粉撒于鸡肚子中,趁热贴敷在患者胸部,半小时即可。药粉:雄黄10g、冰片10g、石膏50g、金银花30g(焙干)、麝香3分,共研细末备用。

(2) 将癞蛤蟆肚子剖开,除去内脏,用药粉撒于癞蛤蟆肚子内,再用针缝合剖开处,敷至患者胸部,也可敷至肺俞穴。药粉:天娘藤子20g、苏子15g、夜关门10g,共研细末备用。

（二）适应证

此法有赶火散瘀、败毒通筋之功效,用于心跳无力(心衰)、气短、胸闷,亦治发热。癞蛤蟆敷贴可赶痰止咯止夠,常用于治疗咯痰、咯夠、气促。

（三）注意事项

非毒气或高热而致的心跳无力、气短、胸闷者,使用鸡身敷贴效果欠佳。使用后的鸡不可食用,需埋掉处理。

十、药浴疗法

药浴疗法是使用药水浸泡、擦洗肢体或药气熏患处的方法来消除疾病的疗法。

（一）使用方法

根据不同病证选择不同的药物和不同的治疗部位。病变范围较大的,药量每味可用至30~100g,用大瓦罐煎取汁,将药水倒入水桶、浴缸内浸泡肢体,如治疗中风偏瘫、各种风寒湿关节痛、麻木,甚至关节变形,常使用威灵仙、续断、接骨木、白京条、四两麻、岩风藤、三百棒、蜈蚣、大血藤等赶风散血药物来水煎浸浴。病变范围比较局部的,药量10~30g,可用脸盆、脚盆作为药浴工具。如治疗足关节病变、手腕关节病变等,可选用姜黄、桑枝、寻骨风、岩防风等药水煎浸洗。药味较多的情况下,每味药量可偏少一些;药味较少,如1~2味煎水外洗时,每味药量一般偏多。

（二）适应证

本法多用于风湿骨节痛、肢体麻木、中风偏瘫、骨节肿大胀痛、跌打损伤、肢体浮肿、蚂蚁不过节、脱肛、脱茄、痔疮、白崩及各种皮肤病等。如桑枝烧炭后浸水可洗头屑;鲜桃树叶60g煎水取汁,冲洗儿道可治白崩;红紫木炭(柴木热炭)1.5kg,兑开水和童便,浸泡一夜,取其清汁加热,擦洗后可治疗关节疼痛;石榴皮100g、白矾15g,煎水取汁坐浴,治疗痔疮等。

十一、熏蒸疗法

熏蒸疗法是熏、蒸两种不同的治疗方法,是使药物在温度的作用下,熏、蒸体表,使肌肤毛孔开启,赶寒湿病气从汗而散,以治疗筋脉气滞瘀阻病证。

（一）使用方法

1. 熏法

熏法主要药物有冰片、雄黄、硫黄、三百棒、艾绒、麝香、菖蒲、乳香、没药、松香、皂角、桂枝、刺老苞、白京条等20多味药物,上药各适量,焙干后研末。先取艾绒匀铺在约30cm大小桑皮纸上,再取药末,均匀掺在艾绒上,然后卷成直径2cm的柱状熏条,外用鸡蛋清涂抹,糊上1层桑皮纸,两边各留空3cm,捻紧即成。可制作多条备用。医者将熏条点燃(无明火焰),用烟熏、热烘患处,每次熏烘5~15分钟,日1次。亦可用一块浸有桐油的青布铺于患处,医者手持点燃的熏条,点烧隔布熏患处。

2. 蒸法

蒸疗药物由透骨风、大血藤、过岗龙、五爪风、威灵仙、老龙针、白京条、红藤、爬岩条等20多味药物组成。将上药切碎后放入大锅内煎煮,煮沸30分钟左右后在锅上放一木制的甑子,内能站下一个人为宜,将用木板制作好的甑隔放入甑子内的锅上,人站在甑隔上,将甑盖罩上(中心留孔如人头大),人头露出,颈部用毛巾压好,用小火蒸,时间约半小时至3小时不等。在蒸时要特别注意温度的高低,高了会灼伤皮肤,低了达不到治疗作用,一般以保持38~40℃为宜。蒸时医者始终候在身边,以防止病人久蒸产生虚脱。过程中要多次问病人能否坚持。同时观察病人脸色,如脸上通红,大汗出为正常;面色苍白,出虚汗,则马上停蒸。出甑子后用开水冲糖口服。通常1天蒸1次,10次为1疗程。也有的不用木甑子,而用厚布或塑料布套住身体(留出头部),但一定要制有手扶架,以防病人摔倒。另外,也有用煮酒甑子代替木甑子,不另外配药,而是在煮酒结束后,取出酒糟,趁酒甑子还是热的,人站进去,加塑料套子(留出头部)即可。

(二) 适应证

熏蒸疗法多用于治疗风气病、肚子痛、小儿抽筋、骨节痛、风湿麻木、半边瘫痪、伤寒、受凉、湿疹、风疹、腰痛、蚂蚁不过节、痔疮等多种病证。蒸法尤其对比较顽固的风湿麻木、关节肿痛、行走不便的患者有着良好的治疗效果。

(三) 禁忌证

对一些火热性疾病如高热、火眼、火牙痛、呕吐、咯血、流痰、疱疖、痔疮出血、崩漏、大便干结等不适宜使用熏蒸疗法;对于气血亏虚、大病之后,头昏目眩、心慌、胸闷、气急等病亦不适宜熏蒸。熏蒸后需加强营养,禁食生凉之物,同时避风寒、忌房事。

十二、药棒疗法

药棒疗法是将药制成棒状或将木棒浸药汁后来捶击、敲击病患处的一种疗法。

(一) 使用方法

用桑树木或三百棒或艾蒿条等制成便于持握的棒,或浸入依病证选用的药酒中,用药棒直接捶或敲打患处,使皮肤发红,通常每次15~20分钟。

(二) 适应证

本法既有药物的浸入作用,又有类似推抹的舒筋活络作用,常用于半边瘫、麻木、肌肉筋膜疼痛,或颈肩痛、腰腿疼等病证。棒的大小依病患部位大小而定。如治疗肱骨外上髁炎,准备药液:土一枝蒿、三百棒、生卷柏、透骨草各20g、草乌15g、玄胡30g、石蚕12g,放入500ml的苞谷酒中,再将长15cm、直径0.5~1cm的桑树枝数根放入酒中,浸泡15天后取出1根桑枝棒,以肱骨外上髁为中心,反复敲打,药液干后再更换,敲打力量以患者无明显疼痛为度,约敲打15分钟后,患处皮肤发红。

十三、滚袋熨贴疗法

滚袋熨贴疗法是将经药汁浸泡并加热的小圆卵石放入布袋内或将热药直接放入袋内,趁热用布袋在患处来回的滚动或熨贴在患处以达到祛除病痛的方法。属于热熨疗法中的一种。

(一) 使用方法

选取直径1~2cm的卵圆石1kg,将赶风赶寒散瘀止痛之类药物煎浓取汁,取卵圆石放入药汁浸泡 2 天,再将取出的卵圆石在火上烤烫,放入备好的布袋并封口,医者手持药袋,趁热在患处来回滚动。滚动快慢,以病人可耐受程度而定,过烫时可滚快一些,不太烫时可滚慢一些。滚后,病者顿感血脉流畅、骨肉舒适。浸药的卵圆石可再浸药汁,重复加温连用 3 天。也有不用滚石者,如备药露蜂房 200g、松香 200g、苍术 180g、醋 200g,先将露蜂房连外壳搓揉成粗末,将松香去除泥沙、树皮及松针等杂质,与苍术共碾成粗末,三药以文火炒至松香熔化后,迅速投入醋(边拌边撒醋)至手握可以成团,松开时即散的湿润状态,趁热装入已备好的布袋内,马上熨贴患处,每次 30 分钟,每天 2 次,药物可反复使用 6 次,再次使用时都需炒热。

(二)适应证

本法有赶寒除湿,散瘀舒筋的作用,常用于寒湿关节痛、颈肩疼痛、腰痛及蚂蚁不过节等病。

(三)注意事项

注意药袋的温度,治疗时需考虑病人耐受程度,滚动时温度可高一些,静止熨贴时温度需低一些,以免患者烫伤。

十四、灯火疗法

灯火疗法是医者根据病情用灯芯蘸植物油直接或间接点烧特定穴位,达到治疗疾病的一种最广泛的外治方法,是治疗小儿病必不可少的治疗手段。

(一)使用方法

1. 直接灯火

直接灯火又叫明灯火、阳灯火,医者根据病情选用一穴或多穴位或患处,灯芯一节约 3 寸[①]许,蘸植物油(以桐油为宜),用蜡烛点燃直接点烧选取的穴位,挨着皮肤火即灭,速提起为一焦,叫直接灯火。如治疗小儿走胎,烧双耳后小青筋各一焦,烧时可听到像一粒米在火中烧炸之声音效果最佳,如没有响声,过 7 天后再烧 1 次。扑地惊,突然跌倒,不省人事即烧百会、内关、合谷、涌泉、膻中各一焦,烧后苏醒;蛇串疮,可沿蛇串疮分布方向,由前向后爆扑数焦(皮肤溃烂者禁用),1 天 1 次,病重者 1 天 2 次。

2. 印灯火

印灯火又叫阴灯火,医者根据病情选取穴位,将点燃的灯芯点烧在医者自己拇指腹上,速印在患儿某穴位上,叫印灯火。如治疗小儿脐风,出现肚子痛,哭时肚脐周围鼓起一坨,可印灯火在肚脐中间及两边一寸处。此法适用于 3 岁以下幼儿,由于小儿皮肤细嫩,烧泡后容易引起发炎,故应注意护理。

3. 半灯火

半灯火是医者用自己的拇指甲紧贴在穴位处,灯芯点烧指甲与穴位的连接处,使被点烧穴位处为半焦的一种疗法。本法作用力量较直接灯火缓和,多用于婴幼儿。

4. 隔纸灯火

隔纸灯火是医生用一张薄红纸抹上桐油,贴在患处,用灯芯蘸桐油点燃后点烧在红纸上的一种疗法。一个部位可点烧数十焦。此法常用于某些顽固性疾病,如盐铲骨冷痛,在盐铲骨处用隔纸灯

---

① 1 寸 = 3.33cm

火烧20余焦即可。

（二）适应证

常用于惊风症、小儿走胎、黄肿包、屙肚子、肚子痛、受凉、脑壳痛、风气麻木、扭伤、疱疮初期等多种疾病的治疗。

（三）注意事项

小儿哭吵时，不可强行烧灯火，待其哭毕换气后，方可重烧，不然会烧反筋，使病情加重；点烧动作要快，不能将灯火停留于穴位处；灯火治疗后1周内忌食生冷瓜果、腥臭之物。直接灯火后，注意勿将伤处擦破皮，以免发炎。

十五、烧灸疗法

烧灸疗法是用点燃的艾绒或药物在皮肤上施灸。烧灸法又分直接灸和间接灸两类。直接灸是将艾炷直接放在皮肤上施灸；间接灸是艾炷不直接放在皮肤上，而用其他药物隔开，其名称由间隔的药物不同而异，如以生姜片间隔者称隔姜灸，以大蒜片间隔者称隔蒜灸等。

（一）使用方法

艾炷是将麝香、冰片、樟脑、雄黄、穿山甲等药粉拌入艾绒中，根据病情的需要，将艾绒搓捏成苞谷籽大或枣核或半截橄榄大小。

1. 直接灸

根据灸后有无烧伤化脓，又分瘢痕灸和无瘢痕灸两种。

（1）瘢痕灸：先用大蒜汁涂擦施灸部位，以增加黏附和刺激作用，然后放置艾炷，以火点燃艾炷尖端，边烧边吹，并用手在艾炷周围的皮肤上轻轻地摸擦，用来分散病人的注意力以消除其紧张情绪，缓解灼疼。艾炷必须燃尽，除去灰烬，此为一焦或一壮。一般可灸5~10焦。因烧灸时疼痛剧烈，灸后产生化脓并留有瘢痕，所以，灸前须征求患者的同意，使其合作。一般情况下，灸后1周左右施灸部位化脓，5~6周灸疮自行痊愈，结痂脱落，留瘢痕。

（2）无瘢痕灸：先将施灸部位涂以少量姜汁，增加其黏附作用，再放上艾炷点燃，艾炷将烧尽时，患者喊痛时，用拇指腹蘸水压熄艾绒，再更换艾炷续灸。通常灸3~5焦，以局部皮肤发红为度。因其灸后不化脓，也不留下瘢痕，故易为病人所接受。

2. 间接灸

（1）隔姜灸：用鲜生姜切成1分①厚的薄片，中间以针刺数孔，置于施灸部位，上面再放艾炷灸。当患者感觉灼痛时，则换炷再灸，以局部红润为度。

（2）隔盐灸：用食盐填敷于脐部，上置大艾炷连续施灸，至症状改善为度。

（3）隔蒜灸：用鲜大蒜头切成约1分厚的薄片，中间以针刺数孔，置于施灸部位，上面再施艾炷灸。

（二）适应证

本法常用于慢性劳伤病、着凉、咯刢、红眼病、疮疖、长羊子、腰痛、脑壳痛、风气肿痛、骨节痛、风

---

① 1分=0.33cm

湿麻木、屙肚子及坐小月而致的肚子痛等病。

（三）注意事项

防止搔抓施灸部位。

（四）禁忌

烧灸后忌食生冷和腥臭发物。有出血、热证患者不宜施灸。

十六、摸油锅疗法

摸油锅疗法是烫熨疗法与推抹疗法、药物治疗的综合应用法。

（一）使用方法

将锅底放川乌、草乌、三角风、风藤等药粉末各10g，桐油0.5~1kg倒入锅内，将油煎至60~65℃时，如有沸腾样出现大量白色泡沫，医者则用手抓起泡沫作为介质，自上而下的推抹患者腹部，四肢部位由近心端至远心端推抹，反复多次。若不够热，则可摸锅底部之油与泡沫共为介质，进行推抹治疗。

（二）适应证

常用于骨节寒痛、小儿疳积、隔食、湿气等病。

（三）注意事项

医者抓取泡沫或油时动作要快，避免烫伤自己的手与患者的皮肤。

十七、赶油火疗法

赶油火是土家民间常用的治疗手法。是医者用手反复蘸取烧烫了的桐油，拍打在病人患处反复揉、按以达到治疗目的的一种疗法。

（一）使用方法

将2~3两①桐油倒入搪瓷碗中，加入适量的生姜、葱，置火上烧开2分钟，在旁边另置一盆凉水，医者用手先蘸满凉水（也可不蘸），用指腹快速蘸取热烫桐油拍打在病人患处及周围烫、摸、揉、按。反复蘸取烫油，揉按10~15分钟，使患处发红，使患者感到局部有热感，舒适为度，每天1次或隔天1次。油凉后，可续加热，但不必再烧开，烫手即可。

（二）适应证

赶油火具有赶寒祛湿，舒筋活血的功效，以治疗风气病为主。适用于伤风受凉、风湿麻木、冷骨风、寒气内停、半边风等病。

---

① 1两=50g

（三）注意事项

掌握油火的温度,太烫会烫伤医者的手,温度不够,治疗效果达不到。每次治疗,常常需要重复给桐油加热 2～3 次。烫油拍打病人患处时,应注意患者的表情,并连续快速揉按患处,以免烫伤。

十八、麝火针疗法

麝火针是土家民间常用于治疗风湿骨关节疼痛、麻木等病证的一种疗法。

（一）使用方法

麝火针的制备药物主要有艾绒、麝香、乳香、没药、雄黄、全蝎、六骨筋、接骨木、松香、杜仲、细辛、硫黄等 20 多味药物,上药各适量,焙干,研末。准备一根长约 30cm、直径 1cm 的铜管,一端为管头,一端为管尾,削一刚好能紧紧塞入管头内的 3cm 长的桑木楔子,先在木楔子中央用直径 2mm 烧红的铁丝钻孔,以不焓穿为度,将剪断尾部的七根银针集束插入木孔内,再将木楔子全部嵌入铜管头内凹入 5mm,留出银针尖超出铜管口 1cm;在管头紧缠绕一长 15cm 宽 8cm 的棉质布,并用细铁丝加固;在锅里加少量桐油,油开后将准备的药末缓慢倒入锅内不停地搅和,直至呈糊状,保持微火,用木片将糊状药挑敷到管头上晾干,再挑敷,先从管头顶端挑敷,最后只留出银针尖 2mm,挑敷在管头的长度不超过 10cm,糊状药最后在管头上逐渐凝固,形成直径为 10cm 的球状药头,再在管尾部缠上便于持握的棉质布即可。

（二）使用方法

先将麝火球上淋上桐油,点燃后即可施以治疗。

1. 直接点刺法

医者持麝火针尾部,用燃烧着的麝火针尖端,直接快速地点刺患处或穴位,以达到治疗目的的疗法。

2. 间接点刺法

医者先在患部或穴位处铺上抹了桐油的大、小适宜的青布,用燃烧着的麝火针尖端,隔青布快速点刺患处或穴位,以达到治疗目的的疗法。

3. 滚烧法

医者在患部或穴位处铺上抹了桐油的、大小适宜的青布,将燃烧着的麝火针球体横置于青布上,来回滚动,以达到治疗目的的疗法。

（三）适应证

本法有透骨搜风舒筋活血、赶寒除湿的功效,用于屙肚子、肚子痛、伤风受凉、风气麻木、扭伤肿痛、寒湿骨节痛等多种疾病的治疗。

（四）注意事项

点刺部位在治疗前后需作消毒处理,以防感染;直接点刺时,医者要准备一块方巾来擦抹滴在治疗部位周围的桐油。点刺时注意掌握力度,以不出血或微量出血为宜。滚烧时动作要快,不要点燃了青布。麝火针治疗后要忌食冷果、腥臭之物。

十九、赶酒火疗法

赶酒火又叫火攻疗法,是医者用双手反复抓取点燃着的具有赶寒除湿作用的药酒,在病人患处反复按、揉、捏等,以达到治疗目的的疗法。

(一) 使用方法

医生令病人患处显露,将浸泡好的药酒倒入碗中,药酒量视病情,少则50ml,多则200ml,用火点燃碗中的药酒,医者用右手迅速从碗中抓取酒火,将之拍打在患处及周围烫、摸、揉、按,并以左手助之。反复取火,反复揉按10~15分钟,使患处发红,每天1次。患者治疗1次后就感到患部舒适轻快,疼痛减轻。一般用1~2次可见明显效果。若连续用3~7次,轻者可痊愈,重者可1~3年不复发。

(二) 适应证

赶酒火具有赶寒除湿,舒筋活血的作用,以治疗风气病为主。主要适用于风湿麻木、冷骨风、骨节风、寒气内停、半边风等。

(三) 注意事项

医者在抓取酒火的动作要迅速,以免烫伤自己的手。要不停地按、揉、捏患处,分散拍打在病人患处的烫火,以免火停留在一个部位,烧伤患者的皮肤。抓取酒火时,一定不要弄翻了药酒碗,以免发生不良后果。抓取到病人患处的酒火不宜太多,以免烫伤病人。不要将酒火直接倒在病人患处,以免造成不良后果。治疗结束后立即将火熄灭。

(四) 禁忌

皮下有明显的血肿、高血压、心脏病患者忌用。

二十、踩油火疗法

踩油火疗法为一种烫熨疗法。

(一) 使用方法

将犁田的犁头尖置于火中烧红后取出,再将菜油或桐油喷在烧红的犁尖上,当即起火,速用燃烧之火烘烤患处。

(二) 适应证

本法多用于肚子痛、寒湿所致的骨节痛、冷骨风、风湿麻木、肩膀骨节酸痛等病。

(三) 注意事项

犁尖切不可接触到患者身体,烘烤距离以病人能耐受程度而定,注意不要烧伤患者皮肤。

(四) 禁忌

发热或关节红肿者不宜采用本法,小儿一般不用本法。

二十一、扑灰碗疗法

扑灰碗疗法是土家民间长久流传的一种烫熨疗法。

（一）使用方法

瓷碗一个,盛一平碗 70～80℃ 的灶中或火炕中灰,再用一条湿毛巾稍拧水后盖在灰碗上面,将碗口倒扑过来,包紧碗口,把毛巾角打结即为灰碗。令患者平卧或仰卧,将碗口置于患者腹部,医者紧持碗底,在患者的上肚子至小肚子处上下左右来回推动,动作快慢以病人对温度和摩擦疼痛的耐受程度为准,治疗进行几分钟到半小时不等,灰冷了或毛巾干了可再换 1 次续用,1 天 1～2 次。

（二）适应证

本法具有赶气、消气、散气止痛之功,适用于因寒、湿所致的肚子痛、妇女小肚子痛、肢体冷痛、肚子胀、解稀便等病。

（三）注意事项

注意温度的适宜,温度太高易烫伤皮肤,温度低了不能达到治疗效果,毛巾要捆紧,不要让热灰漏到皮肤上。

（四）禁忌

发热、皮肤发炎、火气重、肿胀的患者不适宜本疗法,小儿出疹子亦不能用。

二十二、麝针疗法

麝针疗法是将麝香放入香獐挡门牙中,制成麝针以替代万针用来刺穿脓疱、疮肿等病证的一种疗法。

（一）使用方法

麝针的制作将猎捕的香獐(獐子)挡门牙掰掉,挑出牙骨髓,从牙根部放入 0.2～0.6g 麝香,然后将根部用红纸扎紧,制作银盖封闭,把牙尖磨锐利即制成麝针。

（二）使用方法

麝针替代刀针,不用消毒,医者手持麝针柄即可直接刺穿脓疱、疮肿,局部放血及刺穴位。

（三）适应证

麝针因其化浊、通筋脉、赶气滞、散瘀血的功效而能达到消肿败毒止痛的目的。如治疗疱疖痈肿、流痰在成脓后要切开排脓,这时可用麝针划破,使脓血排出,稍加挤压,脓出病愈。关节扭伤或撞伤,有肿胀瘀血疼痛的病患处用麝针快速刺 3～5 次,使之少量出血,肿胀疼痛即可慢慢消除(也可在刺处加用拔罐治疗)。用麝针治疗初起之疱疖疔疮,在患处中间部位(顶部)扎刺,使初起之痈肿疮疖自行消散。麝针还可治疗急症暴症,如病人突然晕死过去,即可刺人中、涌泉、劳宫等穴。伤寒头痛可刺百会、太阳、风池、印堂等穴。此外,麝针佩带在身上亦可避瘟气,不生疱疮。

（四）禁忌

麝针有堕胎的作用,孕妇忌用。火气旺盛,易出血者慎用。

二十三、瓷瓦针疗法

瓷瓦针疗法是以打破的碗渣为针,扎刺患处,使之出血而达到治疗目的的方法。现今民间医生大多改用三棱针、银针或瓜子针等。

（一）使用方法

用打破的饭碗(细瓷碗最佳)渣一块,选择一头锐利的即为瓷瓦针。医者手持瓷瓦针在患处快速闪刺几下,使局部少量出血。如在拔火罐之前,先用瓷瓦针刺出血,再行拔罐,有利于毒气、瘀血排出。又如治疗蛇咬伤,在伤口处闪刺几下,以便毒气恶血被挤出。

（二）适应证

本法具有赶血消肿,赶热排毒的作用。常用于跌打损伤,局部出现肿胀瘀血疼痛,毒蛇蜈蚣等咬伤,疱疮疔肿等病。

（三）注意事项

注意不要让瓷瓦针尖断入肉中。扎针前后皮肤都要作消毒处理,瓷瓦针刺前必须在火焰上烧烫消毒,现在也可用酒精消毒,以防感染。扎针时不要用力过猛,以免刺伤筋脉,引起大出血。

二十四、挑背筋疗法

挑背筋疗法是用针在人体背部某部位挑断小白筋,起到治疗目的的一种疗法。

（一）使用方法

患者背部显露,医者用一根大针(扎鞋底针或缝被子针)在火焰上烧烫消毒,在患者背部仔细寻找 1~2 根长约几分的细小淡白色筋,用针尖从筋的中部将其挑断即可。

（二）适应证

本法有散瘀活血、赶气止痛的作用,多用于肚子痛、肛裂、翳子、痔疮、脱肛等病。

（三）注意事项

治疗前后均要对挑刺部位消毒处理,防止感染,挑刺用的大针必须用火烧烫消毒,现在也可用酒精消毒。

二十五、放血疗法

放血疗法是一种用瓷瓦针、瓜子刀或三棱针(锋针)刺破人体某部位或穴位的小血管,以致少量出血,以达到治疗目的的疗法。

（一）使用方法

1. 点刺法

点刺法是先在针刺部位上下推按，使瘀血积聚于一处，左手捏或按紧针刺部位周围，右手持针，对准部位迅速刺入1~2分，立即出针，松解、挤压针孔周围，使出血数滴，以达到治疗目的的疗法。

2. 散刺法

散刺法又称"围刺"。是在病灶周围上下左右点刺，使其出血，以达到治疗目的的疗法。

3. 挑刺法

挑刺法是以左手按压挑刺部位的两侧，使其皮肤固定，右手持针，将某穴或反应点（类似丘疹，稍突起于皮肤，针帽大小，多呈灰白色或暗红、棕褐、浅红色）的表皮挑破，深入皮内，将针身倾斜并轻轻地提高，挑断部分纤维组织，以达到治疗目的的疗法。

（二）适应证

放血疗法有赶气排毒、赶血消肿、开窍泄热、通经活络的作用，适用于急症、暴症、热症。点刺法多用于发热惊风、晕死、中暑、蛇咬伤、喉蛾、腰急扭伤。如霍乱上吐下泻，可在舌根正面将一绿筋刺破出血即可。小儿走胎，可刺四缝穴出血。晕死者可刺食指尖出血。散刺法多用于丹毒、痈疮、跌伤瘀血肿痛。挑刺法一般用于肿痛、丹毒、痔疮、脱肛、肛裂等。

（三）注意事项

针具用前必须在火上烧烫消毒，现在多用酒精、碘附消毒。针刺部位现在也用酒精或碘附消毒，以防引起感染。针刺部位出血后，要再次作消毒处理，必要时覆盖敷料。点刺放血时，宜轻、宜浅、宜快，出血不宜过多，勿刺伤筋脉，引起大出血。

（四）禁忌

孕妇、体弱者或常有自发性出血，以及损伤后出血不止的患者不宜使用。

二十六、提 风 疗 法

提风疗法是一种治疗小儿风寒、风热以及伤食等疾病的外治方法。

（一）使用方法

将一鲜鸡蛋煮熟，在蛋中间开一约1.5厘米大的小圆孔，把蛋黄掏出，同时保持蛋壳不破裂，在小孔中镶入大小与蛋孔适宜的银制盖片，在盖内放入适量捣烂的药物。取一白纸卷成漏斗形状，筒内倒入适量桐油，点燃纸筒，纸筒中的桐油滴入蛋内，量约十几滴即可，然后医者用拇指堵住蛋孔，待温度适中时，即将蛋孔紧贴敷于小儿肚脐上，约30分钟（6个月以上的小儿，时间可稍长一些）后取出银盖，观察银盖背面可见黑色斑点，说明寒气或热气已提出。1次病无好转，可连用多次。

（二）适应证

本法有赶风、赶寒、赶热、赶气的作用，多用于治疗小儿因风寒、风热引起的发热、抽筋或屙肚子、肚子胀、肚子痛及消化不良等症。

二十七、蛋 滚 疗 法

蛋滚疗法是在患者肚子上用煮熟的热蛋来回滚动,使肚肠之风寒、毒气或不化之物解除的一种疗法。

(一) 使用方法

将鲜鸡蛋一个煮熟,放至不烫皮肤的温度为宜,医生用热蛋在患者肚皮上来回滚动,时间15~30分钟。滚完后可将蛋打破去壳,在蛋清上可见紫色斑点,表明毒气已被吸出,病将愈。

(二) 适用证

本法有温里赶寒、赶食、吸毒的功效,常用于治疗因风寒或停食而致的肚子痛、肚子饱胀,或因误吃不洁物所致呕吐、屙肚子、肚子痛等。

(三) 禁忌

本法不宜于治疗虫积或火盛而致的大便硬结、肚子胀、肚子痛等。

二十八、搓 药 法

搓药法是将鲜药置火上烤秧后直接在患处搓揉的一种治疗方法,是药物、熨贴与推抹疗法的综合应用。

(一) 使用方法

用鲜药1~3味,每味约30g,混在一起,置于火上烤蔫,趁热直接放在病人患部,用手来回搓揉药物,直至患处皮肤发红、发热,药碎断、药汁干为止,1天2次。

(二) 适应证

常用于风湿麻木、骨节痛、中风偏瘫、跌打损伤及陈疱旧疮等。如治疗大粪疮(粪毒),用大粪草30g在火上烤秧后,在患处反复揉搓至药汁干枯为止,一天2次。

(三) 禁忌

本法不宜用于新疮、热证、有出血者。

二十九、拔 罐 疗 法

拔罐疗法是民间常用的一种简单易操作的外治法。拔罐是借助热力或烧去罐中空气来造成罐内负压而吸附于皮肤以达到赶气、散血、消肿、赶风散寒的作用的疗法。

(一) 罐的制备

1. 竹罐

用直径为3~5cm的竹子,锯成8~10cm长的短筒,一端留竹节,削去外壳,刮光滑即成竹罐。

2. 陶罐

陶罐由陶土烧制而成,罐口平滑(民间有用盛食盐陶罐等容器代之)。由于目前陶罐烧制较少,多采用玻璃罐代替,玻璃罐罐口平滑,并且可以透过管壁看到皮肤的瘀血程度,便于掌握。

(二) 使用方法

1. 水罐疗法

水罐疗法只用竹罐。将竹罐放入盛水的锅或瓦罐内煮沸几分钟后拿出,甩净水,速吸附于患者体表肌肉丰满的施治部位或穴位,用手将罐底部叩几下,以使吸紧不脱即可。

2. 火罐疗法

火罐疗法用竹罐、陶罐或玻璃罐均可。用碎纸点燃后放入罐中燃烧几秒钟,待火熄之前速吸附在患处,为投火法;或用纸火在罐内壁烧2～3圈后迅速退出纸火,将罐罩在患处,为闪火法;或将烧酒少许滴入罐中点燃几秒钟,在未熄之前速附于患处,为滴酒法。治疗时间为几分钟至半小时。1次治疗可1罐,也可多罐,以病患部位大小而定。在拔罐前一般都在患处用瓦针或瓜子针(有条件的可用麝针)闪刺几下,便于吸出郁气、瘀血。拔罐没有固定部位,基本上是哪里痛拔哪里,每天或两天1次,可拔多次。

(三) 适应证

多用于急性扭伤、瘀肿、颈肩痛、腰痛、骨节疼痛、寒咯,或因寒湿而致的肚子痛、脑壳痛、毒蛇咬伤、奶痛等。

(四) 注意事项

注意温度,不要烧烫伤患者的皮肤;取罐时用手指尖压罐口皮肤,使空气进入,罐自行脱掉。强行硬拉则会拉伤皮肤。若烫伤或留罐时间太长而皮肤起水泡时,小的无需处理,仅敷以纱布,防止擦破即可;水泡较大时,用消毒针或麝针刺破放出水液,用消毒纱布包敷,防止感染。

三十、刮痧疗法

刮痧疗法,是用铜钱、调匙、硬币、木梳背或饭碗边、竹板等刮具,蘸上植物油或姜汁、酒、盐水、清水、反复刮动摩擦患者特定穴位或体表肌肤,以发散解表、舒筋活血、调整肚肠功能,达到治疗疾病的目的的疗法。

(一) 使用方法

患者以卧位为佳,充分显露施治部位后,洗净,用酒精或白酒擦拭刮处。医者右手持刮具,蘸上植物油或清水,在选定的部位从上至下,或由内至外刮动,刮处皮肤出现红紫色条痕或斑块即止。刮痧顺序为头部、前颈部、后颈部、背部、胸部、腹部、腰部、四肢,根据病情选择刮治部位。若柔嫩处肌肤不便使用刮具或者无适当的刮具时,可采用提痧疗法,即医者用右手指蘸植物油或清水,用食指与中指的第二指节,对准所选刮治部位,将皮肤提挟起然后松开,提挟力量以病人能耐受为度。如此一起一落,反复进行,每部位6～8次,直到被提挟部位成紫红色充血斑为度。

(二) 穴位(部位)选择

刮治部位多选头部、颈部、背部、胸部、腹部、四肢。分述如下。

1. 头部

两眉间(相当印堂穴),由上至下刮治或提挟;太阳穴(双侧)由外眼角向太阳穴轻刮或揉按。

2. 颈部

沿喉结下至胸骨上端凹连线中点(承泉穴至天突穴连线中点),由上至下刮治或提挟,上述中点向左右各旁开3.5cm处,多取提挟法。

3. 后颈部

颈后发际中点至颈后高骨(大椎穴处),由上至下刮治或提挟;上述中点向左右各旁开3.5厘米处,刮治或提挟;从后颈部发际两边向肩部刮至肩膀樺处。

4. 背部

肩井穴(双侧)由内向外刮治或提挟,颈后高骨(大椎穴)至尾骨,沿中线由上至下,分段或全部刮治;颈后高骨向左右旁开各4.5cm(相当陶道穴),每隔3cm取点,由内上向外下刮治,每侧共取5点。

5. 胸部

胸骨上凹(相当于天突穴)至胸骨尾(相当鸡尾穴),由上至下刮治,从璇玑起分别向左右隔3厘米取1点,每侧各取3点。

6. 腹部

下脘、面门由上至下提挟,双侧天枢穴可由内至外提挟。

7. 腰部

第2、3腰椎间(相当命门穴),由上至下刮治。

8. 四肢

承山(双下肢脚肚中点),由上至下刮治或提挟;总筋,即双下肢足跟,提挟。

(三) 适应证

刮痧疗法适用于治疗中暑、伤风、伤寒发凉、发热、喉蛾等。

(四) 注意事项

(1) 手法轻重和刮痧次数多少及部位选择都要根据患者年龄、体质、病情而定。

(2) 刮痧工具边缘一定要光滑,刮治时,一边刮一边蘸润滑油或清水,不能干刮。

(3) 刮治条数多少,应视具体情况而定,一般2~4条,每条长6~10cm。

(4) 如刮3~5次即见皮肤青紫而不知痛者为本法适应证。如刮治10余次仍未见皮肤发红又连呼痛者,即非本法适应证,应终止此法治疗。

(5) 刮治时不断询问病人有无疼痛,从而调节手法轻重及刮治次数,刮治时不能逆刮。

(6) 刮治后,擦干油(水),抹上驱风油(风油精)穿好衣服,休息片刻,如发现胸中苦闷、心里发热感觉者,使病人仰卧,在其胸前两侧3~4肋间处各刮一道。

(7) 施用本疗法的同时,亦可合并如针灸、药物等其他治疗。

附　拍痧疗法

拍痧疗法用于夏天酷热暴晒所致的流鼻血、头昏痛或中暑、倒经等。方法是医者用凉水打湿手后,拍打患者的后颈窝、前额、足弯、倒拐子处,每处拍打数次,可当即止血。

三十一、推抹疗法

推抹疗法是用手或手掌按一定顺序推抹人体体表部位,以达到治疗疾病的目的,是土家族民间应用最为广泛的治疗方法之一。

(一)使用方法

推抹手法有推、拿、揉、搓、捏、摩、按等不同手法,在民间各医家传授的方法不同,有的是祖传几十代的技巧,有的是从师所学,有的是自阅古医籍而学,与中医的推拿有许多相同之处,也有不同的地方。土家医用的推抹法甚多,常用的有以下 12 种。

1. 开天门

推 24 次,医者用双手拇指从眉中向上推至发际处,用酒或盐水推至发际处,用酒或盐水推,又叫推攒竹。每次推抹时首先要开天门,才能推别处。如不开天门,乱推会闭窍。主要治伤风着凉、发热、头痛等。

2. 三水点穴

推 21 次,用双手拇指从眉间向太阳穴分推,每推 3 次后在太阳穴处点按 3 下。主要治疗伤风着凉、头痛、头昏、发热等。

3. 推黄经

推 15 次,从风池发际处推至肩井穴。主要治疗小儿眉眼不开、发热、不饮食等。

4. 男仆女翻

男的从腕关节背部向上推至肘关节,推 10 次,再从内侧向下推 3 次;女的从腕关节内侧向上推至肘关节,推 10 次,再从肘关节背部向下推至腕关节 3 次。有退火败毒之功。

5. 推岑岗

推 49 次,从肘关节外侧横纹处向下推至虎口穴。主要治疗伤风着凉。

6. 黄风入洞

推 21 次,从鸡公指(食指)掌指端外侧向指尖推,手指微屈。主要治疗肚子饱胀、隔食等。

7. 推手穴心

从手掌内侧横线向下推至掌横纹下端,推 11 次,有止血作用。如从下至上推 11 次,有止屙作用。

8. 推脊

先用右手中指或手掌从大椎穴依次揉至长强穴 3 次,再用两手拇指从长强穴(男左手上前,女右手上前)交替推至大椎穴 24 次,再用两手拇指从肝俞、肺俞各揉 3 次,从肺俞运至肾俞,令小儿咳嗽,如前法按揉 1 分钟,如此反复 3 次。主要治疗小儿食积、腹泻、呕吐、汗多、素体虚弱。

9. 推运胸腹法

医者以右手中指揉天突 3 次,食指、无名指并拢缓慢推运至关元,闭目守神约 1 分钟,如此反复 3 次。能开胸理气、健脾消食、化痰止咳。

10. 推揉足三里法

医者以大拇指、食指按揉鬼眼穴再缓慢向下推运至内、外踝,反复 3 次,继用双手大指揉按足三里闭目守神 24 次,如此反复 3 次。主要治疗呕吐、厌食、腹泻、腹痛、痞积等。

11. 九五四外三手法

医者用大指推儿食指从指尖推向指根 9 次,中指从指尖推向指根 5 次,无名指从指尖推向指根 4 次,从后溪推下小指尖 3 次,如此反复 3 次。主要治疗高烧、惊风等。

12. 总收功法

医者双手从前际交替推百会 24 次,捧耳摇头 3 次,然后用口对头顶哈气一口,口念一声"好",以毕收功。主要用于小儿喜哭、汗多者。

(二) 适应证

推抹尤适宜治疗小儿疾患。临床使用本法时根据病证之不同以桐油、清水、药酒等作为介质与热熨疗法综合应用。一般用于治疗风湿麻木、肌肉酸痛、中风偏瘫、肚子痛、妇女痛经、后人(胎儿)不下、咯䐗、腰痛、抽筋及小儿发热、屙肚子、食积等病证。

三十二、翻背掐筋法

翻背掐筋法多用于小儿,是一种利用来回翻转背部皮肤和掐筋的手法以达到治疗目的的疗法。

(一) 使用方法

让患儿脱去上衣,面向靠椅坐,医者用双手拇指与食指从患者脊梁骨两旁、尾骶骨处逐步向上用重力翻转皮肤至颈部为止,连翻 5～10 遍,翻毕,再在两肋下约第 5～6 胁处摸到隔筋,双手用力掐一下,每日 1 次。

(二) 适应证

此法有消隔食、散气血、止痛之效。多用于小儿黄肿包(疳积)、隔食、肚子痛,另有强身体的功效。

三十三、吸负疗法

吸负疗法是人体被虫、兽咬伤或疱疮不愈,医者用口吮吸或用动物的口吮吸、舌舔,使毒气排出的一种疗法。

(一) 使用方法

治疗天蛇毒指(蛇头疔),用活青蛙 1 个,将患指放入青蛙口内至腹腔,30 分钟后取出,1 天 1 次,可使火毒之气被尽吸去;人被蛇或蜈蚣咬伤后,医者马上将自己口里含些桐油,对准伤口用力吮吸,吸后吐掉,再含桐油再吸,反复十余次,可使毒气减轻;被刺扎伤后,挑出刺,在伤口上吮吸几口,以免发炎;月里的小儿,大人每天口中含浓茶水用舌舔其眼睛 1 次,可去胎毒,使眼睛乌黑发亮,避免膨眼屎,起火眼;长疔疮或疖子,用活蜘蛛 1 只,放在疔疮或疖的顶部,蜘蛛会自行吸毒,蜘蛛肚子胀得臌臌的,吸后病情会慢慢解除;如长疱疮,经久不愈,在晨起时唤狗用舌头舔患处,连舔 2～3 次。

(二) 适应证

本法用于虫兽咬伤、疔疖、陈疱烂疮、火眼、刺伤等病证。

（三）注意事项

医生在吸负虫毒咬伤时，口中一定要含桐油或其他药物，吸后马上吐掉。

三十四、封刀接骨法

封刀接骨法是土家医治疗骨伤科疾病的一种方法，在土家族民间流传甚广。

（一）复位基本手法

1. 一揉摸

医者首先轻轻揉摸骨折处，将筋脉揉活，使肌肉松弛，减少复位时剧烈疼痛。

2. 二捏位

骨折错位，医者用力拉骨折上下端，使骨折两端对位，同时用手将骨折突起处轻轻捏平，使之复位。

3. 三摇拐

对关节脱臼患者，复位前先摇一摇，轻微活动臼关节，然后医者向内或向外用力突然一拐，使脱臼关节复位。

4. 四抵崴

对骨折错位形成畸形的骨，利用抵崴之法，在畸形骨痂形成处用力对其抵崴使其折断，然后重新复位。

（二）骨折固定法

1. 鲜鸡接骨法

活公仔鸡一只，用槌捣烂，加入跌打损伤鲜药，制成糊膏状，外敷患处。此法有活血化瘀，消肿止痛，生筋接骨之功效，糊膏状药物干后结壳还有一定的固定作用。

2. 杉树皮接骨法

用压平稍干的杉树皮，按肢体的周径、长短取材4～5块，按规格修剪成形，两端用胶布包巾后槌软，根据骨折的情况安放适当固定垫，手法整复后外敷中药膏，包扎夹板，3～5天换药重包1次，1个月左右可拆除夹板。本法取材方便，塑形容易，经济实用，固定可靠，有轻便、舒适感。杉树皮内所含油质与松节油类似，有舒筋活络、活血化瘀、滑利关节的作用。

3. 竹片接骨法

用鲜竹片按肢体周径、长短取4～5块，修制成形，根据骨折情况安置适当固定垫，手法整复，中药膏外敷后包扎夹板，3～5天换药重包1次，1月左右拆除夹板。本法取材方便，经济实用，固定可靠，有轻便舒适感。

4. 柳木接骨法

用鲜柳木板按肢体周径、长短取材4～5块，修制成形，再将柳木板加温按肢体外形加压塑形，根据骨折的情况安放固定垫，手法整复，中药膏外敷后包扎夹板，3～5天换药重包1次，1月左右拆除夹板。本法舒适轻松，取材方便，经济实用，固定可靠。

5. 泡桐木接骨法

用鲜泡桐木板，按肢体周径、长短取材4～5块，修制成形，将泡桐木板加温后按肢体外形加压塑形,根据骨折的情况安放适当固定垫,手法整复,中药膏外敷后包扎夹板,3~5 天换药重包 1 次,1 个月左右拆除夹板。本法轻松舒适,取材方便,经济实用,固定可靠。

6. 纸壳接骨法

用质量上乘,厚度适中的纸壳,按肢体周径、长短剪成 3~5 块,适用于无移位的骨折,用药膏外敷后将纸夹板包扎固定,3~5 天换药 1 次,1 个月左右拆除纸夹板。本法轻松舒适,取材方便,经济实用,固定可靠。

(三) 药物

药物外敷选用三百棒、独正岗、刺老苞、爬地麻、内红消、八月拿、黑虎七等十余味药,共研成极细末,加适量凡士林调成膏状备用。

三十五、梯玛的巫术疗法

梯玛对土家族医药的影响和贡献重大。"梯玛"是土家族民间不脱产的巫师、祈神"使者",也是土家族巫师用土家族语言作祭祀之歌时的自称。梯玛也是土家族治病的"医师",由于土家族有语言而无文字,使他们成为了口承土家族医药学的重要群体。梯玛治病,融合药物、手术、精神疗法为一体。梯玛的外治疗法,表现在"手术"治疗上有开刀、扎针、正骨、止血等方法。在土家族民间流传有"是草为良药,是水当酒精,铁火为刀具,瓷瓦当钢针","金木水火土、咬口泥巴补"等民间医疗谚语或歌诀等。梯玛的开刀、扎针、正骨等疗法,在前几种相似疗法介绍过,如扎瓦针、封刀接骨等方法。梯玛在手术与药物治疗疾病的同时还进行精神治疗,摸清患者发生精神痛苦的原因,以借神灵之手,解除患者精神上的负担。梯玛在精神治疗时,举行"法事",如"还愿"、"解结"、"退邪"等。体现在外治法方面的,如"解结"中的上"上刀梯"、"踩铧口"、"摸油锅"等。通过"法事"为患者祭神,这种巫术疗法使患者得到心理安慰,更有利于其康复,这同时也是土家族人们信奉梯玛的原因所在。

第五章　土家医服侍

"服侍",即护理。土家医十分重视病后护理,指出"三分治疗,七分服侍"。土家医服侍技术分为临床服侍,药物服侍,饮食服侍,季节服侍,心理服侍等。

一、临床服侍

包括疾病的基本服侍和特殊服侍,具有特色的是土家医传统外治法的操作技术。

（一）临床基本服侍

土家医的疾病按照传统方法分为十八类,即七十二症、七十二痧、七十二风、七十二痨、七十二窍病、七十二惊、七十二痒、二十四气病、二十四伤、二十四霉、十二走胎、一百单八杂症等。所有病症的基本服侍包括每天观察病人的气色,体表温度,脉象,舌质舌苔,大便的性质、颜色,小便的量、色。除了常规的基本服侍外,每种病症又有其特殊的服侍。如七十二伤病服侍,要注意观察损伤部位及程度,伤口愈合速度,皮色变化,若有骨折要注意检查夹板的松紧度,固定位置应良好。

（二）临床特殊服侍

临床特殊服侍主要体现于土家医特色传统外治法,其操作技术某些方面与中医相似,但有其独特的操作方法,现今,仍被土家族医务人员广泛使用。据土家族医药的相关书籍记载,常用的临床特殊服侍技术有拔罐、麝针、瓦针、烧灸、油火、灯火、扑灰碗、佩带、蛋滚、放血、药浴、挑筋、熏蒸、推抹等20余种。

二、药物服侍

药物服侍主要包括煎服法、磨汁法、酒泡法、外敷法、烟熏法等,还有服药的方法、时间,特殊药物服药后的服侍等方面。

1. 煎服法

药物用水煎服是较常用的一种方法,多选用柴火或木炭,水多用井水或河流水,现多用自来水。癫狂病,除火气多选用雪水。煎煮时间,古代以一炷香计算,现多以药煮沸后20～30分钟为宜。煎煮的容器多选用砂锅或铜器,忌用铁器,容器口要盖严,防止药气丢失。

2. 磨汁法

药物用酒或水磨浓汁,药汁内服或外擦治疗慢性疾病。

3. 酒泡法

直接将药物用酒泡后,内服药酒或药酒外擦、外揉,多用于跌打损伤、风湿疾病、骨节疼痛等。

4. 外敷法

将药物嚼烂或捣烂,或制成膏剂,外敷患处。

5. 烟熏法

将药物加一定的辅料烧燃,使药气直接作用于病变部位。

6. 服药方法

煎煮药物经口服用，与中药服用大致相同。药液若是温度过高时，不建议用口吹来降温，一则使药气丢失，二则防止服侍人员将某些疾病传染给病人。另外，老人与小孩喂药时，要防止药液进入气道。

7. 特殊药物服药后的服侍

冷骨风、冷气病、着凉等疾病服药后，需加盖衣被，身体不要暴露于风中，以身体微微出汗为宜，助寒气外出，增强药物的疗效。土家医认为，某些疾病或某种药物服用后，使原有症状突然加重或嗜睡，即"药斗性"反应，属于正常现象，过一段时间自然消失，不需做特殊处理。服侍人员需密切观察，要与某些药物中毒或疾病变化相鉴别。

三、饮食服侍

土家医称饮食禁忌为"忌口"，包括疾病忌口，药物忌口，经期忌口，妊娠忌口，老幼忌口，季节忌口等。

疾病忌口，如发热性的疾病，病人应忌食荤油、蛋类食物，这些食物使热不解，阻碍疾病恢复，饮食以清淡为主，多食新鲜蔬菜、水果之类。

药物忌口，有的药物服用后要忌茶，因为茶会解除药性，降低临床效果。

经期忌口，女性经期要忌食生冷、苦寒之品，若食之易导致血滞，闭经，痛经，损伤血气而致病。

妊娠忌口，妊娠期内忌食寒凉、辛辣之物，容易导致小儿生病。

老幼忌口，老年人三元脏器功能衰退，忌食过硬、过酸、过苦、过甜、过辣之品，易损伤肚肠。小儿三元脏器发育不成熟，过食辛辣之品，易伤肠胃，影响正常发育。小儿饮食宜营养丰富，易消化吸收，应定时定量，不可过食，否则易患"隔食"病。

季节忌口，病人在不同的季节应忌食一些食物，春忌鸭，夏忌狗，秋忌峨眉豆、茄子、冬忌鳝鱼、青蛙。认为这些食物会影响病情的恢复。

四、季节服侍

土家族聚居地潮湿、雨水丰富，人们易患"风湿"病、"冷骨风"病，根据一年四季的气候变化，人体的机能，需要注意一些事项。冬春之际应避免风寒直接吹面，否则易患"偏嘴风"。夏季劳作时要避开午时，防止中暑；大汗后不宜洗澡，应待汗收后沐浴。秋季风吹树叶枯落，要防止"风眼病"和"干枯病"。冬季冷风强，要注意保暖，防止寒气伤肺，注重下肢脚部保暖，"寒气从脚起"。病后体虚时要防湿气、冷气的侵袭。产褥期要头戴帽，脚穿鞋，体表不露，居住环境要保暖通风。由此可见土家医注重气候、环境变化对疾病的影响。

五、心理服侍

土家医十分注重病人的心情变化，认为"心衰意落病难愈"提出了"恐吓伤心，心药医"的观点，说明了内外环境的不良刺激与情感反应密切相关。如"怄气病"由气结于胸中出现疲乏无力、纳差、苦闷、消极悲观等表现，对这些异常的情志变化和胃肠生理功能障碍，给予诚挚的关心、耐心的解释和安慰，消除气结因素，达到康复的目的，有"胜食千年人参"的功效。再如"掉魂"证是一种心理障碍性疾病，主要表现暮思寡忧、六神无主、心神不定、身体消瘦等，在服侍上除耐心解释，正确引导外，还可施"取魂"术，来纠正心理障碍。

第六章　土家医养生

养生,也称摄生、保生等,是以自我调摄为主要手段,以推迟衰老、延年益寿为目的的多种保健方法的综合。养生文化是土家族医药学的重要内容之一。土家族养生文化,是先民们千百年来在与疾病和大自然的抗争中产生和积累起来的。在生产生活实践中不断丰富和创新的养生保健内容,使土家族养生文化得到继承和发展,构建了具有土家族民族特色的卫生保健体系,成为我国最具特色的民族卫生保健体系之一。

土家族卫生保健体系内容丰富、形式多样,具有人文传统和预防医学思想。这些养生保健内容与土家人民的文化娱乐、体育运动、饮食习俗、生活起居等密切相关,同民俗文化、民族气质、生产劳动等有机结合在一起。

土家族养生文化注重养形与养神的关系,强调形神共养、固护三元,为土家族人民的身心健康做出了重要的贡献。

第一节　土家医养神的特点

土家族养生文化的"神"主要是指人的精神意识思维活动和情感,其次指人体内在的生命力。土家医养神主要有以下几方面特点。

一、信仰文化与养神

土家族是一个有着传统信仰的民族,有白虎图腾崇拜和祖先信仰、神与灵物崇拜,这些信仰深深地影响着人们的生产生活。土家族的白虎图腾崇拜实为祖先崇拜,《后汉书》载土家始祖"廪君死,魂魄化为白虎",故土家族视白虎为其祖先,而白虎亦为天上的西方之神,因而相信祖先神灵会保佑人丁兴旺,消除灾难,惩罚一切罪恶现象。土家族还普遍相信万物皆有灵,认为自然界的一切事物都有灵魂,它们可以知晓人们的行为,并且会对人们的行为进行褒贬。在这些信仰文化的影响下,土家族形成了善恶报应的意识,他们相信自己的善恶是可以被神灵知晓的,行善者一定会得到神的奖励,而作恶者也必定会受到"天罚"。

土家药匠们(早期为巫医合一之"梯玛")行医即以积德行善为本,凡自己上山采的药不收钱,不收出诊费,为患者推拿不收费,患者家中困难者分文不取,甚至有诊病时在医家吃住也不收钱;他们也积极引导人们行善事,积阴德,因而大多数土家人都以善良为立身之本,提倡做善事,绝不处心积虑伤害他人,不做伤天害理的事。加之土家族世代居住在与世隔绝的武陵群山之中,由于山高谷深,耕种不便,物质匮乏,还时常虫兽伤人,因此土家族面临着巨大的生存压力。为了民族的生存和发展,梯玛们要求族群减少私心杂念,降低对名利和物质的嗜欲,不慕虚荣,要"知足常乐"。因此,土家族人们能保持心态平和。同时,相信善恶报应,也是土家人释放心中怨怼、舒缓心理压力的一种有效方式。这些都能达到养神的效果。

除此之外,土家人民素以勇敢著称,并有着坚韧的意志力。土家族古时生存环境相当险劣,既要面对自然环境对其生存的严重挑战,又要面对周边楚国和秦国两个大国及其他国家对其发展的威胁,他们的创业与发展每一步都充满着艰辛和挑战。因而,在长期的历史进程中,土家族形成了勇敢进取、坚忍不拔、目光远大、乐观豁达、不屈不挠的民族性格。土家族同时也是一个豪爽的民族,他们热情好客、邻里和睦、互相关爱。所以土家人随时都保持着愉快、宽松的心情,也是有助于养神的。

二、生命意识与养神

与其他民族一样,土家族也有着强烈的生命意识,他们认为生命是一个无限循环的过程,人的"生→死→生"只不过是循环往复的圆周式运动,死只是生的另一种形式,是新生的开始。土家族的丧葬仪式生动地反映出他们的生死观,他们认为死亡并不可惧。土家人死后,家人不仅不悲伤,反而"群聚歌舞,舞辄联手踏地为节"(北宋《溪蛮丛笑》)。在死者下葬前晚,土家人通宵达旦载歌载舞,边饮酒边跳舞,在整个丧葬过程中,没有恸彻心肠的哀哭和悲伤。这种丧葬仪式反映了土家人的生命意识,反映了他们对人生的一种豁达的态度。正是这种生死观,使人们保持了一种乐观、轻松的心态,在很大程度上使得土家族人得以延年益寿。

三、民族歌舞与养神

土家族人能歌善舞,土家山寨也多为歌舞之乡。在土家民间流传的土家歌舞也是在劳动中逐渐形成的一种民俗文化,其形式及内容与农事活动、日常生活、祭祀等活动密切相关。如土老司祭祀活动时所唱的"梯玛神",土家族跳"摆手舞"时唱的"舍巴歌"(现称"摆手歌"),纪念祖先的"茅古斯"舞,反映土家人民劳动情景的劳动山歌,土家青年追求爱情婚姻的情歌,新娘出嫁的哭嫁歌等,这些具有浓郁的民族生活气息和乡土气息的歌舞,既是土家人民生活的真实写照,又能使人放松身心,陶冶情操。

(一)民族舞蹈

1. 摆手舞

摆手舞是土家族最流行的舞蹈。

"摆手",土家族语称为"舍巴巴"、"舍巴日"、"舍巴罗托"、"舍巴格",译成汉语,意为甩手或玩摆手,又称玩摆。摆手舞是土家族人民欢庆重大节日,特别是每年古历正月欢庆春节、祭祀土王或先祖八拜大王(神),所跳的大型民族舞蹈,其动作主要是双手摆动,双脚只是随着手的摆动而踏着节拍朗朗起舞。跳摆手舞的同时要唱摆手歌,其唱词为追溯土家族的来源、迁徙的历史,赞颂祖先的艰苦创业。

摆手舞有大摆手舞和小摆手舞之分,数百上千人参加的谓之大摆手舞,数十上百人参加的谓之小摆手舞。大摆手舞规模大、套数多,跳舞时男女结队,不失为一项气势壮阔的体育艺术活动。小摆手舞又名农事舞,规模小,形式简单,由主持祭祀仪式的土老司带头,一人打鼓兼敲锣,围成圆圈一边转一边跳,小摆手舞融入了土家族人民生产生活的内容,形式更加生活化、娱乐化、大众化。

2. 茅古斯舞

茅古斯舞是土家族人民纪念祖先的一种古老的似剧似舞、从动作到内容都别具一格的舞蹈形式。

"茅古斯"是汉语,土家语称"古司拨铺",意为"浑身长毛的人",或"祖先的故事"。茅古斯舞是土家人纪念祖先刀耕火种、捕鱼狩猎、开荒拓野等劳动业绩及生活状况的一种古老的艺术形式。

每逢舍巴节、还愿、祭祖等活动时表演。人数为十至二三十人不等,由一人扮"老茅古斯",代表土家族祖先,其余扮"小茅古斯",代表子孙后代。茅古斯表演的最大特色在于其服饰及道具,表演者全身赤裸,披裹茅草,头扎五条大棕叶扎成的冲天辫,特别引人注目的是一根捆在腰间的长30cm

左右的木棍,称之为"粗鲁棍",象征着男性生殖器。茅古斯表演的内容主要是表现先民的生产劳动、生活方式,主要有"生产"、"打猎"、"钓鱼"、"读书"、"接亲"、"接官"等段落,粗线条地勾勒出土家族从远古走到现在的发展历程。演出自始至终模仿古人的粗犷仪态,屈膝抖身、碎步进退、左右跳摆、摇头抖肩,全身茅草刷刷作响,头上五条大辫子左右不停摆动。表演者讲土家语,唱土家歌,融歌、舞、话为一体,通过舞蹈、道白来表达内容。

"茅古斯"舞从古朴装束形象到演跳的剧舞内容,是土家族人民从原始走向今朝的社会生活发展的历史画卷和"史诗",被史学界、艺术界称之为土家族文化的"活化石",也是一种集养身和娱乐为一体的保健形式。

3. 八宝铜铃舞

八宝铜铃舞现一般称"铜铃舞",又名"解钱",是土老司梯玛跳神时的一种祭神仪式歌舞形式。土老司梯玛跳"八宝铜铃舞"的某些动作,如下跪、叩头、拜神、勒马望神、踩八封等,有其宗教色彩,但同时伴随而来的是欢乐、情畅、养身、健康享受。经过改编的"铜铃舞",将由梯玛一人跳的祀神舞,编成了歌舞。

此外,还有广泛流行、广受欢迎的耍耍舞、跳丧鼓舞、跳马舞、土狮舞、跳高脚马舞等。

(二) 民族歌曲

1. 摆手歌

土家族民歌中最有名气的"摆手歌",堪称土家族历史的画卷,人类衍进的真实写照。从土家族起源,生息繁衍、劳动生产、民族迁徙、民间传说、文化生活、风情习俗、生老病死无不涉猎。"摆手歌"中"薅包谷草"唱道:"月亮挂在屋檐角,满天星子没有落,轻脚轻手出门坎,搬起薅锄上山坡。啊喝掀天薅在了,你追我赶真热火,衣服裤子虽湿透,劳动歌声震山腰。看到太阳西边落,搬起薅锄下山坡,一路摸黑回家门,门槛下伢儿已睡着。"这首"薅包谷草"真情唱出了土家族人民的繁忙紧张的劳动生活,叙发了勤劳勇敢的土家族人民火热的劳动场面。

2. 情歌

情歌是土家族男女青年最为喜爱的一种民歌,是对爱情的追求和婚姻自由的选择。土家族情歌按内容可分为"初恋歌"、"热恋歌"、"接郎歌"、"望郎歌"、"送郎歌"、"离别歌"、"反抗歌"等。龙山县兴隆街一带流传的情歌这么唱道:"两个同穿一双鞋,脚对脚来怀对怀,岩板拱桥双双走,搀手走上望乡台,望乡台上看一回,天边还有阳雀岩,阳雀坡下藤缠树,后世投胎再回来。"情歌在土家族民歌中占的比例最大,感情最为丰富,情真意切,是陶冶青年情操,激励进取的民族颂歌和古代民族文化精神的历史重现。

3. 哭嫁歌

土家族姑娘出嫁之前,新娘及其女性亲属多举行哭嫁仪式,边哭边唱,呻诉与父母亲人的别离之苦。一般在出嫁前半个月或一个月甚至还长一些,出嫁姑娘就要哭嫁,陪伴哭嫁的有伯娘、婶娘、姑娘、姊妹。出嫁前的日子越临近,哭嫁的次数越多,由隔一夜哭一次到每夜都哭,出嫁前一夜要哭通宵。土家族姑娘哭嫁,从音乐到歌词,既有民间优美的旋律,又有动听的内容或丰富的歌词。哭嫁内容有哭父母、哭哥嫂、哭姊妹、哭媒人、哭自己亲公公、婆婆、叔叔、伯伯等父老兄弟,还有哭梳头、哭戴花、哭穿衣等,更有上哭盘古开天、下哭亲朋好友或日常生活仪礼。

除此之外,土家族还有许多世代承传不灭的歌谣,如妇女的媳妇苦歌、山歌、儿歌、盘歌等,有着浓郁的民族生活气息,在艺术上达到很高的水平,有的经艺术家的发掘整理,被搬上了艺术的殿堂,蜚声海内外。

四、生活起居与养神

土家族民间有讲究生活起居以养脑清神的习惯。起居养神的方法主要有:一是闭目养神。在劳动和长途跋涉疲劳时,选一个清静、空气新鲜的凉亭、桥上或泉水边、大树下坐下来歇一下气,闭上眼皮,打一会儿瞌睡,以调养脑神。二是早睡早起。土家人在起居上注重早睡早起,以日出日落为期,与四时相应,以保证睡眠,怡养神气,神气得养,则形体亦健,抗病之力亦强。土家山寨的起居均以太阳出落为时度,晚上一般天黑后2杆烟的时间即入睡,以保证充足的睡眠;早晨天刚发白就起床,先下地出一段早工,如放牛、割草、耕作等野外活动,以醒脑提神。

第二节　土家医养形的特点

一、运 动 健 形

土家人的健身运动,是土家人在长期的劳动过程中,逐渐认识、创造和总结的一种身心锻炼的养生方法。这些方法能促进气血运行,使筋脉强健、三元协调,从而达到防治疾病、延年益寿的目的。

土家族传统体育项目很多,不同年龄人群有不同的喜爱。这些体育项目,各具特色,各有其功,对土家人民的强身健体、防病治病起到了很大的作用。现择要介绍如下。

1. 打飞棒

此项活动可以若干人参加。用杂木树条做成一米长的小木棒备用,打棒时,先在地上放两块石头做棒架子,把一根棒放于架子上,打棒者右手或左手持一根长棒,用力将放在架上的木棒打飞出去,以落地距离远者为胜。

2. 拣包

土家族民间拣包游戏较普遍,特别是少儿喜爱玩的一种游戏。拣包的包是将废布料用针缝成小口袋,内装沙子、包壳、苞谷、黄豆、蚕豆等物,装满后用线缝口,不让内容物漏出。包一般为李子大小,一次缝做若干个,供游戏时玩耍。拣包游戏一般是两人玩,也有多人玩。拣包时,先将手中的包抛向空中,约一尺(33cm)高左右,趁手中包抛向空中之际,用拣包的手指将其他包抓在手中,顺势将空中落下的包接在手中,未接着者为失败。最后数拣的包数,多为胜,少为负。在野外,一般为拣石子或野果实。拣包可开发少儿智力和锻炼手的活动力,使脑手协调,有利于少儿的全面发展。

3. 赶仗

也叫赶山、打猎。是中青年在冬季、特别是雪天的一项野外活动。赶仗是一项集体活动,一般由几人或十几人同行、带上几只仗狗(即猎狗)和火枪、刀、棒等赶仗武器。赶仗是冬季锻炼身体的好方法,赶仗主要用于上山打野猪、麂子等较大野生动物。按土家族民间习俗,"赶仗打肉,见人有份"。分肉时讲究"论功行赏",按"头等"、"二等"的等级分战利品。为鼓励猎狗(也有称赶仗狗),将野兽的内脏剥出给狗吃。

4. "打鸡"

鸡有"毛鸡"和"草鸡"两种,是土家族民间文娱活动。毛鸡使用的鸡毛是鸡尾巴或翅上的毛,用旧时的小铜钱作底,钱心插一小竹筒,筒内扎3~6根雄鸡尾毛,这种鸡叫做"毛鸡";将数十根鸡毛尖倒系在小竹筒上叫蓬鸡。还有一种用稻草扎成的叫"草鸡"。

打鸡的形式有三种。一是抢鸡,由甲乙双方组成,男妇均可参加。凡参加的人均可以抢草鸡,抢鸡开始，首先由制草鸡人将草鸡抛向空中，谁抢得草鸡，就用草鸡去抛打自己喜欢的人身上。此时，受打的人要给打鸡人贡鸡，受贡者又将草鸡用脚踢到空中，谁抢到便又去打贡鸡人。若未打中对方则须受罚，要给对方贡鸡。抢鸡活动，类似现代化的篮球运动，场上气氛热烈，紧张活跃。二是画界鸡，分甲乙两方，场中画中线，一方用脚踢草鸡，对方用手捉草鸡，捉到了又脚踢向另一方，如此循环。若一方未捉到踢过来的草鸡、草鸡落地，就要向对方贡鸡。三是打团鸡，参加者围成圆圈，用毛鸡打团。比赛开始后，将毛鸡由上一个踢给下一个，依次进行，鸡在谁的面前落地，谁就为负，要受罚，给大家表演节目，如唱山歌、跳舞、模仿动物动作等。打团鸡的表演方式较多，如正面鸡、反面鸡、担担鸡、高高鸡等。

此外，还有打漂漂岩、爬竹竿、爬树、跳水、游水、打余子、射箭、挤油榨子、瞎子捉跛子、打波螺（陀螺）、武功等形式多样的体育活动。

二、药食调补

（一）食物养生

土家民间食物种类繁多，在土家族聚居之地，山中盛产野果，很多野果含有多种对人体有益的物质，尤其是人体必需的稀有元素，如猕猴桃、板栗、核桃、空藤等。在土家山寨，有些药物原本就是日常食品，能药能食，随手可取。土家族民间也素有食疗习惯，土家医常常根据不同的时节，合理调配膳食，选用既有营养价值又有预防保健作用的食物进食，促使人体气、血、精生机旺盛，三元脏器功能健全，从而增强机体抗病能力，达到延缓衰老的目的。

土家人的风味一般以麻、辣、酸为主。酸菜品种较多，如大头酸、酸萝卜、酸莴、酸海带、酸白菜、苞谷酸辣子、糯米酸、豌豆酸、沼辣子、酸藠头、酸胡葱、酸油麻菜，以及酸鱼、酸肉等多种酸味制品。在炒菜时也喜欢加入一点酸菜调味，使之吃起来油而不腻，开胃。辣是土家人另一种风味，仅辣子吃法花样繁多，有生吃、炒吃、烤吃、腌酸、炸吃、磨粉做成油辣子调味吃，做的菜几乎无菜不辣，吃得咧嘴冒汗才过瘾。辣椒有助消化的作用，而且土家族聚居地多寒湿之气，吃辣椒有助于祛寒除湿。另外近年报道，辣椒素对癌细胞有一定的杀灭作用。

土家族人民喜熟食，在烹调上强调炒、炖为主，但在调料方面多有讲究，炒肉多是用植物油，炒出来的肉香而不腻，对预防高血脂等症有作用；对一些腥味大的肉类，喜用一些花椒叶、柑橘树叶、柚子树叶、胡椒、葱蒜等香料，既能除去腥味，又能增加香味，有助开胃消化。土家人冬春之际特别喜吃火锅菜，不管是荤菜，如猪肉、牛肉、狗肉、羊肉、野味等，还是素菜，如萝卜、胡萝卜、豆腐、白菜、青菜、甜菜等，都到火炕上架一个锅子，将菜放入，用文火煮着吃。据药匠介绍，冬春之际吃火锅菜，一可以温中元，驱散肚中寒气；二可煮死病邪之物，有防病延年之功效。

土家人认为清淡蔬菜叶能利水，故能减肥。如红薯叶、南瓜叶等，特别是红薯叶，是日本、中国香港等地走俏的减肥品。俗语道：人生难买老来瘦。所以土家族民间老人，肥胖者较少，与食菜叶有很大关系，能够养生延年。

土家人平时还经常配服一些确有防病作用的食物，起到有病早治、无病早防的目的。如土家族有"三月三，吃了地米菜煮鸡蛋，一年都不生疮"之说，而地米菜的确的清热解毒之功效；汁儿根（即鱼腥草根）也是民间常食的一种野菜，食之则有利尿消肿之功；夏天把冷粉树叶搓碎加水滤过，取液加碱，就凝固成晶莹可爱的凉粉，吃起嫩而爽口，为解暑佳品；另有斑鸠豆腐，与凉粉加工相似，但凝固成碧绿色，也为消暑之品；冬令时节土家族人民有喜吃狗肉的习惯，而狗肉有补肾壮阳之功效。

土家族地区盛产的各种野果也是养生佳品，土家人认为，果能益脏。很多野果不仅含有大量蛋白质、多种氨基酸、维生素类、多种糖等有益物质，也有着较高的营养价值和保健治疗作用。如三月泡有补肾固精作用,也是一种极好的美容护发佳品;糖罐子(金樱子)有补肾固精缩尿功能,对肾虚遗精、小儿夜尿有治疗作用;羊奶奶(胡颓子)有补气定喘、活血、止痢的功效,对气虚咳嗽、月经不调、腹泻等病有很好的治疗作用;核桃、板栗均为食疗佳品,有着很好的补益作用;猕猴桃(民间称毛桃子、洋桃子)被称为水果中的王中之王,不仅营养丰富,含有大量氨基酸、维生素类、多种糖及矿物质元素,还有润肺止咳作用,对癌症也有很好预防的作用,此外还有美容功效,而从中提取的"果王素"对降脂及保护心血管有一定效果;刺梨子含有大量维生素,具有润肺生津之效;地枇杷有治风湿的作用;鸟泡有生津润肺、补气益精作用。

(二) 茗茶养生

土家族聚居地区是茶叶盛产之地,喝茶养生也是土家人的习惯,常在茶中加入一些药物,对多种疾病有治疗和预防作用。如在茶中加入七叶参,能增强机体抗病能力;将茶叶用清油炒过,开水冲服,名"油茶汤",香味独特,极具营养价值,土家族人多用来招待贵宾。

(三) 饮酒养生

土家族居住之地多是高山密林或是江河之畔,寒湿深重。土家民众家家户户都备有酒水,以赶寒祛湿。更有在酒中加上各种药物泡制成药酒者,每日徐徐饮之,既防寒湿侵袭,又有强身健体、活血舒筋。在土家族民间不论婚丧节日,还有好友聚别,都要喝上几盅酒,喝酒成为土家族人饮食中一个重要内容。土家人喝的酒分两类,一类为烧酒,另一类为米酒(甜酒)。

烧酒多用大米、苞谷等粮食发酵蒸馏而来,其质量优劣主要取决于酒曲和发酵过程。酒曲的配制是极讲究的,所加入的草药有108种之多,除酸味的草药不用外,其他麻辣香味均可,这些药材中,主要具有补益、活血舒筋等功效,所以烧制出来的酒对身体有好处,疲劳时喝上一杯,能驱除疲劳,提起精神,寒冬腊月喝一杯,则有活血舒筋、祛寒之作用。渝东秀山县有一位105岁的土家族老寿星,每天都要喝一小盅这样的烧酒,他称为养生酒,耳不聋、眼不花,身体硬朗,还时常做些体力活。

甜酒的制作,是将糯米配上酒曲子,直接发酵而成。土家人制作甜酒多是在节日或产妇生小孩、尤以产妇生小孩是必不可少的,如农村吃满月酒。甜酒其味甘甜醇厚,具有活血祛瘀,催乳作用。

(四) 药物保健

药物预防疾病,是土家医预防保健中的重要一环。民间流传"一分治疗九分防"、"药物汤水防大病"的说法。在药物防病保健上,药匠们根据不同疾病与季节,选用不同的药物进行预防。

如春季用克马草、小杆子、水灯草、生姜煎水服,防着凉;夏天用绿豆熬稀饭吃,用薄荷、鸳鸯茶熬水、树叶加工制凉粉等食用,防中暑、痧症;夏秋之际用干艾叶、银茶藤、荆芥叶、土茵陈等放在室内火坑中文火烧,使其药烟在屋内弥散,以防蚊虫叮咬;冬春时令,可常用滋补类药物,如土人参、肥猪头等,以调补三元气血,强筋壮骨,还经常把枇杷叶熬水喝,防着凉后咯吼。农村一年四季有吃大蒜、蔬菜中加小酒(醋)的习惯,这对预防肠道瘟疾,如痢疾、拉肚子有良好的作用。五月初五(或十五大端午)时,一要在门上挂一把菖蒲、艾叶、松柏等新鲜药物用于祛避瘟气防毒疫;二是雄黄酒,即用黄酒兑一点雄黄酒一点在房子外面的四周墙边,以防虫蛇进屋。洗三澡,生孩子后,不管是男孩或女孩,到了第三天,小孩的外婆家来人,给外孙洗一个澡,水中放一些祛风、除湿、解毒之类药物煎熬后给小孩洗澡。

人们平时还常备一些急救药品,如半截烂、四两麻、豆根、白三七等,肚子痛时取一点四两麻放在口中嚼服或豆根吞服可止肚子痛;咯吼厉害时吃点半截烂,止吼效果好;心里痛时吃一点白三七,能止痛。热天经常在茅坑中洒一些桃树叶、黄荆条叶、辣蓼草,能防蛆虫孳生。在冬天还经常用茄子蔸、辣椒树兜煎水洗脚,防冻疮。长冻疮后可用萝卜在紫末灰中烧软,放置在冻疮上烫熨,有消肿作用,还能防冻疮溃烂。老年人的药物防病保健方法较多,如老年人有肠燥便结的可食用蜂糖,有润肠作用。常年咯吼的,常服桃核仁、矮地茶、生姜水有润肺止咯之功。用焦锅巴冲开水服,可防隔食、隔气。常服冬瓜子、木瓜、三七、天麻等药物可使老年人耳锐目清。生首乌、鸡血藤、生地内服,外加小酒洗澡,可防皮肤瘙痒症。夏天用克马草煎水加适量红糖,当茶饮,可防尿积病,也可直接将克马草捣烂冲凉开水加红糖内服。用旱莲草捣汁加红糖拌凉开水内服,防夏秋季红痧症、痧鼻子。用狗牙齿草煎水内服,或用大蒜、满天星、黄瓜香、路边黄捣烂挤汁涂搽身上,或小酒外搽,预防蛇斑疮、腰带疮。小儿猴儿疱可用狗牙齿草捣烂挤汁兑红糖水当茶饮,有预防效果。

另外,土家族民间用一些隔喜药物来控制生育。如将葵花饼、凤凰衣(即孵化鸡后的蛋壳)两药烧灰存性,再用艾叶、大通草煎水,冲服上药,据说隔喜效果好。无根藤、首乌叶捣烂制成饼状,敷于骨脉处,保持一天,有避孕作用。用夜关门全草晒干研末备用,月经干净服3g,坚持每次经后服一次,有避孕效果。在劳病(包括各种劳损、劳伤引起的慢性疾病)的防治中,土家医擅长用半截烂,每个药匠身上都备有作为常用伤药。

总之,土家族人民用药物预防疾病,药物繁多,方式多样,为人民的防病强身起了重要作用。

三、顺 应 自 然

土家医强调,养生者需顺应天性,居住之地,以背山临水,土地肥沃、泉水清澈之地为佳,朝阳而居。

土家族人民住在云贵高原余脉武陵山区的湘、鄂、渝、黔边区,这一带属亚热带山区气候,天气变化快,昼夜温差大,对人体健康有一定影响,土家族人民世世代代长期聚居在这个自然环境和气候条件下,在实践中总结出很多行之有效的防病养身的办法。如气候骤变时,要随时增减衣物;天寒地冻和酷暑之时,要尽量少外出生产劳动,以防冻伤和痧症;春末秋初的一段时期内,白天走山路或夜间行走要注意虫兽(特别是毒蛇)咬伤。

又由于这里山峦重叠,河谷纵横,人们或聚居高寒山寨,或聚居溪畔河谷,皆多存寒湿之气,雾露较大,故需四季保暖防湿;而夏热之季,又忌烈日当空之下劳作,以防酷暑伤人。另外,土家人民在劳动中讲究有度有节,反对蛮干或闲散,以免伤神搅形,以保健康。

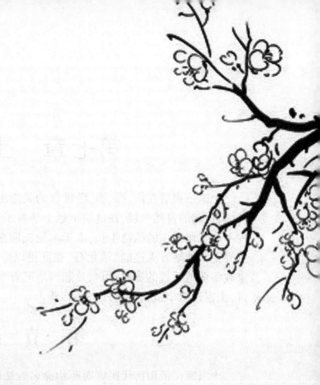

第二篇

土家药物与方剂

第七章　土家药物学总论

土家族聚居在湘、鄂、渝、黔毗邻的武陵山和大娄山、大巴山、巫山余脉的广大地区。特殊的地理环境,优越的自然气候,在这块土地上孕育了丰富的民族文化。由于地处亚热带,地形复杂,适合各种不同气候需求的植物生长,由于本地长期交通不便、居户散在稀少,大部分植被未被破坏,一些在世界上其他地方灭迹的"活化石"在此得以生存下来。这里成为很多动、植物的"避难所"。因此,土家族集居地所处的鄂西、川东及湘西地区有"华中天然药库"的美称,各种动、植、矿药材资源极为丰富,土家药物中植物药材占98%以上。

第一节　药物的命名特点

土家医在借用历代医家对药物命名方法的基础上,形成了自身的命名规律和原则,主要有以下几个方面。

一是以药物的形态命名,主要是根据药物的特殊形态特征而命名。如七叶一枝花的茎单一而叶轮生,根茎像海螺,因而命名"海螺七"或"铁灯台"。

二是以药物的功能主治命名,如见肿消、散血草等。

三是据药物的味道命名,如地苦胆、老鸦酸等。

四是根据药物的生活环境特征命名,如雪里见、岩白菜等。

五是根据药物的药用部位命名,如白茅根、韭菜花等。

六是根据药物颜色特点命名,如黄药子、白龙须等。

七是直接应用植物名,如鸭跖草、云实等。

第二节　土家药的分类

土家药的分类比较繁杂,民间分类方法多样。土家医较普遍的分类方法,即按作用分为17类:解表药、赶风药、赶气药、败火药、赶食药、泻下药、打伤药、止痛药、消水药、蛇药、杀虫药、止咳药、补虚药、活血药、止血药、妇科用药及喜药、固涩药。

第三节　土家药的采制

一、土家药的采集

土家药物主要来源于植物药,土家医常自采自用,医药相随。因此,药匠们对每种药物的生长都十分熟悉,何药何时采收,用何部位,他们在长期的实践中积累了丰富的经验,并编成了歌诀:"神药长在深山里,百药满山任你拿,采药时令要记住,采药季节要对勾。春采尖叶夏采枝,花药含苞待放时,秋末冬初挖根茎,果实摘采刚熟时。块根药在夏秋挖,树皮春末夏初剥,草草药物用全株,夏至秋初快采割。挖药采药要留种,切莫一次就挖绝,记清何药长何处,病急需要才熟路。常用药物栽满园,鲜药干药挂堂前,备得奇药三百种,何愁药王不显灵。"此歌谣即非常精辟的说明了土家药物采集的时节和方法。

二、土家药的炮制

土家医在治疗疾病时,一般多用"生"药,即以新鲜品为主。但是,土家医也非常讲究药物的加工炮制,以便于药物存储备用,除去非药用物质,除去异味,缓和药性,降低或除去毒副作用,并增强药物疗效以及利于药物有效成分的溶出或煎出等。常用的药物加工方法有捣磨法、切制法、漂制法、泡制法、蒸制法、煨制法、炒制法、炙制法、煮制法、焙法、煅法、水飞法、埋制法、汗渍法、佩干法、露制法、发芽法、发酵法等。

第四节 药物的性能

土家医认为,药物之所以能防病治病,是由于药物具有使机体三元恢复到正常生理状态的特性,即所谓药物的偏性,亦称药性,包括三性、八味、毒性等内容。

一、三   性

三性即凉(寒)、温(热)、平三种药性。药性凉温,是从药物作用于机体所发生的反应概括出来的,是与所治疾病寒热性质相对立的。故药性的确定以用药反应为依据,病证寒热为基准。能够减轻或消除热证的药物,一般属于凉性,具有败火、解毒、凉血等作用。反之,能够减轻或消除寒证的药物,一般属于温性,具有赶寒,补火助阳,温经通络,回阳救逆作用。此外,还有一些凉温偏性不明显,介于寒与热药之间的药物,性味平淡,作用比较和缓,称之为平性。称其性平是相对而言的,仍未超出温凉二性的范围。

三性学说与中医学的四性学说,本质上是一致的。由于凉为寒之渐,则寒包括凉。温为热之渐,则热包括温。相互间只有程度差异而无属性区别。因此,从分类逻辑上看,四性分类违背"子项不相容"的分类原则。可以认为,土家医三性学说是一级分类,四性学说则应属于二级分类。

二、八   味

八味是指酸、甜、苦、辣、咸、涩、麻、淡八种药味。最初是通过味觉直接尝出,并在长期的医药实践中总结提炼形成。

酸味药物具有收敛固涩的作用,多用于体虚多汗,久泻久痢,肺虚久咳,如乌梅、木瓜、金樱子治久汗、虚汗、滑精等。

甜味药物具有补益和中缓急等作用,如土人参、土沙参能补气,红枣能和中等。

苦味药物具有燥湿和泄下的作用,如水黄连、十大功劳能燥湿败火,土大黄有通大便等作用。

辣味药物具有发散、赶气、行血等作用,如花椒、姜、山胡椒等具有赶风寒、赶气的作用。

咸味药物具有润下散结作用,多用于瘰、瘿瘤、痰核、疡子等病证,如鳖甲有软坚散结作用。

涩味药具有与酸味药近似的收敛、固涩作用,但多侧重于治疗久病出血、尿频、遗尿、滑精等症,如乌贼骨、龙骨、牡蛎能收敛止血,涩精止带。

麻味药具有赶寒止痛和赶风的作用,多用于治疗风湿筋骨疼痛、牙痛等症,如麻口皮子药治疗风湿关节痛。

淡味药具有消水利尿作用,多用于治疗水肿病、尿积病等病证,如猪苓、灯芯草治疗水肿病、小便短赤等。

三、毒　　性

药物的毒性是指药物对机体的损害性。它是药物的基本特性之一，是保证临床用药安全的重要内容。土家医认为药物的毒性是由药物的偏性强弱决定的，有毒药物的治疗剂量与中毒剂量比较相近或相当，因而临证使用时安全度小，易引起中毒反应。无毒药物的安全度较大，但并非绝对不会产生中毒反应。此外，有毒药物偏性强，根据以偏纠偏，以毒攻毒的原则，有毒药物有其可利用的一面。只要在药物贮存、加工炮制、配伍、剂型、给药途径、用量、使用时间以及病人的体质、年龄、证候性质等方面都严格掌握，综合考虑，可避免其毒性反应的发生。

第五节　土家药的用法

一、常用的配伍方法

土家医在诊治疾病过程中常使用单味药，一法一药治一病。但也把多种药物适当配合起来，利用药物相互间的协同或拮抗作用，以适应治病的需要，充分发挥药物的治疗效果。如土家族民间常用生姜熬汤加香葱根治疗外感风寒，以加强祛寒退热作用。在应用某些单味药物治疗疾病时，根据病情需要，在常用量的基础上，加重分量，以发挥专一的作用。此外，还将能产生拮抗作用的药物配合应用，以改变其性能，减少其毒副作用，更好地发挥药物疗效。

二、土家药的用法用量

土家用药以内服和外用为主。其用法繁多，常用的有煎服法、冲服法、磨汁法、挤汁法、酒泡法、饮疗法、含嗽法、碾末法、蜜丸法、包吞法、嘴嚼法、炖蒸法、煨法、外敷法、调擦法、外洗法、蒸熏法、药灸法、点眼法、滴（塞）鼻法、佩挂法等。

民间土家医用药计量比较粗略，常以一把、一兜、一块、一株、一根为计量单位。目前，活跃在土家山寨的药匠们还习惯用旧制称诸药剂量几钱、几两等，但大多数土家医已改用公制。土家医对有毒、性烈的药物用量要求较为严格，如八厘麻，一次用量不超过二钱。另外还需视疾病的轻、重、缓、急和根据病人体质、性别、年龄的不同，在用药剂量上也有区分，例如儿童和老年人的用量较青壮年轻，体弱病人的用量较体质强的轻等。

三、土家药的用药禁忌

土家药运用过程中强调注意"反药"、孕妇禁忌、忌口等。土家医在应用药物防治疾病的医疗实践中，总结出土家药物配伍禁忌草药十四反、生药十三反、草药三十六反等，并编成歌诀。

草药十四反："草药龙盘反五加，红藤莫与贯藤下。细辛又反垂盆草，八仙不敌乌头膏。血竭又怕过山虎，三虎又被木通欺。要知草药十四反，细辛又怕斑蝥遇"。

生药十三反："生药盘龙反五加，钩藤浆藤两相差。细辛不入金盆草，八仙又反五爪龙，木通不入搜山虎，山虎（搜山虎、拦路虎、爬山虎）又被木通欺。要知草药十三反，茅根又反八棱麻"。（恩施土家族苗族自治州建始县手抄本中记录）

草药三十六反："红黑二丸血贯肠，麦子七治晕咳痰，相反就是铁扁担。冷水七治色劳伤，相反就是鸭子七，铁撬黑虎二香丸，大反肿痛半边莲，铁撬牛尾身骨疼，大反蜂子（七）痛又冲。海螺七八角莲,八瓜相反喉闭咽,血见愁与三柱香,大降龙(草)治蛇伤,黑虎七同扁担七,大反色劳羊角七。红绿二南星用生,相反无娘藤、乌毒生二乌,相反四叶和珍珠,白龙过江金不换,相反岩蜂(子)九龙盘。马齿苋顶天柱,相反梅候和皇珠,此赋言明三十六反,切忌使药仔细详。"

在女科用药方面,土家医一般对孕妇不随便给内服药,外用药也相当慎重。在妊娠期间禁用赶药、下药、提火药等,此类药易导致小产或胎儿发育不良等。此外,在治疗期间还要注意饮食禁忌:禁食发物,如雄鸡、鲤鱼、骚羊肉、猪娘肉、虾子、酸菜、魔芋豆腐、葱、蒜等。禁房事。忌生冷,如新鲜瓜果、冷食、冷饮,以及下水田干活,涉水过河等。

第八章　常用土家药

第一节　发　表　药

发表药,又叫解表药。即以赶风赶热为主要作用的药物。该类药物辣散轻扬,行肌表,有促进肌体发汗,使表寒表热之邪由汗出而解的作用。部分药物还兼有利尿退肿、止咳、止痛、消疮等作用。

云　实

来源　为豆科植物云实 *Caesalpinia sepiara* Rorb. 的种子。

采收加工　秋季果实成熟后采收,除去果皮,晒干。

主要用名　牛王刺。

性味特征　辣、苦,温。有小毒。

主要功效　发散风寒,消肿止痛。

主要应用

(1) 感冒、喉咙痛、牙痛——云实 15 ~ 30g,水煎服。

(2) 毒蛇咬伤——云实 50g 磨细,水调敷患处。

(3) 抱耳风——云实 50g 磨细,仙人掌 50g 捣碎,共调敷患处。

使用注意　孕妇忌内服。

苕　叶　七

来源　为马兜铃科植物华细辛 *Asarium sieboldii* Miq. 的全草。

采收加工　春、夏季采挖全草,洗净泥沙杂质,晒干。

主要用名　苕叶细辛、四两麻、金盆草。

性味特征　辣,温。有小毒。

主要功效　祛风散寒,止咳止痛,行水开窍。

主要应用

(1) 寒性肚子痛——金盆草根 0.3 ~ 0.6g,捣碎,凉开水冲服。

(2) 毒蛇咬伤——金盆草、何首乌、奶浆藤,加淘米水适量,捣烂外敷。

(3) 外感风寒、头痛、鼻塞——金盆草、甘草各 3g,防风、川芎、生姜各 6g,荆芥 9g,水煎服。

生　姜

来源　本品为姜科植物姜 *Zingiber officinale* Rosc. 的根茎。

采收加工　秋季采挖,去泥土,洗净。

主要用名　姜。

性味特征　辣,热。

主要功效　赶风、赶寒、赶气,解药毒。

主要应用

(1) 着凉脑壳痛——生姜、葱、食盐各适量,共捣烂,敷患处。

（2）着凉身痛——生姜 10g,陈皮 6g,水煎服。

（3）肚子痛——生姜 100g,蛇胆 1 个,将生姜挖一孔,再把蛇胆入内,阴干后研末,每次 9g,温开水送服。

（4）癞子——生姜、火葱、醉鱼草各适量,捣烂,用桐油调成膏,擦患处。

（5）晕车症——生姜切片,取 2 片贴肚脐眼处。

（6）脱发症——生姜去皮,擦脱发处。

（7）中药毒——生姜、甘草各 10g,煎汁服。

千　里　光

来源　本品系菊科植物千里光 *Senecio scandens* Buch. Ham. 的地上部分。

采收加工　夏、秋二季花刚开放时割取,晒干。

主要用名　一扫光、九里光。

性味特征　苦,凉。

主要功效　赶热,解毒,生肌去腐。

主要应用

（1）喉咙痛——千里光 15g,山薄荷 10g,煎汁服。

（2）火眼——千里光 10g,水煎服。

（3）丹毒——千里光 10g,水煎服;同时千里光,煎汁外洗。

（4）痔疮——千里光 20g 煎汁,熏洗创处。

（5）乳痈、疮疖——千里光 30g,水煎服。

（6）毒蛇咬伤——取千里光制成 200% 的水煎浓缩液外涂或湿敷,也可取鲜品适量捣烂外敷。

芫　荽

来源　本品为伞形科植物芫荽 *Coriandrum Sativum* L. 的全草及种子入药。

采收加工　夏、秋季采收,晒干。

主要用名　香菜、胡荽、盐荽菜。

性味特征　辣,热。

主要功效　散寒赶风,透疹。

主要应用

（1）着凉感冒——鲜芫荽 50g,野薄荷、生姜各 10g,煎汁服。

（2）风疹——盐荽菜 100g,刺蒺藜、蝉蜕各 15g,水煎汁外洗全身。

（3）灌蚕耳、耳内流脓——盐荽菜子 10g 炒干,研细末,每次少许吹入耳中。

（4）小儿走胎——盐荽菜 6g,陈皮 9g,生姜 10g,水煎服。

火　葱

来源　本品为石蒜科植物葱白 *Allium fistu* Osum 的鲜茎。

采收加工　采挖后除去须根及叶,剥除掉膜。

主要用名　葱白。

性味特征　辣,热。

主要功效　赶寒、赶风,利窍。

主要应用

（1）受寒脑壳痛——火葱 12g,生姜 9g,水煎服。

（2）肚子屙——火葱 50g,干姜 12g,水煎服。

（3）喉咙痛——火葱 30g,桑叶 10g,煎汁服。

（4）痈疱肿痛——火葱全株适量,捣烂,醋调炒热,敷患处。

（5）屙痢——火葱头切细,和米煮粥,空服。

芸 香 草

来源　本品是禾本科植物芸香草 *Cymbopogon distans*(Nees.) A. Camus 的茎叶。

采收加工　夏末开花前采收,晒干或晾干。

主要用名　香芽草。

性味特征　辣、苦,凉。

主要功效　解表,利湿,平喘,止咳。

主要应用

（1）伤暑感冒——芸香草 15g,水煎服。

（2）淋病——芸香草、淡竹叶各 15g,水煎服。

（3）咳喘病——芸香草、杏仁、贝母各 12g,水煎服。

（4）肚子屙——芸香草、金银花各 15g,水煎服。

一 柱 香

来源　为茜草科植物假耳草 *Anotis ingrate*(Wall.) Hook. f. 的全草。

采收加工　夏、秋采收全草,除去泥土,晒干。

主要用名　水常山。

性味特征　辣,凉。

主要功效　解表散瘀。

主要应用

（1）火眼——一柱香 30g,煎水熏患眼。

（2）无名肿毒——一柱香适量,捣烂敷患处。

牛 至

来源　本品为唇形科植物薄荷 *Mentha haplocalyx* Briq 的全草。

采收加工　夏末秋初花将开放时采收,割取全草,除去泥土,晒干后,扎成小把。

主要用名　山薄荷、蕃荷菜、土香茹、野薄荷。

性味特征　辣、微苦,凉。

主要功效　赶风赶火,清利头目。

主要应用

（1）麻疹初起——野薄荷 9g,地胡椒 15g,水煎服。

（2）鼻塞不通——野薄荷 15g,研细末,取少许吸入鼻孔内,1 日 5 次。

野 葛 根

来源　本品为豆科植物野葛 *Pueraria lobata*(willd.) 的根。

采收加工　春、秋、冬三季均可采挖。根挖出后,除去藤叶,洗净,晒干。

主要用名　葛藤、黄葛根、粉葛、甘葛。

性味特征　涩、甜,凉。

主要功效 解肌透疹,止渴。

主要应用

(1) 热症烦渴——野葛根、生石膏各 15g,水煎服。

(2) 麻疹——野葛根 15g,蝉蜕、野薄荷各 9g,煎汁服。

(3) 拉肚子——野葛根、金银花各 15g,黄芩 12g,煎汁服。

(4) 胸痛症——野葛根 10g,白三七 6g,煎汁服。

(5) 发高热——野葛根 9g,土防风、土荆芥各 6g,水煎服。

鸭 脚 七

来源 本品为伞形科植物紫花前胡 *Peucedanum decursivum*(Miq.) Maxim. 的根。

采收加工 秋季采挖,晒干。

主要用名 土当归、野当归、鸭脚前胡、鸭脚当归、前胡。

性味特征 苦、辣,微凉。

主要功效 赶风清热,降气化痰。

主要应用

(1) 咳嗽——鸭脚七 12g,甘草、生姜、桑皮、杏仁、麦冬各 9g,水煎服。

(2) 热感冒——鸭脚七、桔梗、贝母、麻黄各 10g,杏仁 6g 水煎服。

(3) 无名肿毒——鸭脚七适量,捣烂敷患处。

拐 子 七

来源 为毛茛科植物单叶升麻 *Beesia cilthaefolia*(Maxim.) Ulbr. 的根茎。

采收加工 秋季采挖,去须根,洗净,晒干备用。

主要用名 拐枣七、米升麻、紫花牛角七、铁破罗。

性味特征 苦,凉。

主要功效 清热解毒,凉血。

主要应用

(1) 长蛾子、喉咙痛——拐子七、射干、桔梗各 10g,银柴胡、八爪金龙各 6g,水煎服。

(2) 关节疼痛——拐枣七、秦艽、五加皮各 10g,石楠藤 12g,水煎服。

(3) 跌打青肿、蛇咬伤——拐子七捣乱外敷。

刺 儿 果

来源 本品为菊科植物苍耳 *Xanthium siibiricum* Patr. ex Widd 的果实。

采收加工 秋季果实成熟时采摘,晒干。

主要用名 苍耳子。

性味特征 辣、微苦,热。有小毒。

主要功效 赶寒,通鼻窍。

主要应用

(1) 受寒脑壳痛——刺儿果、山薄荷各 10g,辛夷花 9g,水煎服。

(2) 腿子痛——刺儿果 15g,细辛 6g,蚕沙 30g,泡酒服。

(3) 鼻塞——刺儿果 10g,研细末,适量吹入鼻孔。

(4) 屙痢、肚子屙——用刺梨果或根 15～30g,铁马鞭、牛耳大黄各 30g,金果榄 15g,水煎服。

(5) 自汗、盗汗——刺梨根、夜关门、浮小麦各 15g,大枣 10g,水煎服。

(6) 全身疮疡、发痒——刺儿果锤烂加茶枯饼煎水洗。

第二节 赶 风 药

赶风药,亦称风湿药,即以驱除筋骨、骨肉之间的风寒湿邪,解除痹痛为主要作用的药物。赶风药主要具有驱风散寒除湿的作用,适用于风寒湿邪所致的肌肉、经络、筋骨、关节等部位疼痛、麻木、肿胀、屈伸不利等症。部分药物还分别具有舒筋活络,止痛,强筋骨的作用。本类药物性多燥,易耗伤阴血,故阴虚血亏者慎用。

江边一碗水

来源 为小檗科植物南方山荷叶 *Diphlleia sinensis* H. L. Li 的根茎。

采收加工 秋季采挖根茎,洗净,晒干。

主要用名 金边七、山荷叶、一碗水。

性味特征 苦,凉。有毒。

主要功效 驱风除湿,破瘀散结,止痛,解毒。

主要应用

(1) 跌打损伤、腰肌劳损、风湿疼痛——江边一碗水 6g,雪上一枝蒿 1g,白三七、血当归、当归、花脸细辛各 10g,接骨仙桃草、八月瓜根各 12g,白酒 2500ml,浸泡七天即可,每日口服三次,每次 15ml。

(2) 疮疖——鲜江边一碗水适量,捣烂,敷患处。

(3) 肚子痛(痛处拒按)——江边一碗水适量研粉,每次 0.3g,凉开水送服。

备注 本草典籍未见收载本品。新中国成立后,在地方性中草药书籍中多有收载。由于本品含有鬼臼素及其他木脂素抗癌成分,引起诸多药学科研人员关注。因其资源贫乏,已被列入国家四级保护植物。本品是土家族地区的名贵药材,在民间享有很高声誉,被视为珍贵药材。

三 角 枫

来源 为五加科植物常春藤 *Hedera nepalensis* K. Koch *Var. sinensis* (Tobl.) Rehd. 的全草。

采收加工 全年可采,挖起全株,弯曲成把,晒干或生用。

主要用名 岩风藤、上树蜈蚣。

性味特征 苦,平。

主要功效 祛风除湿,活血通络,消肿止痛。

主要应用

(1) 风湿痹痛——三角枫 9～12g,酒水各半煎服,并用适量全草,煎汁洗患处。

(2) 湿疹——三角枫 90～120g,艾叶 90g,煎水洗患处。

(3) 无名肿毒、蛇咬伤——鲜三角枫适量,捣烂敷患处。

天 王 七

来源 本品为报春花科植物重楼排草 *Lysimachia paridiformis* Franch. 的根茎。

采收加工 全年可采,挖起根部,除去茎叶及泥土,晒干或鲜用。

主要用名 四块瓦、红四块瓦、四大天王、四大金刚。

性味特征 涩、微辣,温。

主要功效 驱风除湿,活血调经,止痛,止血。

主要应用

(1) 崩漏——天王七 9 ~ 20g,水煎服,连服 3 ~ 5 剂;或天王七 20g,牛血莲、血三七、天青地白各 10g,水煎服。

(2) 跌打损伤——天王七全草 120g,泡酒 500ml,每天早晚各服 20 ~ 40ml。

(3) 小儿疳积——鲜天王七 30 ~ 50g,与鸡蛋煮熟,吃蛋,喝汤。

(4) 风湿疼痛——天王七、三百棒各 50g,虎杖 9g,共研细末,每次服 12g,每日服 2 ~ 3 次,温开水送服;或天王七 20g,排风藤、竹叶细辛、香血藤各 10g,水煎服。

备注 本品为土家族地区较为著名的民族药。因其叶四枚轮生于茎顶,植株微带棕红色,而名"红四块瓦"或"四块瓦"。"四块瓦"在恩施地区有两种,一种来自金粟兰科的宽叶金粟兰,其叶两两对生,集于茎的顶端,形成四片,叶被称为四块瓦,为与红四块瓦相区别,民间医生称其为"白四块瓦",主治胃积滞,风湿麻木疼痛,跌打损伤等症。另一种为此处所指的报春花科植物重楼排草,称之为"红四块瓦",其效用与前者不同,应注意二者的区别。

竹 叶 细 辛

来源 本品为萝藦科植物徐长卿 *Cynanchum paniculatum*(Bunge)Kitagawa 的全草或根及根茎。

采收加工 秋季采挖,洗净晒干。

主要用名 遥竹逍、逍遥竹、竹叶七、对月草。

性味特征 辣,温。

主要功效 驱风散寒,解毒消肿,温经止痛,除湿利水。

主要应用

(1) 跌打损伤——竹叶细辛根 15 ~ 30g,水煎,兑酒服。

(2) 腰痛——竹叶七根煮 15 ~ 30g,煮鸡蛋食。

(3) 风湿筋骨痛——竹叶细辛 30 ~ 60g,草乌 6g,散血草 9g,煮鸡蛋或浸酒服。

(4) 呕吐——竹叶细辛、石榴果皮各 12g,水煎服。

(5) 毒蛇咬伤——竹叶细辛、半边莲、野菊花、七叶一枝花各 20g 鲜品,水煎服或捣烂外敷伤处。

盘 龙 七

来源 本品为百合科植物大盖珠子草 *Periploca calophylla*(Wight)Falc. 的根茎。

采收加工 夏秋采挖,晒干。

主要用名 蜘蛛抱蛋、赶干鞭。

性味特征 甜、苦,微温。

主要功效 驱风除湿,消食止痛。

主要应用

(1) 风湿疼痛,跌打损伤——盘龙七 6 ~ 9g,水煎服。

(2) 食积腹胀——盘龙七 9g,莱菔子、地枇杷各 15g,水菖蒲 6g,水煎服。

黑 虎 七

来源 本品为萝藦科植物青娥藤 *Periploca calophylla*(Wight)Falc. 的茎。

采收加工 四季可采,晒干或鲜用。

主要用名 黑骨头、铁夹藤、铃岩筋。

性味特征 苦、辣,微温。

主要功效 驱风除湿,活血散瘀。

主要应用

(1) 跌打损伤、骨折——黑虎七、白山七各 10g,土鳖虫 12g,五加皮 15g,水煎服。

(2) 风湿性关节痛——黑虎七 10g,乌金七 6g,红毛七、常春藤、白山七各 20g,泡酒服。

(3) 蛇咬伤——黑虎七、七叶一枝花各适量,磨水外搽。

九 层 塔

来源 为唇形科植物瘦风轮 *Clinoposium gracile*(Benth.) Matsum 和多头风轮菜 *C. nocucennacum* (Vant.) C. Y. Wu et Hsuan 的全草。

采收加工 6~9 月采收全草,扎成小把,晒干或鲜用。

主要用名 九台楼、破棉絮。

性味特征 辛、苦,凉。

主要功效 驱风止痛,败火解毒,散瘀消肿。

主要应用

(1) 扁痢——九层塔 60g,仙鹤草 30g,水煎服。

(2) 乳痈——九层塔、野菊花、一点红鲜品各 30~60g,水煎加少量白酒服,并用鲜草适量捣烂敷患处。

(3) 跌打损伤,血瘀肿痛——鲜九层塔绞汁兑酒服,或加酒精捣烂外敷患处。

九 眼 独 活

来源 为五加科植物土当归 *Aralia cordata* Thunh. 或伞形科短序九眼独活 *A. henryi* Harms 的根茎。

采收加工 秋季挖起根茎,除去地上部分,洗净,晒干。

主要用名 独活。

性味特征 辣,温。

主要功效 赶风,发表,驱湿,散寒,止痛。

主要应用

(1) 风寒湿痹,腰膝酸痛——九眼独活、防风、续断、秦艽各 9g,木瓜、川芎各 6g,薏苡仁 20g,川牛膝 12g,细辛 3g,水煎服。

(2) 风寒表证挟湿——九眼独活、羌活、川芎、蔓荆、藁本、防风各 9g,甘草 3g,水煎服。

破 血 七

来源 为牻牛儿苗科植物血见愁老鹳草 *Geranium henryi* R. Kunth. 的全草。

采收加工 秋季采挖根,夏季采集全草,晒干备用。

主要用名 破血子、老鹳草。

性味特征 苦、微辣,平。

主要功效 祛风除湿,止血,止泻。

主要应用

(1) 岔气——破血七、钩藤、石菖蒲各 15g,薄荷 10g,水煎服。

(2) 外伤出血——破血七研末,适量撒布伤口。

(3) 跌打损伤——破血七根 10g,捣烂用酒或水吞服。

(4) 风湿性关节炎——破血七、苍术各 12g,水煎服。

(5) 荨麻疹——破血七、钩藤、石菖蒲各 15g,薄荷 10g,水煎服。

马 先 蒿

来源 本品为玄参科植物华中马先蒿 *Pediclaris fargesii* Fanch. 的全草。

采收加工 夏秋采收,晒干。

主要用名 鸡尾草、小苋连草。

性味特征 苦,平。

主要功效 祛风除湿,解毒。

主要应用

(1) 肚子屙、屙痢——马先蒿、地蜂子各 20g,水吞服。

(2) 风湿关节痛——马先蒿 20g,三百棒 30g,蛇尾七 12g,香血藤、麻布七各 10g,酒泡服。

(3) 疥疮——马先蒿 6～9g,煎水洗患处。

螃 蟹 七

来源 为天南星科植物螃蟹七 *Arisaema fargesii* Buchet 的块茎。

采收加工 夏秋采集,洗净,晒干。

主要用名 红南星、狗爪南星。

性味特征 辣,温。有大毒。

主要功效 散瘀解毒,消肿止痛。

主要应用

(1) 中风,口眼㖞斜,半身不遂——螃蟹七、菌灵芝、白山七各 6g,峨参、钩藤根、当归、红牛膝各 10g,研细末,白糖为丸,日服 3 次,每次 5g。

(2) 小儿惊风,痰厥——制螃蟹七、南天竹、血蜈蚣、水灯芯草、饿蚂蝗各 3g,水煎服。

(3) 风湿性肩背疼痛,劳损腰痛——螃蟹七、扣子七、乌龟七各 10g,活血株、包袱七各 6g,地枇杷根、当归、响铃草各 20g,江边一碗水 12g,白酒 1500ml,浸泡 3 天即可,日服 3 次,每次 15ml。

(4) 毒蛇咬伤——螃蟹七、血蜈蚣、小蛇参、地蜂子各适量,水煎服,药渣敷患处。

使用注意 本品有毒,内服量不宜过大,孕妇忌用。

龙 须 草

来源 为松萝科植物长松萝 *Usnea longissima* Ach. 的叶状体。

采收加工 全年可采,晒干。

主要用名 海风藤、仙人头发、金丝藤、石丝线。

性味特征 苦,平。

主要功效 驱湿,通络,败火除烦,消肿止痛。

主要应用

(1) 干血痨——龙须草 15～20g,水煎兑酒服。

(2) 筋骨痛、风湿麻木——龙须草 20g,水煎服。

(3) 烫火伤——龙须草适量研末,麻油调敷。

(4) 骨折——龙须草、接骨木、寄生(以桐树上寄生为最好)各适量捣烂、敷伤处。

刷 竹 草

来源 本品为松叶蕨科植物松叶蕨 *Psilotum nudum*(L.) Criseb. 的全草。

采收加工 全年可采,晒干。

主要用名 岩刷子、刷把分筋、石寄生。

性味特征 甜,温。

主要功效 驱风除湿,活血止血,散瘀镇痛。

主要应用

(1) 跌打损伤——刷竹草、大血藤、三百棒、八爪金龙等量,泡酒服。

(2) 外伤出血——刷竹草、地蜂子适量,捣烂外敷。

(3) 风湿痹痛——刷竹草、岩防风、三百棒、地龙各 30g,泡酒服。

对 叶 七

来源 本品为金粟科植物及己 *Chloranthus serratus* (Thunb.) Roem. et Schult. 的全草。

采收加工 夏、秋二季采挖根及全草,晒干或鲜用。

主要用名 及己、小牛膝、散血莲。

性味特征 辣、苦,温。有毒。

主要功效 驱风活血、消肿解毒。

主要应用

(1) 跌打损伤——鲜对叶七叶适量,捣烂外敷。

(2) 风温骨痛——对叶七 2g,水煎或泡酒服。

(3) 毒蛇咬伤——鲜对叶七根适量,甜酒少许,捣烂敷患处。

使用注意 对叶七忌研末吞服,煎剂量宜小,孕妇和有心脏病者忌服。

野 乌 头

来源 本品为毛茛科植物高乌头 *Aconitum sinomontanum* Nakai 的根。

采收加工 夏、秋二季采挖,晒干。

主要用名 麻布七、口袋七、碎骨草。

性味特征 苦,温。有毒。

主要功效 驱风除湿,活血化瘀。

主要应用

(1) 风湿疼痛、跌打损伤——野乌头 5g,水煎服,或泡酒服。

(2) 肚子痛、肚子屙、屙痢——野乌头 6g,水煎服。

(3) 预防毒蛇咬伤——可用野乌头配方泡酒服。

使用注意 本品有毒,内服用量不宜过大,孕妇忌用。

备注 本品为土家族地区的一种民族用药,对骨折、腰痛、风湿疼痛等疾病疗效较显著,在民间亦享有很高声誉。但由于该品毒性强烈,使用时必须注意用量。

铜 锣 七

来源 本品为防己科植物铜锣七 *Stephania herbacea* gagn. 的块根及叶。

采收加工 秋季采挖,去泥洗净,晒干。

主要用名 白药、千金藤。

性味特征 苦、辣,凉。有小毒。

主要功效 驱风除湿,解毒消痈。

主要应用

(1) 蛇咬伤、痈疽疖——鲜铜锣七块根适量,捣烂外敷。

（2）水肿、风湿关节炎——铜锣七9～15g,水煎服。

（3）肚子痛——铜锣七研末,每次1～2g,温开水吞服。

（4）劳伤——铜锣七9～15g,泡酒服。

使用注意　孕妇忌用。

鬼 天 麻

来源　本品为兰科植物毛萼瑚珊兰 *Ctaleola lindleyans*（Hood. f. et Thoms）Rchb. 的根茎及全草。

采收加工　秋季采收全草,洗净,置开水中煮沸10分钟捞起,晒干或烘干。

主要用名　假天麻、天麻笋。

性味特征　甜、淡,平。

主要功效　驱风通络,镇风止痉。

主要应用

（1）风湿痹痛——鬼天麻9g,三百棒、大伸筋、秦艽各6g,水煎服。

（2）高热神昏——鬼天麻、钩藤各10g,水煎服。

（3）晕病——鬼天麻、钩藤各10g,石决明30g,水煎服。

鹿 药

来源　本品为百合科植物鹿药 *Simlacina japonica* A. gray. 的根茎及根。

采收加工　秋季采挖,洗净,火燎晒干。

主要用名　麻梗七、盘龙七、黄三七。

性味特征　甜、苦,温。

主要功效　驱风止痛,活血消肿。

主要应用

（1）风湿骨痛、神经性头痛——鹿药、川芎、升麻、当归各9g,饭后服。

（2）体虚头晕、耳鸣、心悸——鹿药60g,炖肉吃。

（3）月经不调——鹿药12～15g,水煎服。

（4）乳腺炎——鹿药6～9g,绞股蓝15g,捣烂敷患处。

（5）跌打损伤、无名肿毒——鹿药适量,捣烂敷患处。

第三节　赶 气 药

赶气药,指以疏通气机,消除挡气为主要作用的药物。该类药物多有香气,味辣、麻,性温,故有理气解郁、理气宽胸、赶气止痛、破气散结等功效。主要用于治疗肚子胀痛、嗳气、呕吐、呃逆、吼喘、胁肋胀痛、抑郁不乐、疝气疼痛、乳房胀痛、月经不调等症。使用本类药物,须针对不同病证选择相应主要功效的药物进行配伍。如脾胃气滞因于饮食积滞者,配消导药;脾胃气虚者,配补中益气药;湿热阻滞者,配清热除湿药;寒湿困脾者,配苦温燥湿药;肝气郁滞,肝血不足者,配养血柔肝药;瘀血阻滞者,配活血祛瘀药;肺气壅滞者,配宣肺解表药。本类药物性多辣温香燥,易耗气伤阴,故气阴不足者慎用。

马 蹄 香

来源　为马兜铃科植物马蹄香 *Sarnma henryi* Oliv. 的全草。

采收加工　夏、秋二季采挖全草,除去泥土,摊放在通风处,晒干。

主要用名 盆草。

性味特征 辣、苦,温。有小毒。

主要功效 温中散寒,赶气止痛。

应用

(1) 肚子痛——马蹄香研末,每次1.5g开水吞服。

(2) 疮疖肿毒——马蹄香适量,捣烂敷患处。

使用注意 孕妇忌服。

蜘 蛛 香

来源 本品系败酱科植物蜘蛛香 *Valeriana jatamansi* Jones 的根茎和根。

采收加工 夏、秋季采挖,除去茎叶和泥土,晒干。

主要用名 马蹄香、养血莲。

性味特征 辣、微苦,温。

主要功效 赶气止痛,祛风解毒。

应用

(1) 胃痛——蜘蛛香、地苦胆、爬岩香各12g,黄连、川贝母各3g,墨鱼骨15g,碧血莲9g,研细末,每次服1g;或蜘蛛香、木香各10g,续断5g,研细末,冷开水冲服。

(2) 腹痛——蜘蛛香15g,研末吞服。

(3) 风湿痛、心窝痛——蜘蛛香12g,水煎服。

(4) 呕吐病——蜘蛛香10g,土藿香12g,水煎服。

(5) 小儿疳积——蜘蛛香、鸡矢藤根各15g,水煎服;或蜘蛛香鲜品捣烂,敷脐部。

(6) 疔疮——蜘蛛香适量研末,醋调敷疮处。

香 药

来源 本品为樟科植物马药 *Lindera aggregnta*(Sims)kosterm 的根。

采收加工 全年均可采挖,除去细根,趁鲜切片,晒干,生用或麸炒用。

主要用名 香叶子、台乌。

性味特征 辣,温。

主要功效 赶气止痛。

主要应用

(1) 气痛——香药、大血藤根、狗屎柑各12g,水煎服。

(2) 小肚子胀痛——香药15g,水剑草12g,水煎服。

(3) 遗尿症——香药、山药各15g,芡实12g,水煎服。

马 棒 七

来源 本品为菊科植物羽裂蟹甲草 *Sinacalia tangutica* 的块茎。

采收加工 秋季采挖,晒干。

主要用名 山萝卜、花萝卜。

性味特征 辣、微苦,凉。

主要功效 赶气化痰,消胀。

主要应用

(1) 肚子胀——马棒七15g,水煎服。

（2）咳嗽——马棒七 9g,水煎服。

小 根 葱

来源 本品为百合科植物小根蒜 *Allium macrostemon* Bge. *A. chinense* G. Don 的鳞茎。

采收加工 夏、秋二季采挖,洗净,除去须根,蒸透或置沸水中烫透,晒干。

主要用名 韭白头、野胡葱。

性味特征 辣、苦,温。

主要功效 赶气止痛,散结。

主要应用

（1）心痛症——小根葱 10g,研细末,白酒吞服。

（2）肚子胀痛——小根葱、木香各 10g,枳实 9g,水煎服。

（3）屙痢——小根葱 10g,小米适量水煎服。

（4）腰痛——小根葱、狗屎柑各 9g,煎服。

香 血 藤

来源 为木兰科植物异形南五味子 *Kadsura heteroclite*（Roxb.）Craib 的藤茎或根。

采收加工 全年均可采挖,除去叶、须根及泥土,趁鲜切片,晒干。

主要用名 冷饭团。

性味特征 苦,温。

主要功效 赶气活血,消胀止痛。

主要应用

（1）腹痛、气痛——冷饭团 3~6g,水煎服。

（2）劳伤腰痛——冷饭团 30g,白酒 500ml,浸泡 3~4 天,日服 2 次,每次 15ml。

（3）痛经——冷饭团 6~9g,水煎服。

水 剑 草

来源 本品为天南星科植物石菖蒲 *Acorus gramineus* Soland 的根茎。

采收加工 夏、秋二季采挖,除去茎叶及须根,洗净,晒干。

主要用名 石菖蒲、望见消、水菖蒲。

性味特征 辣,温。

主要功效 赶气和胃,开窍祛痰。

主要应用

（1）肚子胀痛——水剑草、建曲各 6g,香附子、莱菔子各 9g,水煎服。

（2）喘息——水剑草、火葱、生姜、艾叶等量,捣烂,炒热,从胸背向下熨之。

（3）耳聋气闭——水剑草、过山龙各 10g,煮鸡蛋食。

（4）心气痛——水剑草适量酒煎服。

（5）蛇虫咬伤——水剑草、雄黄、大蒜各适量,共捣烂,敷患处。

（6）昏迷不省人事——水剑草 200g,柑子叶 7 片,生姜 50g,捣烂,酒炒,熨胸。

（7）妇女腹痛——水剑草 6~10g,水煎服。

（8）头痛——水剑草捣烂,炒热,外敷患处。

马 蹄 细 辛

来源 为马兜铃科植物大花细辛 *Asarum maximum* Hemsl 的带根全草。

采收加工 春、夏采收,洗净,晒干。

主要用名 马细辛、马蹄香。

性味特征 辣,温。

主要功效 驱风散寒,赶气止痛,止咳。

应用

(1) 外感风寒头痛鼻塞、咳嗽——马蹄细辛 1.5～3g,开水泡服。

(2) 肚子痛——马蹄细辛 3g,徐长卿、青木香、高良姜各 6g,水煎温服。

八 月 瓜

来源 本品是指木通科植物木通 *Akebia quinata* (Thunb.) Decne 和三叶木通 *A. Trifoliata* (Thunb.) koidz 的成熟果实。

采收加工 秋季果实成熟时采摘,置沸水中稍浸泡,取出,晒干,或纵切成对晒干。

主要用名 八月札、八月拿。

性味特征 甜,凉。

主要功效 赶气,活血,止痛,除烦利尿。

主要应用

(1) 肾结石、尿结石——八月瓜壳、八月瓜子、八月瓜根、碎米柴各 100g,水煎服。

(2) 瘰疬——八月瓜、金樱子、海金沙根各 100g,云葵子 200g,水煎服。

(3) 肚子屙——八月瓜子 50g,煎汁服。

土 大 茴

来源 为木兰科植物红茴香 *Lllicium henryi* Diels 的果实及根和根皮。

采收加工 根和根皮四季可采,洗净,晒干。果实 8～9 月采摘,除去果柄、枝梗,晒干。

主要用名 八角茴香、大茴、红毒茴。

性味特征 甜,温。有毒。

主要功效 祛风除湿,赶气止痛。

主要应用

(1) 劳伤腰腿痛——土大茴根皮 6g,六汗 10g,毛犬、小四块瓦各 15g,煎水服。

(2) 扭伤、关节痛——土大茴根 6g,红牛膝根 15g,煎水服。

第四节 败 火 药

败火药,亦称败毒药,即以消除人体火毒为主要作用的药物。败火药的药性凉,具有泻火、燥湿、凉血、解毒及清虚火等功能。本类药物用于表邪已解,内热炽盛,而无积滞的内火病证,如外感热病、高热烦渴、湿热下痢、温毒发斑、痈肿疱毒及阴虚发热等。

一 枝 蕨

来源 本品为阴地蕨科植物阴地蕨 *Botrychium ternatum* (thumb.) Sw. 的全草。

采收加工 春夏季采挖,晒干。

主要用名 蛇不见、春不见、苔蕨、散血叶。

性味特征 甜、淡,微凉。

主要功效 败火,散结,明目,止咳。

主要应用

（1）火眼——棘树叶、一枝蕨捣烂取汁点眼。

（2）肺热咳嗽——一枝蕨根10g，蒸鸡蛋吃或煎水服。

（3）瘰疬——绞股蓝100g，一枝蕨20g，水煎，代茶饮。

（4）无名肿毒、毒蛇咬伤——七叶一枝花、一枝蕨根各适量捣烂外敷。

（5）小儿发高热——龙胆草、一枝蕨各9g，研末，每次3~6g，温开水吞服。

一 朵 云

来源　为阴地蕨科植物蕨萁 *Botrychium lunaria*（L.）Sw. *Osmunda lunaria* L. 的全草。

采收加工　春、冬采集，鲜用或晒干。

主要用名　大独脚鸡、春不见。

性味特征　淡，平。

主要功效　败火散结，化痰止咳。

主要应用

（1）咳嗽——一朵云根10~15g，蒸鸡蛋吃或水煎服。

（2）瘰疬——地柏枝、一朵云、玄参各15g，九子连环草、瓜蒌各9g，铧头草12g，水煎服。

（3）蛇咬伤——钓鱼竿、一朵云、一支箭、一枝黄花各适量，捣烂敷患处。

一 枝 黄 花

来源　本品是菊科植物一枝黄花 *Solidago virga aurea* Lour. 的全草。

采收加工　夏、秋二季挖取全草，除去泥土，晒干。

主要用名　红柴胡、金柴胡。

性味特征　辣、苦，微凉。有小毒。

主要功效　清热败火，解毒消肿。

主要应用

（1）喉咙痛——一枝黄花10g，煎汁服。

（2）脐风——一枝黄花鲜品50g，捣烂敷脐处。

（3）疮疡肿毒——一枝黄花100g，煎汁外洗肿痛处。

（4）鹅掌风——一枝黄花200g，煎汁500ml，泡手，每次30分钟，每日1次。

使用注意　孕妇忌服。

三 颗 针

来源　为小檗科植物蠔猪刺 *Berberis julianae* Schneil. 拟蠔猪刺 *B. soulieana* Sehneid. 兰果小檗 *B. veitchii* Schneid. 硬齿小檗 *B. bergmanniae* Schneid 等多种同属植物的茎和根。

采收加工　全年可采挖，除去泥沙及须根，洗净，切片，晒干。

主要用名　刺黄连、刺黄柏。

性味特征　苦，寒。

主要功效　败火燥湿，泻火解毒。

主要应用

（1）红眼病——三颗针30g，龙胆草12g，车前子、光明草、菊花各9g，水煎服。

（2）屙痢、肚子屙——三颗针、映山红根各30g，石榴皮9g，吴萸根15g，水煎服。

八 角 莲

来源 本品为小檗科植物八角莲 *Dysosma versipellis*（Hance）M. Cheng. 的根茎。

采收加工 夏、秋二季采挖,除去茎叶、须根,洗净,晒干。

主要用名 荷叶莲、叶下花。

性味特征 苦、辛,凉。有小毒。

主要功效 败火散结,散瘀止痛。

主要应用

（1）跌打损伤——八角莲20g,血丝大黄、血筋草各10g,共捣烂外敷患处。

（2）劳伤腰痛——八角莲20g,蛇尾七30g,扣子七10g,泡酒服。日服3次,每次服20ml。

（3）瘰疬——八角莲根、独脚莲根各等量,磨醋敷患处;或两药等量研细末蜜调加醋外敷患处。

（4）毒蛇咬伤——八角莲6~9g,水煎,白酒兑服,并用鲜品捣烂,外敷。

（5）蛇盘疮——八角莲研末,醋调涂患处。

使用注意 本品有毒,内服量不宜过大,孕妇忌用。

八 爪 金 龙

来源 为紫金牛科植物朱砂根 *Ardisia crenata* Sims 的根及根茎。

采收加工 夏、秋二季采挖,除去地上部分,洗净晒干。

主要用名 八爪、开喉箭。

性味特征 苦、辣,平。

主要功效 败火解毒,消肿止痛。

主要应用

（1）腰背痛——八爪金龙、杜仲、续断各9g,细辛1.5g,秦艽、川芎各6g,活血藤15g,水煎服。

（2）跌打损伤,宿伤疼痛——八爪金龙根9g,水酒各半煎服或泡酒服。

（3）无名肿毒、疮肿、蛇伤——八爪金龙根叶或根适量,研末,水调外敷并内服八爪金龙根粉9~15g。

九头狮子草

来源 本品为爵床科植物九头狮子草 *Peristrophe japonica*（Thunb ）Bremek. 的全草。

采收加工 夏、秋二季采收,晒干。

主要用名 辣椒七。

性味特征 淡、微涩,凉。

主要功效 败火解毒,消肿镇痛。

主要应用

（1）跌打损伤——九头狮子草根30g,水煎服。

（2）小儿惊风,感冒发热、喉痛——九头狮子草20~30g,水煎服。

（3）蛇咬伤、无名肿毒——九头狮子草适量,捣烂外敷。

（4）白带、月经不调——九头狮子草15~30g,水煎服。

（5）失眠——九头狮子草15~30g,水煎服。

百 味 莲

来源 为葫芦科植物罗锅底 *Hemsleya macrosperma* C. y Wu 和雪胆 *H. chinensis* Cogn. 的块根。

采收加工 秋末叶黄时采挖,除去泥土,切片,晒干。

主要用名 百味莲、金龟莲、下山龟。

性味特征 苦、寒。

主要功效 清热解毒,抗菌消炎,止血,止泻。

主要应用

(1)胃痛——乌龟七、雄黄连各6g,赶山鞭10g,水煎服。

(2)咳血、吐血——乌龟七6g,白龙须15g,水煎服。

(3)无名肿毒——乌龟七适量,醋磨汁,敷患处。

天 青 地 白

来源 为菊科植物白背鼠曲草 *Gnaphalium japanicum* Thunb. 的全草。

采收加工 春末夏初采挖全草,除去泥土和杂质,晒干。

主要用名 小火草、细叶鼠曲草。

性味特征 甜,凉。

主要功效 败火解毒,镇咳,明目。

主要应用

(1)咽喉痛——天青地白鲜品适量用淘米水浸泡后用棉签搽患处。

(2)烧烫伤——天青地白、青蒿各15g,共研细末,先将伤口用淡盐水洗净,涂菜油,然后撒上药粉,每日换1次。

(3)肿毒、毒蛇咬伤——鲜天青地白适量,捣烂敷患处。

地 蜂 子

来源 本品为蔷薇科植物地蜂子 *Potenilla freyniana* Bornm. Var. sinica Migo 的根茎。

采收加工 夏、秋二季采挖,除去茎叶、须根和泥土,晒干。

主要用名 蜂子七、土蜂子、地丸子。

性味特征 苦、涩,微凉。

主要功效 败火解毒,凉血,止痛。

主要应用

(1)肚子屙——地蜂子30g,樟树根3g,共研末,每次3~6g,1日3次。小儿酌减。

(2)屙痢——蜂子七研末,每次2~5g,开水吞服。

(3)血崩——鲜蜂子七30g,薯莨15g,水煎服。

(4)子宫出血——鲜蜂子七,水煎服,连服1周;同时并加服粉末,每次6g。

(5)外伤出血——蜂子七研末,涂敷伤处。

备注 本品为土家族地区常用的民族药,喜生于山坡灌木丛、草地、沟边湿地,广布于恩施土家族地区,民间素有就地取材,随采随用的习惯。

地 苦 胆

来源 为防己科植物金果榄 *Tinospora sagittata* (Oliv.) Gagnep. 的块根。

采收加工 秋、冬二季采挖块根,洗净,晒干。

主要用名 金莲胆、九龙胆。

性味特征 苦,凉。

主要功效 败火解毒,消肿止痛,止咳利咽。

主要应用

(1) 急性喉咙痛、长蛾子——地苦胆研末吞服,每次 3g。

(2) 肚子痛——地苦胆、山豆根、青木香各适量研末,冲服。

(3) 屙痢——地苦胆、仙鹤草各等量,研末每服 3g。

大叶地丁草

来源 本品为堇菜植物大叶堇菜 *Viola diamantiaca* Nakai 的全草。

采收加工 夏末采收全草,洗净,晒干或鲜用。

主要用名 寸节七、黄瓜香。

性味特征 辣、苦,凉。

主要功效 败火解毒、止血。

主要应用

(1) 疮疱肿毒——大叶地丁草 20g,绞股蓝 50g,水煎服。

(2) 毒蛇咬伤——大叶地丁草、七叶一枝花各适量,捣烂外敷患处。

(3) 外伤出血——大叶地丁草 6～9g,捣烂外敷患处。

小 四 块 瓦

来源 为金粟兰科植物小四块瓦 *Chloranthus angustifolius* oliv. 的全草。

采收加工 夏、秋季采集全草,鲜用或晒干。

主要用名 四叶细辛、小四大天王。

性味特征 辣、苦,凉。

主要功效 败火解毒,镇痉。

主要应用

(1) 小儿惊风——小四块瓦、开喉箭、白龙须、三加皮、五加皮、大通草各 10g,水煎服。

(2) 劳伤腰痛——小四块瓦 30g,泡酒服。

小 青 鱼 胆

来源 本品为龙胆草科植物红花龙胆 *Gantiana rhodantha* Franch. 的全草。

采收加工 秋季采收,晒干。

主要用名 穿山七、雪里梅、小龙胆草。

性味特征 苦,凉。

主要功效 败火利湿,凉血解毒。

主要应用

(1) 黄疸病——小青鱼胆、山栀各 6g,用淘米水煎服。

(2) 痈肿疔毒——小青鱼胆捣烂外敷。

(3) 目赤肿痛、小便淋痛——小青鱼胆 9g,水煎服。

(4) 蛇咬伤——小青鱼胆、逼血雷、黄荆条、算盘七根各等量捣烂,敷患处。

(5) 痰中带血——小青鱼胆 9g,蒸甜酒一小碗内服。

小 龙 胆 草

来源 为龙胆科植物椭圆叶花锚 *Halenia elliptica* D. Don var. elliptica 的根或全草。

采收加工 秋、冬季采挖,洗净晒干。

主要用名　土龙胆、四方消、岩龙胆。

性味特征　苦,凉。

主要功效　败火利湿,平肝利胆。

主要应用

(1) 风热头晕——土龙胆根适量,炖肉吃。

(2) 中暑腹痛——土龙胆全草30g,水煎服。

老 鸦 蒜

来源　本品为石蒜科植物忽地笑 *Lycoris aurea* (L. Herit) Herb. 的鳞茎。

采收加工　夏季采收,除去地上部分晒干,或鲜用。

主要用名　石蒜、蒜叶还阳草、岩大蒜、黄花石蒜。

性味特征　甜、淡,凉,有毒。

主要功效　解疮毒,消痈肿。

主要应用

(1) 疮肿痈疖——老鸦蒜鳞茎捣烂,敷患处,或用本品25~50g,凤仙花叶15g,共捣烂敷患处。

(2) 烫火伤——老鸦蒜捣烂取汁,和鸡蛋清涂伤处。

(3) 牛皮癣——鲜老鸦蒜加冰片少许共捣烂,外敷患处,皮肤起泡后去药,刺破皮,纱布外包。

使用注意　本品有毒,忌内服。

老 虎 香

来源　本品为毛茛科植物小果唐松草 *Thalictrum microgynum* Lecoy. ex Oliv. 的全草。

采收加工　秋季采收,晒干。

主要用名　狗关升麻、石笋草、石黄草。

性味特征　苦,凉。

主要功效　败火解毒。

主要应用

(1) 全身黄肿——老虎香9~15g,水煎服。

(2) 眼睛发黄——老虎香6~9g,水煎服。

(3) 下痢肚子痛、目红肿痛——老虎香30g,水煎,冲白糖,早晚饭前各服1次。

山 乌 龟

来源　为防己科植物地不容 *Stephania delavayi* Diels 的块根。

采收加工　以秋季采集为佳,洗净切片,晒干用,或煮2小时,去皮晒干。

主要用名　地不容、黑神仙。

性味特征　苦,寒。有小毒。

主要功效　清热解毒,祛痰,截疟,利湿,止痛。

主要应用

(1) 慢性胃炎、胃痛——山乌龟研粉压片,0.3g/片,2~4片/次,3次/日。

(2) 性胃肠炎——山乌龟研粉,每次服0.6~0.9g。

(3) 胃痛、气胀腹痛——山乌龟根研末,1.5g/次,姜汤送服。

水 葫 芦

来源　为雨久花科植物凤眼莲 *Eichhornia crassipes* (Mert.) Solms 的全草或根。

采收加工 夏季采集,晒干或鲜用。

主要用名 水浮莲。

性味特征 辣、微涩,微寒。

主要功效 清热解毒,除湿。

主要应用

(1) 肾炎水肿——水葫芦 30g,小茴香、水皂角、水薄荷、土木香各 10g,甘草 3g,水煎服。

(2) 无名肿毒——水葫芦适量,捣烂外敷。

岩 青 菜

来源 本品为苦苣苔科植物宽萼苣苔 *Chlamydoboea sinensis*(OLIV.) Stapf. 的全草。

采收加工 全年可采,晒干或鲜用。

主要用名 岩枇杷、岩还阳、岩黄草、岩菊花。

性味特征 苦,凉。

主要功效 败火,活血止痢。

主要应用

(1) 屙痢——岩青菜 12g,水煎服。

(2) 喘证——岩青菜 15g,水煎服。

(3) 外伤出血——岩青菜研细末,包敷创面。

岩 黄 连

来源 本品为罂粟科植物川鄂黄堇 *Corydalis wlsonii* N. E. Br. 的全草。

采收加工 秋季采收,晒干。

主要用名 土黄连、丈庇胡、岩川芎、断肠草、落地还阳草。

性味特征 苦,凉。

主要功效 败火解毒。

主要应用

(1) 肚子屙——岩黄连 10g,水煎服。

(2) 淋证——岩黄连 6g,豌豆七 10g,胡豆莲 5g,水煎服。

岩 松

来源 本品为景天科植物细叶景叶 *Sedum elatinoides* Franch. 的全草。

采收加工 夏、秋季采收,晒干阴久。

主要用名 白花狗牙瓣、小鹅儿肠、卵子草。

性味特征 酸、涩,凉。

主要功效 败火解毒。

主要应用

(1) 屙痢——岩松 15g,凤尾草 9g,水煎服。

(2) 烫火伤——鲜岩松适量捣汁涂患处。

使用注意 中元亏虚者慎用。

石 莲 草

来源 为景天科植物石莲 *Sinocrassula indica*(Decne.) Berger. 的全草。

采收加工　秋季采收,晒干或鲜用。

主要用名　红花岩松、山瓦松、堆山花。

性味特征　酸,平。

主要功效　败火解毒,止血止痢。

主要应用

(1) 黄疸病——石莲草、虎杖各等量,水煎服。

(2) 灌瞕耳——鲜石莲草适量捣汁滴耳。

(3) 烫火伤——石莲草、西瓜皮各适量,烧炭存性,研细,麻油调敷患处。

(4) 流疡——石莲草适量,捣烂敷患处。

石　松　草

来源　本品为石松科植物哈氏石松 *Lycopodinm hamiltonii* Spreng. 的全草。

采收加工　夏、秋季采收,晒干。

主要用名　晒不死、青丝龙、地松杉、阳痧草。

性味特征　苦,凉。

主要功效　败火,活血,消肿止痛。

主要应用

(1) 脑壳痛——石松草 10g,水煎服。

(2) 肚子胕——石松草 10~15g,水煎服。

(3) 高热——石松草 15g,白茅花 10g,水煎服。

(4) 肿毒——石松草、蜈蚣七、山乌适量捣烂,敷患处。

(5) 头虱——石松草,用酒捣烂搽。

粟　米　草

来源　本品为番古科植物粟米草 *Mollugo pentaphyllla* L. 的全草。

采收加工　秋季采收,晒干。

主要用名　地麻黄、地杉树、鸭脚爪子草。

性味特征　微苦,凉。

主要功效　败火解毒。

主要应用

(1) 火眼——粟米草、千里光各适量,共捣烂,塞鼻。

(2) 毒蛇咬伤——粟米草、绞股蓝各适量,捣烂外敷。

(3) 肚子胕——粟米草 30g,仙鹤草、天仙藤根各 15g,水煎服,早晚各 1 次。

(4) 皮肤热疹——粟米草捣烂包寸口。

景　天　草

来源　本品为景天科植物大苞景天 *Sedum amplibracteatum* K. T. Fu 的全草。

采收加工　夏、秋二季采收,晒干或鲜用。

主要用名　亮杆草、辣椒草、大苞景头。

性味特征　辣,温。

主要功效　败火消肿,活血止痛。

主要应用

（1）跌打青肿、痈、骨折——景天全草捣烂外敷，并可用根水煎服。

（2）脑壳痛——景天草 6～10g，水煎服。

（3）无名肿毒——景天草、绞股蓝各适量，捣烂敷患处。

鸡 眼 草

来源 本品为虎耳草科植物鸡眼梅花草 *Parnassia wightiana* Wall. 的全草。

采收加工 秋季采收，晒干。

主要用名 鸡肫草、黄梅花草、肥猪草。

性味特征 甜、淡，平。

主要功效 败火解毒，止血，止咳。

主要应用

（1）湿热疮疱——鸡眼草适量捣烂，外敷。

（2）咳嗽吐血——鸡眼草 20g，鹿衔草 10g，水煎服。

铁 丝 草

来源 本品为铁线蕨科植物铁线蕨 *Adiantum capillus-veneris* L. 的全草。

采收加工 四季可采，晒干。

主要用名 铁线草、铁光棍。

性味特征 甜、淡，微寒。

主要功效 败火，消肿。

主要应用

（1）烧烫伤、蛇咬伤、疔毒——铁丝草适量，研细末，加食油调敷患处。

（2）瘰疬——铁丝草 30g，胶股蓝 60g，水煎服。

（3）小便不利——铁丝草、车前草各 30g，海金沙 20g，水煎服。

（4）跌打损伤——铁丝草 30g，水煎服。

独脚金鸡草

来源 本品为水龙骨科植物金鸡草 *Phymatopsia hastata*（Thunb.）Kitag 的全草。

采收加工 秋季采收，晒干。

主要用名 鸭脚草。

性味特征 苦、微辣，淡。

主要功效 败火解毒，利湿消肿。

主要应用

（1）蛇咬伤——独脚金鸡 30～50g，甜米酒煎服，以渣杵烂涂患处。

（2）大便出血——独脚金鸡 100g，水煎，冲红糖服。

（3）胁痛——独脚金鸡、金荞麦、阴行草各 50g，车前草 15g，水煎服。

（4）屙痢——独脚金鸡 50g，水煎服。或加红糖、鸡蛋同煮服。

瓦 松 草

来源 本品为景天科植物瓦松 *Orostachys fimbriatus*（Turcz.）Berger. 的全草。

采收加工 秋季采收全草，反复晒几次至干，或鲜用。

主要用名 屋松、瓦莲花、无水还阳草

性味特征 酸,平。有毒。

主要功效 败火解毒,止血,敛疮。

主要应用

(1) 屙痢、便血——瓦松草 15~30g,水煎服;或用本品炒炭,研细,每服 3g。

(2) 痔疮出血——瓦松草 15~30g,炖猪大肠服,并用鲜品煎水熏洗。

(3) 疮不收口——瓦松草焙干,研细末,敷患处。

翠 云 草

来源 本品为卷柏科植物翠云草 *Selaginella uncinata*(Desv.) Spring 的全草。

采收加工 全年可采收,晒干。

主要用名 金鸡凤尾草、矮脚风、伸脚草。

性味特征 苦,凉。

主要功效 败火解毒,驱风湿,止血。

主要应用

(1) 黄疸——翠云草 30g,秋海棠 3g,水煎服。

(2) 肺病吐血——翠云草适量水煎服。

(3) 淋病——翠云草 60g,水煎服。

(4) 脚抽筋——翠云草适量煎水洗。

(5) 关节风湿病——翠云草 50g,泡酒服。

火 焰 草

来源 本品为景天科植物景天 *Mig sedum* Stellariifolium 的根及全草。

采收加工 夏、秋季采收,除去泥土,置沸水中稍烫,取出,晒干。

主要用名 八宝草。

性味特征 微苦,凉。

主要功效 败火解毒,散瘀消肿,止血。

主要应用

(1) 咽喉痛、热疖、小儿赤游丹毒——火焰草 9~15g,水煎服。

(2) 跌打损伤——火焰草 30~60g,八里麻 20g,水煎服,亦可用鲜草捣烂外敷。

(3) 疮肿毒、烧烫伤——火焰草适量,捣烂,敷患处。

(4) 各种内出血——火焰草 5~10g,冰糖 15g,酌冲开水顿服。

(5) 月经不调、白带过多——火焰草 9~15g,水煎服。

(6) 眼生花翳、涩痛——火焰草捣绞取汁,点眼,日 3~5 次。

瓜 米 草

来源 本品为水龙骨科植物抱石莲 *Lepidogrammitias drymoglossoides*(Bak.) Ching. 的全草。

采收加工 夏、秋二季采收,晒干。

主要用名 瓜子金、瓜子莲、瓜子草、抱百莲。

性味特征 甜、淡,平。

主要功效 败火解毒,利湿散瘀。

主要应用

(1) 跌打损伤、筋骨疼痛——瓜米草 30～80g,泡酒服。

(2) 肺痨咯血——瓜米草 30g,白及 60g,羊奶树叶 20g,水煎服。

(3) 瘰疬——瓜米草 30g,绞股蓝 60g,甜酒适量,水煎服。

(4) 黄疸病——瓜米草、五倍子花各 20g,土大黄 30g,水煎服。

(5) 外伤出血——瓜米草鲜草,捣烂外敷。

金 龟 莲

来源 本品为葫芦科植物雪胆 *H. chinensis* Cogn. 的块根。

采收加工 秋末冬初采挖,切片晒干。

主要用名 中华雪胆、乌龟七、土马兜铃。

性味特征 苦,寒。有小毒。

主要功效 败火解毒,止痛,止血,止泻。

主要应用

(1) 无名肿毒——金龟莲适量,醋磨汁,敷患处。

(2) 咳血,吐血——金龟莲 6g,白龙须 15g,水煎服。

(3) 衄血——金龟莲、海金沙、白龙须各 15g,水煎服。

(4) 外伤出血——金龟莲适量,研末外敷。

(5) 牙痛,喉咙痛,外伤痛——金龟莲研末,痛时服 0.3～0.5g。

(6) 肚子痛、肚子屙、屙痢——金龟莲研末,每次 0.3～1.2g,每日 2～3 次。

使用注意 本品有小毒,内服量宜小,孕妇忌用。

金 丝 吊 胆

来源 为薯蓣科植物黄独 *Dioscorea bulbifera* L. 的块茎。

采收加工 秋冬采挖,除去茎叶及须根,洗净,切片,晒干。

主要用名 猴子七、大叶射包七、黄药子。

性味特征 苦,凉。

主要功效 凉血败火,解毒散结。

主要应用

(1) 吐血——猴子七、大黄各 9g,牛膝 12g,鲜茅根 30g,水煎服。

(2) 百日咳——猴子七 9～15g,冰糖为引,水煎分 3～5 次服用。

(3) 无名肿毒——猴子七 100g,土大黄 70g,共研为末,用米泔水调敷患处。

(4) 毒蛇咬伤——猴子七适量,加酒少许,捣烂,外敷。

(5) 甲状腺肿——猴子七 120g,研为粗末,白酒 500ml 泡 1 周,每次 30ml,每日 2～3 次;或猴子七 15g,夏枯草 30g,海藻、牡蛎各 24g,浙贝、香附子各 9g,水煎服。

(6) 疝气——猴子七(酒炒)、预知子、荔枝核各 15g,车前子 9g,水煎服。

飞 蛾 七

来源 为蓼科植物赤胫蓼 *Poligonum runcinatum* Buch. Ham. 的全草。

采收加工 夏秋采收,去泥,晒干。

主要用名 红花蓼、九七花、花蝴蝶。

性味特征 酸、涩,凉。

主要功效　败火解毒,活血止痛。

应用

(1) 劳伤、腰痛——飞蛾七 15~30g,泡酒服。

(2) 乳腺炎——飞蛾七、野荞麦各适量,捣烂,加酒糟搅匀敷患处。

(3) 水火烫伤——飞蛾七根茎,研末,桐油调涂。

(4) 拔枪子——飞蛾七鲜叶,捣烂外敷。

海　螺　七

来源　为百合科植物七叶一枝花 *Paris polyphylla* Smith. 和华重楼 *P. polyphylla* Sm. var. chinensis (Fr.) Hara 的根茎。

采收加工　夏、秋季采挖根茎,除去茎叶、须根,晒干。

主要用名　白蚤休、灯台七、重楼。

性味特征　苦,寒。有小毒。

主要功效　败火解毒,止痛,解痉。

主要应用

(1) 毒蛇咬伤——海螺七适量,捣烂,醋调外敷。

(2) 流行性腮腺炎——海螺七适量,研细末,以酒醋各半调成糊状涂于患处,如睾丸发炎也可涂敷。

(3) 跌打瘀肿——海螺七、血当归、散血草各适量,捣烂敷患处。

(4) 淋巴结核,痈疖未破溃——海螺七 10g,醋磨外敷患处。

(5) 痈疮肿毒——海螺七、雪见七各 10g,与山栀粉调鸡蛋清外敷患处。

(6) 灌聤耳——海螺七,研细末,调人乳滴耳。

麦　刁　七

来源　为酢浆草科植物山酢浆草 *Oxalis griffithii* Edgew. et Hook. f. 的全草或根。

采收加工　夏季采挖全草,除去泥土,晒干或鲜用。

主要用名　上天梯、三块瓦、麦子七。

性味特征　酸、涩,寒。

主要功效　败火解毒,消肿止痛。

主要应用

(1) 月经不调——麦刁七 20g,节节草(炒黄)、香血藤各 9g,血筋草、紫金砂各 6g,水煎服。

(2) 乳痈——麦刁七 15g,水煎服,并用鲜品适量,捣烂敷患处。

(3) 蛇盘疮——麦刁七鲜品适量,雄黄少许,大蒜一瓣,捣烂敷患处。

(4) 屙痢——麦刁七 9~15g,水煎服。

(5) 跌打损伤——麦刁七鲜草捣烂,揉擦患处。

(6) 风湿腰痛——麦刁七 6g,穿地龙、海风藤、杜仲各 9g,三百棒、威灵仙各 12g,水煎服,日服 3 次。

葱　果　七

来源　本品为兰科植物杜鹃兰 *Cremastra variabilis*(Bl.) Nakai 的假球茎。

采收加工　夏、秋二季采挖假球茎,除去茎叶,洗净,晒干。

主要用名　岩仙桃、山慈菇、山白及、白毛菇。

性味特征 甜、微辣,凉。有小毒。

主要功效 败火解毒,散瘀消肿。

主要应用

(1) 痈疽疮毒、瘰疬、无名肿毒——葱果七、绞股蓝各适量,捣烂外敷。

(2) 跌打损伤——葱果七 9 ~ 15g,捣烂,外敷。

(3) 癥瘕痞块——葱果七 12g,土鳖虫 10g,水煎服。

使用注意 体虚者慎用。

独 叶 七

来源 本品为罂粟科植物血水莲 *Eomecom chionantha* Hance. 的根茎。

采收加工 秋季采挖,晒干。

主要用名 豆叶七、黄水芋、一点血、水黄连。

性味特征 苦,凉。

主要功效 败火解毒,散瘀消肿。

主要应用

(1) 蛇咬伤——独叶七 15g,海螺七 20g,共捣烂,敷患处,隔日换 1 次。

(2) 劳伤腰背疼——独叶七、红丝线、金腰带、骨筋草、三百棒等量,泡酒内服。

(3) 淋症——独叶七、白茅根各 6g,连钱草、地枇杷各 9g,水煎服。

(4) 脓疱疮——独叶七适量研细末,先在患处搽菜油,后撒上药粉,每日 1 次。

耗 儿 七

来源 为天南星科植物犁头尖 *Typhonium divaravatum*(L.)Decne. 的块茎或全草。

采收加工 秋季采收,晒干或鲜用。

主要用名 大叶地丁草。

性味特征 辣、苦,温。有毒。

主要功效 败火解毒,消肿,祛痰,止呕。

主要应用

(1) 呕吐——耗儿七 3g,陈皮 9g,炮姜 3 片,水煎服。

(2) 风寒咳嗽——耗儿七 3g,半夏、麻黄、杏仁各 9g,水煎服。

(3) 痈疮肿毒——耗儿七、生半夏、天花粉、蒲公英各适量,捣烂外敷。

胡 豆 莲

来源 为豆科植物鄂豆根 *Euchresta tubulosa* Dunn 的全株。

采收加工 四季可采,洗净,晒干或鲜用。

主要用名 胡豆七、豌豆七、山豆根。

性味特征 苦、辣,寒。

主要功效 清热解毒,利咽止痛。

主要应用

(1) 咽喉肿痛、胸胁脘腹疼痛——胡豆莲研细粉,每次 1.5g,温开水送服。

(2) 肚子痛——胡豆莲 1.5g,雄黄连 3g,共研细末,温开水送服。

(3) 火眼——胡豆莲种子与乳汁共捣烂,取上清液点眼。

(4) 鼻咽癌——胡豆莲 25g,穿心莲、药王七、一支箭各 15g,水煎服。再用豌豆还阳、半截烂、蒲公英捣成泥敷患处。

（5）肋胁痛——胡豆莲 1.5g，香血藤 3g，共研细末，温开水送服。

（6）毒蛇咬伤——胡豆莲、轩龙箭、半边莲、黄花香、青木香各 10～15g，捣成泥加雄黄粉 3g，和匀敷患处。

使用注意 脾胃虚者慎用。

备注 胡豆莲在历代本草未见记载，为土家代表药物，应用甚广，在民间享有很高声誉。

上 天 梯

来源 为酢浆草科植物深山酢浆草 *Oxalis japonica. Franc-h et Savat.* 的全草。

采收加工 夏秋采集，晒干备用。

主要用名 麦子七、飞蛾七。

性味特征 酸、涩，凉。

主要功效 败火解毒，消肿止痛。

主要应用 蛇咬伤、跌打损伤、无名肿毒——单用 3～9g，外用研末兑茶油擦，或煎汤洗或捣烂敷患处。

满 天 星

来源 本品为报春花科植物过路黄 *Lysimachia christinae* Hance 的全草。

采收加工 夏、秋二季采收，晒干。

主要用名 过路黄、路边黄、金钱草。

性味特征 淡，凉。

主要功效 败火解毒、利尿通淋。

主要应用

（1）石淋——过路黄 50g，水煎服。

（2）疝气——过路黄、青木香各 10g，捣汁，冲酒服。

（3）吐血——过路黄 20g，水煎服。

（4）蛇盘疮——过路黄加水捣烂，擦患处。

（5）烫火伤——过路黄捣汁，加石灰和桐油搅匀，涂伤处。

（6）疔疮——过路黄加胶股蓝等捣烂，兑淘米水服。

（7）毒蛇咬伤——过路黄、绞股蓝鲜品各等量捣烂，敷伤口。

活 血 珠

来源 本品为兰科植物独蒜兰 *Pleione bullbocdioides*（Franch）Rolfe 的假球茎。

采收加工 4 月挖取假球茎，除去枯茎及鳞叶，须根，洗净，煮至透心，晾至半干后晒干。

主要用名 蒜果七、蒜子七、毛蒜菇。

性味特征 甜、微辣，凉。有小毒。

主要功效 败火解毒，消肿散结。

主要应用

（1）痈肿疔毒、淋巴结核、蛇咬伤——蒜果七 1～3g，捣烂或醋磨涂患处。

（2）蜈蚣咬伤——鲜蒜果七适量，捣烂，用醋调敷伤处。

使用注意 本品内服慎用。

野　烟

来源　为菊科植物天名精 *Carpesum abrotanoides* L. 的全草。

采收加工　夏、秋季采挖全草,除去泥土,晒干。

主要用名　拦路虎、臭草、天名精。

性味特征　微涩,凉。有小毒。

主要功效　败火解毒,散瘀止痛,止血,杀虫。

主要应用

(1) 鼻衄、吐血、咳嗽,各种充血性炎症,毒虫刺螫——野烟 9~15g,水煎服。

(2) 痒疮——野烟用 70% 乙醇溶液浸泡 1 周,取汁外擦。

紫　金　牛

来源　本品为紫金牛科植物紫金牛 *Ardisia japonica*(Hornsted)Blume 的全株。

采收加工　四季可采挖,洗净,晒干。

主要用名　矮地茶、老不大、茶叶七、矮脚茶、矮茶风。

性味特征　苦、涩,平。

主要功效　祛风活络,清热利咽,止咳平喘,利尿止痛,止血。

主要应用

(1) 肺痨吐血——紫金牛 30~60g,红枣适量,煎水服。

(2) 咽喉肿痛——紫金牛研细末,吹喉,或用淘米水浸汁含;或紫金牛 10g,三角枫、金果榄各 6g,开水泡服或研末吹喉。

(3) 跌打胸部伤痛——紫金牛 30g,酒、水各半煎,分二次服。

(4) 慢性支气管炎——鲜紫金牛 50g,鲜白茅根 60g,生姜 15g,水煎服,日服 2 次。

(5) 月经不调、痛经——紫金牛 20~30g,水煎服。

(6) 血痢——紫金牛 60g,水煎服。

(7) 肾炎、浮肿、尿血尿少——紫金牛、车前草、葎草、鬼针草各 9g,水煎服。

(8) 消化系统出血——紫金牛 1000g,锦鸡儿 500g,白及 150g,煎至 500ml,每次服 25ml,日服 2 次。

毛　葫　芦

来源　本品为蓼科植物毛脉蓼 *Polygonum ciliinerve*(Nakai) Ohwi 的块根。

采收加工　夏、秋二季采挖,除去残茎和须根,洗净,切片,晒干。

主要用名　红药子、猴血七、雄黄连、朱砂七。

性味特征　苦、涩,凉。

主要功效　败火解毒,活血止血。

主要应用

(1) 肚子屙、肚子痛——毛葫芦研末,每次吞服 1~2g。

(2) 烫火伤——毛葫芦 30g,地苦胆 15g,研末,菜油汁搽。

(3) 外伤出血——毛葫芦研末,敷伤口。

(4) 跌打损伤、无名肿毒——鲜毛葫芦捣烂,敷患处。

搜　山　虎

来源　本品为鸢尾科植物鸢尾 *Iris tectorum* Maxim. 的根茎。

采收加工　全年可采挖,除去茎叶,须根,洗净,晒干。

主要用名　扁竹根、克马七。

性味特征　苦、辣,微凉。有小毒。

主要功效　败火消肿,止痛。

主要应用

(1) 狂犬病——搜山虎、金腰带、乌泡根各适量,水煎服。

(2) 风湿病——搜山虎煎水洗澡。

(3) 跌打损伤——搜山虎根 6～10g,磨酒服或外搽

(4) 无名肿毒——搜山虎根茎、七叶一枝花根茎各适量,共捣烂外敷。

(5) 蛔虫腹痛——搜山虎、野菊花、眼子菜各 10g,苦楝根皮 15g,水煎服。

使用注意　孕妇忌用。

落 地 生 根

来源　本品为景天科植物落地生根 *Bryopyllum pinnatum*(L. f) Oken. 的全草或根。

采收加工　全年可采,多为鲜用。

主要用名　打不死、天灯笼、大足魂、叶生还阳草。

性味特征　苦,寒。

主要功效　败火解毒,消肿,止血。

主要应用

(1) 创伤出血——落地生根鲜叶,捣烂,敷患处。

(2) 灌聤耳——落地生根鲜叶,捣烂,绞汁滴耳。

(3) 痈疽疔疮、无名肿毒——落地生根鲜叶 30～60g,捣烂,绞汁,调蜜饮服,渣敷患处。

豆 瓣 菜

来源　本品为景天科植物山飘风 *Sedum major*(Hemsl.) Migo 的全草。

采收加工　夏、秋二季采收,晒干。

主要用名　岩豆瓣菜、山飘风。

性味特征　淡,凉。

主要功效　败火解毒,活血止痛。

主要应用

(1) 痈、烧伤——山飘风适量,捣烂,敷患处。

(2) 月经不调、劳伤腰痛——山飘风 6～9g,水煎服。

(3) 跌打损伤——鲜山飘风全草,捣烂,外敷。

鸢 尾 根

来源　为鸢尾科植物蝴蝶花 *Iris japonica* Thunb. 的根茎。

采收加工　全年可采,洗净,晒干或鲜用。

主要用名　老君扇、铁扁担、下搜山虎。

性味特征　苦、辣,寒。

主要功效　败火解毒,散瘀,通便。

主要应用

(1) 跌打损伤——扁竹根 9g,野棉花根(炮)3g,辣蓼根 6g,水煎,加少量童便兑服。

（2）蛇咬伤、跌打青肿——鲜扁竹根,捣烂外敷。

（3）牙痛——扁竹根15g,煮绿壳鸡蛋吃。

龙 胆 地 丁

来源 为龙胆科植物鳞叶龙胆 *Gentiana squarross* Ledeb. 的全草。

采收加工 春末夏初采收已开花的全草,晒干或鲜用。

主要用名 岩龙胆。

性味特征 苦、辣,凉。

主要功效 败火解毒,利湿消肿。

主要应用

（1）瘰疬疔疮、发背诸肿——龙胆地丁、白蒺藜共为末,油调敷患处。

（2）肠痈(未化脓者)——龙胆地丁、红藤、黄酒,水煎,温服。

马 桑 根

来源 为马桑科植物马桑 *Coriaia sinica* Maxim. 的根皮。

采收加工 全年均可采挖,洗净,晒干或鲜用。

主要用名 红马桑、坐山王。

性味特征 苦,凉。有毒。

主要功效 败火明目,散结止痛。

主要应用

（1）风火牙痛——马桑根皮6g,地骨皮9g,水煎服。

（2）骨折——马桑根皮适量,捣绒加白酒焙热外包。

使用注意 本品有毒,内服注意剂量。

第五节 赶 食 药

赶食药,又叫消食药。是以消积导滞,促进消化,治疗饮食积滞为主要作用的药物。此类药物味甜、性平,功能消化饮食积滞,开胃和中。主要用于隔食,症见肚胀肚痛,屁多,嗳气吞酸,恶心呕吐以及吃饭不香不甜等症。使用本类药物,应根据不同的病情予以适当配伍。若隔食,脾胃气滞者,当配赶气药以赶气导滞;若脾胃虚寒者,宜配温里药以温运脾阳,散寒消食;若食积化热,可配败火药以泻热化积。

隔 山 消

来源 本品为桔梗科植物金钱豹 *Campanumoea javanica* Blume 的根。

采收加工 四季均可采挖,洗净晒干。

主要用名 土党参、小人参、奶奶菜、牛皮菜。

性味特征 甜,温。

主要功效 消食益气,滋水润肺,和肚开味,止血补养。

主要应用

（1）纳食不开味——隔山消15～100g,水煎服,日2～3次。

（2）走胎——隔山消6～9g,水煎服,日2～3次。

（3）气虚咯劳——隔山消24～150g,炖猪脚食。

疳 积 草

来源 本品为爵床科植物爵床 *Justicia procumbens* L. 的全草。

采收加工 夏、秋季采集,晒干。

主要用名 鸡骨香、小青草。

性味特征 微甜,凉。

主要功效 消食积,明目、消水、抗三分证。

主要应用

(1) 小儿走胎——疳积草 15g,水煎服或配猪肝蒸服。

(2) 三分证——疳积草 9g,在疾病发作前 2~3 小时水煎服。

(3) 肝病——疳积草 18g,黄珠子 15g,虎杖 9g,水煎服。

(4) 水肿——疳积草 18g,枞茯苓 15g,水煎服。

第六节 泻 下 药

泻下药,指能引起腹泻或润滑大肠,促进排便的药物。这类药物主要作用是泻下通便,以排除胃物积滞、燥屎及有害物质(毒、瘀、虫等)或清热泻火,使实热壅滞之邪通过泻下而清解;或逐水退肿,使水湿停饮随大小便而排除,主要适用于大便秘结,肚子积滞,实热内结及水肿停饮等里实证。此类药物其作用峻猛,易伤正气及中元,故年老体虚,中元亏虚者当慎用,妇女胎前产后及经期当忌用,应用泻下药时,当奏效即止,慎勿过剂,以免损伤中元之气。

血 丝 大 黄

来源 本品为蓼科植物土大黄 *Rumex. Madaio* Makino 的全草。

采收加工 夏、秋二季采挖,晒干或鲜用。

主要用名 金大换、牛大黄。

性味特征 苦、涩,凉。

主要功效 泻下通便,败火解毒,活血散瘀。

主要应用

(1) 大便干结——土大黄根 15g,酒水各半煎服。

(2) 月经不调——土大黄鲜叶 7 枚,水煎冲甜酒内服。

(3) 热咳咯血——鲜土大黄根 24g,猪瘦肉 150g,捣烂做成肉饼,炖汤服,或蒸肉吃。

(4) 小儿清水疮——土大黄根捣烂,敷患处。

红 筋 大 黄

来源 为蓼科植物水生酸模 *Rumex aquaticus* L. 的根。

采收加工 秋季采挖根部,除去泥土,晒干。

主要用名 牛耳大黄、金不换。

性味特征 苦,凉。

主要功效 败火解毒,通便,破瘀消肿,杀虫止痒。

主要应用

(1) 大便秘结——红筋大黄 9~15g,水煎服。

(2) 烧烫伤——红筋大黄适量研末,调麻油外搽。

土 大 黄

来源 为蓼科植物尼泊尔酸模 *Rumex nepalensis* Spr. 和齿果酸模 *R. dantatus* L. 巴天酸模 *R. patientia* L. 的根、根茎和叶。

采收加工 秋季挖取根部,洗净,切片,晒干,叶随用随采。

主要用名 牛耳大黄、金不换。

性味特征 苦、酸,凉。

主要功效 杀虫,止血,败火解毒,通便。

主要应用

(1) 大便秘结不通、肚子胀痛——土大黄 30g,水煎顿服。

(2) 湿热黄疸——土大黄 15g,虎杖 10g,茵陈 12g,水煎服。

(3) 癣——土大黄鲜根加醋,捣烂,取汁外搽。

油 麻

来源 本品为胡麻科植物胡麻 *Sesamum indicum* DC. 的种子。

采收加工 秋季果实成熟后采集。

主要用名 小油麻、芝麻。

性味特征 甜,凉。

主要功效 补腰通便。

主要应用

(1) 血虚肠燥便秘——油麻(炒香)加蜂蜜内服,每日 2 ~ 3 次。

(2) 腰酸耳叫——油麻、桑树叶、蜂糖各适量为丸服。

第七节 打 伤 药

打伤药,即以治疗各种暴力所致人体内外受伤为主要作用的药物。本类药物具有活血散瘀,消肿止痛,续筋接骨,止血生肌敛疮的作用,主要用于跌打损伤瘀肿疼痛,骨折筋损,金疮出血等疾患,也可用于其他一般血瘀病证,使用本类药物治骨折筋损之证时,还须配伍补肾强筋骨之品,以促进骨折伤损的愈合复原。本类药物易耗血动血,故孕妇慎用或忌用。

接 骨 丹

来源 为槭树科植物毛果槭 *Acer frabchetii* Pax 的叶和根皮。

采收加工 春、夏采叶和根皮,晒干。

性味特征 甜、淡,凉。

主要功效 败火凉血,消肿止痛。

主要应用 骨伤接骨——白鲜皮、接骨草、白节藕、大救驾、川乌、草乌、头昏草、五爪龙、蛇莓叶、破棉絮、乳香、没药、接骨丹均等分,研末,加凡士林为膏敷患处。

血 三 七

来源 本品为蓼科植物中华抱茎蓼 *Polygonum amplexicaule* D. Don. Sinense Forb. et Hemsl. 的根状茎。

采收加工 秋季采挖,除去茎叶,须根,洗净,晒干。

主要用名 红三七。

性味特征 苦、涩,平。

主要功效 活血止痛,续骨。

主要应用

(1) 跌打损伤——血三七、当归、血竭、淮木通各 10g,红花 6g,制川乌 5g,白酒 1000ml,浸泡 3 天,早晚各服 1 次,每次 5ml。

(2) 外伤出血——血三七研末,外敷患处。

(3) 骨折——血三七 10g,接骨丹 20g,五加皮 15g,白酒 1000ml,浸泡 3 天,早晚各服 1 次,每次 30～50ml,童便为引。

蓼 子 七

来源 本品为蓼科植物金线草 *Antenoron filiforme*(Thunb.)Roberty Vautier 的根茎。

采收加工 夏、秋二季采挖,晒干。

主要用名 散血丹、毛蓼、野蓼、金线草。

性味特征 淡,平。

主要功效 舒筋接骨,凉血止血,止痛。

主要应用

(1) 外伤出血——蓼子七捣烂外敷。

(2) 跌打损伤、腰痛——蓼子七 20～30g,泡酒服。

(3) 红崩、痛经——蓼子七研末吞服,每次 1～3g。

八 棱 麻

来源 为忍冬科植物朔藋 *Sambucus chinensis* Lindi. 的全草或根。

采收加工 全年可采,根茎挖出后,除去泥土,截取地上部分,分别晒干。

主要用名 接骨草、红八里麻、陆英。

性味特征 甜、微酸,微温。

主要功效 活血散瘀,除湿消肿,止痛。

主要应用

(1) 跌打损伤——八棱麻根茎 15～30g,水煎服或用鲜品捣烂外敷,也可煎水洗患处。

(2) 痈肿疔疮——鲜八棱麻茎适量,捣烂和鸡蛋清调敷患处。

头顶一颗珠

来源 为百合科植物延龄草 *Trillium tschonoskii* Maxim. 的茎、根及果实。

采收加工 夏、秋采集,晒干。

主要用名 头顶珠、天珠、地珠、芋儿七、延龄草。

性味特征 甜,平。有小毒。

主要功效 镇静安神,驱风活血止痛。

主要应用

(1) 头晕——头顶一颗珠根茎(即"地珠")6g,天麻 12g,研粉,每次用 3g 与鸡蛋拌匀,蒸服。

(2) 跌打损伤——头顶一颗珠根茎 15～30g,泡酒服。

(3) 外伤出血——头顶一颗珠根茎研末,外敷。

备注 头顶一颗珠在历代本草未见记载。但该品分布范围较大,西南及湖北、陕西、甘肃、安徽皆有,民间皆有入药使用习惯,恩施民间视该品为珍贵草药,以其治疗眩晕头痛、高血压、神经衰弱,有显著疗效,在民间享有很高声誉。经药理实验证明:延龄草煎剂和醇提取物对麻醉的猫与兔均有明显的降压作用,其醇提取物经小白鼠灌胃有非常明显的镇痛作用。

金 丝 草

来源 本品为金发藓科植物高山金发藓 *Pogonatum alpinum* Hedw. 的全草。

采收加工 全年可采,晒干备用。

主要用名 葫芦苔、杉树还阳草。

性味特征 淡,平。

主要功效 散瘀止痛,止血,醒脑。

主要应用

(1) 跌打损伤、昏迷不醒——金丝草研末,每次 3g,酒冲服。

(2) 外伤出血——鲜金丝草捣烂外敷。

(3) 瘀血疼痛——金丝草 30g,菊花还阳草 50g,当归、开口箭、蛇尾七、虎杖各 20g,泡酒服。

第八节 止 痛 药

止痛药,即以调和气血,从而达到止痛作用的一类药物。本类药物大多具辣味,主治气滞血瘀所致的痛症,如头痛、胸肋痛、心腹痛、痛经、产后腹痛、痹痛及跌打损伤瘀痛等。亦可用于其他瘀血症。本类药物在应用过程中应根据疼痛的不同部位和病情,选择相应的药物,并作适当配伍。如兼气郁者,选用理气之品;兼痈肿伤痛,配活血疗伤,活血消痈之品;兼妇女经产诸病,配养血活血调经之品。本类药品具活血动血之功,故孕妇慎用或忌用。

三 百 棒

来源 为芸香科植物飞龙掌血 *Toddalia asiatica*(L.) Lam.(*T. aculeate* pers.)的根及根皮。

采收加工 四季可采挖,去掉木心,洗净,晒干。

主要用名 见血飞、红三百棒。

性味特征 辣、微苦,温。有小毒。

主要功效 活血舒筋,消肿止痛。

主要应用

(1) 心口窝痛、肚子痛——三百棒 9g,青木香 6g,水煎服。

(2) 劳伤腰痛——三百棒 15g,杜仲、白四块瓦、苦三七各 10g,泡酒服。

(3) 创伤出血——三百棒根皮研细末,加冰片少许撒于伤口上。

四 块 瓦

来源 为金粟兰科植物金粟兰 *Chloranthus holostegius*(Hand.-Mazz.) Pei et Shan var. trichoneurus K. F. Wu 的全草。

采收加工 夏、秋季采集根或全草,鲜用或晒干。

主要用名 小金丝兰、小细辛。

性味特征 辣、温。有小毒。

主要功效 舒筋活络,驱风止痛,消肿解毒。

主要应用

(1) 肚子疞、风湿疼痛——四块瓦根 3～5g(鲜品 15～20g)水煎服或酒泡服。

(2) 心口窝痛——四块瓦根 3g,青木香 10g,红四块瓦 30g,铜锣七、秦艽各 15g,水煎服。

使用注意 孕妇忌服。

备注 在恩施土家族地区四块瓦入药的还有丝穗金粟兰 *C.fortune*(A. gray.)Solms、宽叶金粟兰 *C. henryi* Hemsl.、多穗金粟兰 *C. multistachys* Pei 以及及己 *C. sereatus*(Thunb.) Roem et Schult. 的全草。

九 根 索

来源 为水龙骨科植物丝带蕨 *Drymotaemium miyoshianum*(Mak.) Mak. 的全草。

采收加工 全年可采,随采随用或采后洗净泥土,晒干。

主要用名 韭菜还阳。

性味特征 甜、苦、辣,微温。

主要功效 活血止痛,定惊。

主要应用

(1) 跌打损伤,腰痛——九根索 15～30g,水煎服。

(2) 小儿惊风——九根索 15～18g,水煎,加白糖少许冲服。

半 截 烂

来源 为天南星科植物雪里见 *Arisaema Phallospadix* C. Y. W(*Arisaema rhizomatum* C. E. C. Fischer)的块茎。

采收加工 四季可采挖去泥,去地上部分,洗净,晒干或鲜用。

主要用名 躲雪草、雪里见。

性味特征 麻、涩,温。有毒。

主要功效 止痛、败火、驱风湿。

主要应用

(1) 劳伤疼痛——半截烂 3g,酒 200ml 泡服,每次 3ml。

(2) 跌打损伤——半截烂 3g,磨水兑酒内服。

(3) 无名肿毒——半截烂捣烂,调酒敷患处。

(4) 风湿麻木——半截烂 15g,木瓜 250g,泡酒 1000ml,每次内服 3ml。

使用注意 孕妇忌服。

备注 半截烂在历代本草未见记载。在全国中草药汇编下册附录一,少数中草药附表中有记载描述,该品为恩施土家族苗族自治州少数民族用药,祛风除湿、解毒止痛消肿的作用较好,被民间视为珍贵草药,但该品有毒,要慎用。

算 盘 七

来源 为蓼科植物支柱蓼 *Polygonum suffultum* Maxim. 的根茎。

采收加工 秋季采挖,除去茎叶、须根及泥土,晒干。

主要用名 螺丝七、九节雷、血三七、红蜈蚣七。

性味特征 微苦、涩,平。

主要功效 散瘀活血,理气止痛。

主要应用

（1）劳伤吐血,便血,红崩——算盘七 20g,水煎服。

（2）外伤出血——算盘七适量研粉或鲜品捣烂,外敷患处。

（3）跌打损伤——算盘七、爬岩香、三百棒、香血藤各 10g,扣子七 6g,水煎服。

（4）劳伤腰痛——算盘七 20～30g,泡酒服。

（5）胃痛——算盘七研末,每次服 3～6g,温开水吞服。

（6）肚子屙、屙痢——算盘七 9～15g,水煎服;或研末,开水送服,每服 3～6g。

备注 本品在历代本草中未见记载。但在各地中草药手册有所记述。《中华人民共和国药典》（1977 年版,一部）将其载入。

见 肿 消

来源 为葡萄科植物三裂叶蛇葡萄 *Ampelopsis delavayana*（Franch.）planch. 和毛三裂叶蛇葡萄 *A. delavayana* Var gentilana（Levl. Et Vant.）M-H 的根及根皮。

采收加工 秋季采挖,晒干,鲜用全年可采。

主要用名 大母猪藤。

性味特征 辣,凉。

主要功效 驱风活络,消肿解毒,止血止痛。

主要应用

（1）跌打损伤、骨折——见肿消 15g,水煎服。

（2）痹证——见肿消 15g,铺盖还阳草 6g,三百棒、五加皮各 10g,水煎服。

内 红 消

来源 为木兰科植物铁箍散 *Schisandra propinqua*（Wall.）Hook. f. et Thoms. Var. sinensis Oliv. 的根、茎、叶。

采收加工 除冬季外均可采挖其根,除去泥土,晒干。茎叶在夏、秋枝叶茂盛时采取。

主要用名 冷饭陀、称陀叶、香血藤、小血藤。

性味特征 辣,温。

主要功效 止痛,活血祛瘀,壮腰健肾。

主要应用

（1）跌打损伤——内红消鲜叶适量捣烂,调白酒外敷患处。

（2）劳伤吐血——内红消、苦三七各 10g,血三七 3g,水煎服。

（3）骨折——内红消、血筋草、三月泡根、红刺老苞根皮,各用鲜品适量,捣烂敷患处。

刺 老 苞

来源 为五加科植物楤木 *Aralia chinensis* L. 或棘茎楤木 *A. echinocaulis* Hand. Mazz. 的根皮、根、茎皮和叶。

采收加工 全年可采,挖起根部,洗去泥土,剥取根皮,晒干。

主要用名 鸟不踏、飞天蜈蚣、雀不站。

性味特征 苦,平。有小毒。

主要功效 驱风除湿,散瘀消肿,活血止血,利尿止痛。

主要应用

（1）骨折——鲜刺老苞根皮捣烂外敷,或配懒泥巴树、茜草、一滴血各适量,共捣烂外敷患处。

（2）跌打损伤、关节痛——鲜刺老苞根、杜衡根、青木香各适量，共捣烂敷患处。

（3）腰痛水肿——刺老苞嫩叶 60g，猪肉 120g，炖熟，去药渣，汤肉内服。

毛 金 腰

来源 本品为虎耳黄科植物锦毛金腰 *Chrysosplenium lanuginosum* Hook. f. et Thoms. 的全草。

采收加工 春、夏、秋采全草，晒干。

主要用名 爬地红毛七。

性味特征 辣，温。

主要功效 散瘀止痛。

主要应用

（1）跌打损伤、劳伤——毛金腰 15~20g，泡酒服。

（2）无名肿毒——鲜毛金腰适量，捣烂敷患处。

山 良 姜

来源 本品为姜科植物的山姜 *Alpinia japonica* Miq. 的根茎及全草。

采收加工 夏、秋二季采挖，晒干。

主要用名 小杆子、九龙盘、胡椒七。

性味特征 辣，温。

主要功效 止痛，驱风，化痰止咳。

主要应用

（1）肚子痛、肚子屙——山良姜根茎 6~9g，水煎服。

（2）风寒咳嗽——山良姜根茎 6g，车前草 9g，水煎服。

（3）风湿筋骨痛——山良姜根茎 500g，花椒子 50g，五加皮 250g，煎水洗。

（4）经期不定——山良姜根茎、白连藕、沙参、益母草、桑皮各 30g，煮鸡蛋食。

（5）感寒胃痛——山良姜根茎 6g 研末，樟脑 1g，温开水吞服。

小 蛇 参

来源 为马兜铃科植物管花马兜铃 *Aristolochia tubiflora* Dunn 的根或全草。

采收加工 夏、秋二季采收，挖根，除去地上部分及泥土，鲜叶及全草随采随用。

主要用名 碧血雷、华陀草、急解索、碧血莲。

性味特征 辣、苦，寒。

主要功效 行气止痛，解毒消肿。

主要应用

（1）心口窝痛、肚子痛——碧血莲 10g，红毛七、文王一支笔各 6g，共研细末，温开水送服，每服 0.5~2g。

（2）虫蛇咬伤——碧血莲鲜叶或根茎捣烂外敷。

（3）痢疾腹泻——碧血莲全草、地苦胆、乌龟七各 10g，水煎服。

（4）高血压——碧血莲 9g，野菊花 6g，水煎服。

（5）疔疮——碧血莲根适量研细末，水调敷患处。

备注 小蛇参为恩施土家族地区常用的中草药，由于治疗胃疼和毒蛇咬伤疗效突出，且携带和使用方便，在民间享有很高声誉。

豌 豆 草

来源 本品为景天科植物菱叶红景天 *Rhodiola henryi*（Diels）Fu. 的全草。

采收加工 夏、秋二季采收,晒干。

主要用名 碗豆七、一代宗。

性味特征 淡、涩,平。

主要功效 散瘀止痛,宁神。

主要应用

（1）跌打损伤、劳伤身痛——豌豆草根研末,每次 3～6g,酒吞服。

（2）失眠、怔忡——豌豆草 9～15g,泡酒服。

（3）心口痛——豌豆草根研末,每次 1～3g,温水吞服。

（4）痈疖——豌豆草鲜叶,鲜绞股蓝各适量,捣烂外敷。

虎 掌 草

来源 为毛茛科植物花葶乌头 *A. scaposum* Franch. 的根。

采收加工 夏、秋采收根,除去泥土晒干。

主要用名 三变脸、虎掌七、朱砂七。

性味特征 辣、微苦,温。有小毒。

主要功效 止痛,止血,散瘀通络。

主要应用

（1）跌打损伤——虎掌草 10g,香血藤、蛇尾七各 20g,泡酒内服。

（2）劳伤腰痛——虎掌草、红毛七各 10g,开口箭、蛇尾七、三百棒各 20g,泡酒服,日服 2 次,每次 10g。

（3）肚子痛——虎掌草研粉,吞服,日服 2 次,每次 1g。

（4）各种内出血——虎掌草 1g,白茅根 20g,水煎服。

（5）月经不调——虎掌草 1g,红四块瓦 9g,血当归 10g,水煎,兑甜酒服。

使用注意 孕妇忌用。

备注 本品在历代本草中未见记述,但在湖北及西南和陕西等省区有一定使用历史,俗称独儿七、活血莲、笋尖七,具有行气止痛、活血调经作用。此药在恩施土家族地区使用广泛,享有声誉很高,常用于跌打损伤、吐血、衄血及胃腹疼痛和月经不调等症。

虎 耳 草

来源 本品为报春花科植物鄂报春 *Primula obconica* Hanca 的全草。

采收加工 春季采收,晒干或鲜用。

主要用名 岩丸子、四极报春、报春花。

性味特征 辣、甜,凉。

主要功效 止痛,解酒毒。

主要应用

（1）肚子痛——虎耳草 20g,泡酒服。

（2）解酒毒——虎耳草 9～15g,水煎服。

（3）劳伤身痛——虎耳草、三百棒、五加皮各 10g,铺盖还阳草 6g,水煎服。

万 年 藓

来源 本品为万年藓科植物万年藓 *CLimacium dendroides*（Hedw）Web. Etmohr. 的全草。

采收加工 全年可采,晒干或阴干。

主要用名 松毛草、菊花还阳、地柏枝。

性味特征 辣,平。

主要功效 止痛,散瘀。

主要应用

（1）跌打损伤——万年藓、菊花还阳各 30g,白三七 20g,泡酒服,日服 2 次。

（2）外伤出血,刀伤出血——万年藓适量,捣烂外敷。

石 吊 兰

来源 本品为苦苣植物石吊兰 *Lysionotua pauciflorus* Maxim. 的全草。

采收加工 秋季叶茂盛时采割,除去杂质,阴干或晒干。

主要用名 莲台还阳草、石花。

性味特征 苦,凉。

主要功效 散瘀止痛,败火利湿,活血调经。

主要应用

（1）跌打损伤——石吊兰 9～15g,泡酒服。

（2）水肿——用黑黄豆磨"合渣",加入石吊兰 120g,切碎,同煮吃。

（3）水火烫伤——石吊兰研细末,加冰片少许,香油调敷患处。

（4）腰痛、四肢痛——石吊兰、杜仲各 10g,水煎服。

（5）红崩白带——石吊兰 30g,水煎服。

第九节 消 水 药

消水药,亦称利水药,是以通利小便,渗出水液治疗水液内停病证为主要作用的药物。本类药物味多甜、淡,具有利水消肿,利尿通淋,利湿退黄等功能。适用于小便不利、水肿、淋证、黄疸、湿疮等水湿所致的各种病证。应用利水药,须根据不同病证,选用有关药物,作适当配伍。如水肿骤起有表证者,配解表药;水肿日久,脾肾阳虚者,配补药;湿热合邪者,配败火药;热伤血络尿血者,配止血药等。利水药,易耗伤津液,对阴伤津少,肾虚遗精遗尿者,宜慎用或忌用。

五 转 七

来源 本品为忍冬科植物穿心莲子蔗 *Triosteum himalayanum* 的全株。

采收加工 夏、秋二季采挖带根全草,除去杂质及泥土,晒干。

主要用名 阴阳扇、大对月草。

性味特征 苦,凉。

主要功效 利尿消肿,活血调经。

主要应用

（1）水肿、小便不利——五转七 6～9g,水煎服。

（2）月经不调——五转七 6～9g,水煎服。

（3）劳伤疼痛——五转七、蛇尾七各 10g,大白三七 20g,泡酒服。

卧 龙 草

来源 本品为水龙骨科植物石蕨 *Saxigiossum angustissimum*（Gies.）Ching. 的全草。

采收加工 四季采收，连根挖出，洗净晒干。

主要用名 石针、小线蕨。

性味特征 苦，平。

主要功效 败火利湿，凉血止血。

主要应用

（1）面部浮肿、淋症——卧龙草 50g，水煎服。

（2）崩漏、带下——卧龙草、三百草各 30g，水煎服。

（3）喉咙痛——卧龙草 30g，开喉箭 2g，水煎服。

（4）跌打损伤、筋骨痛——卧龙草鲜叶捣烂，取其自然汁滴入鼻内。

岩 卷 柏

来源 本品为卷柏植物兖州卷柏 *Selaginella involvens*（SW）Spring. 的全草。

采收加工 秋季采挖，晒干。

主要用名 翠心草、九死还阳草。

性味特征 淡，凉。

主要功效 利水消肿，化痰止咳。

主要应用

（1）黄疸——岩卷柏 6～12g，水煎冲黄酒 100ml 兑服。

（2）痢疾——岩卷柏 9～15g，水煎服。

（3）创伤出血——岩卷柏叶揉碎或研末，敷伤口。

（4）痰湿喘嗽——岩卷柏 60g，马鞭草 15g，冰糖 50g，水煎服。

万 年 青

来源 本品为百合科植物万年青 *Rohdea japonica*（Thund.）Roth. 的根茎和根。

采收加工 秋季采挖，晒干或鲜用。

主要用名 牛尾七、包谷七、开口箭。

性味特征 苦、甜，凉。

主要功效 强心利尿，败火解毒。

主要应用

（1）脑炎——万年青 20～50g，冷开水磨汁服，每日 2～3 次。

（2）喉痛——万年青 10～15g，水煎服。

（3）蛇咬伤、疔疮肿毒——万年青鲜根捣烂，加酒糟适量，敷患处。

（4）水脏病水肿——万年青 3～6g，水煎服。

（5）跌打损伤——万年青根 6g，水煎，兑酒服。

使用注意 有催生作用，孕妇忌服。

克 马 叶

来源 本品为车前科植物车前草 *Plantago asiatica* L. 的全草。

采收加工 夏季采集，晒干或鲜用。

主要用名 猪耳朵、马蹄草、克马草。

性味特征 微甜、微苦、微咸,凉。

主要功效 利水消肿。

主要应用

(1) 小便不通——克马叶 100g,牵牛子 6g,蓑衣藤 15g,水煎服。

(2) 泄肚——克马草、瓜子金、夜关门各 6g,盘筋子 9g,水煎服。或研末每日服 2 次,每次 5g。

(3) 屙痢——克马草 15g,水煎服。

(4) 妇女白带——克马草 9g,捣烂,用糯米淘米水兑服。

(5) 惊风——鲜克马草根、野菊花根各 9g,水煎服。

土 狗

来源 为蝼蛄科动物蝼蛄克 *Gryllotalpa africana* Pal. de Beauvois 的虫体。

采收加工 夏、秋季捕捉,用开水烫死,微火烘干。

性味特征 咸,凉。有小毒。

主要功效 利水通便,消肿散结。

主要应用

(1) 水肿——土狗 15g,甘遂 6g,研末,每次服 1.5~3g。

(2) 尿闭——土狗 2 只,研末,黄酒或温开水送服。

第十节 蛇 药

蛇药,即以治疗毒蛇咬伤为主要作用的一类药物。

一 点 白

来源 为萝藦科植物萝藦 *Metaplexis japonica*(Thunb.) Makino 的全草入药。

采收加工 四季可采。

主要用名 奶浆藤。

性味特征 甜、涩,温。

主要功效 败火解蛇毒,止血。

主要应用

(1) 蛇、虫咬伤——全草捣烂挤汁内服,外敷患处。

(2) 刀伤出血——果内白色绒毛敷患处。

(3) 小儿走胎——茎、叶研末,每次 6g,用白糖温开水调服。

三 白 草

来源 本品为三白草属植物三白草 *Saururus chinensis*(Lour.) Baill. 的根状茎或全草。

采收加工 秋季采挖,去泥洗净,晒干或鲜用。

主要用名 百布藕、美女腿。

性味特征 甜、辣,凉。有小毒。

主要功效 败火解毒。

主要应用

(1) 蛇咬伤——茎叶捣烂,外敷患处。

（2）屙痢——三白草 15g,水煎服。

使用注意 孕妇忌用。

东 风 菜

来源 为菊科植物东风菜 *Aster scaber* Thunb. 的全草。

采收加工 秋季采挖,去泥洗净。

主要用名 钻山狗、盘龙草、土苍术。

性味特征 甜、辣,凉。

主要功效 解蛇毒,活血消肿。

主要应用

（1）蛇咬伤——东风菜适量捣烂外敷咬伤处,并用东风菜 50g 水煎服。

（2）跌打损伤——东风菜捣烂敷患处。

半 边 莲

来源 本品为桔梗科植物半边莲 *Lobelia radicans* Thunb. 的全草。

采收加工 四季可采,晒干。

主要用名 细米草、急解锁、疳积草。

性味特征 涩、辣,平。

主要功效 解蛇毒,利水消肿。

主要应用

（1）毒蛇咬伤——半边莲 200g,加水 100ml,捣烂取汁,兑甜酒 50ml 调服,每日 2～3 次,并用药渣敷患处。

（2）小儿高烧抽筋——半边莲 50g,三爪风 15g,倒钩藤 6g,水煎服。

（3）肚子胀水肿——半边莲、枞茯苓各适量,水煎服。

白 龙 须

来源 本品为萝摩科植物娃儿藤 *Tylophora floribunda* Ming 的根。

采收加工 夏、秋季采集,洗净,晒干。

主要用名 老君须、藤老君须、三十六荡、三十六根。

性味特征 辣、涩,温。有小毒。

主要功效 败火解毒,散瘀散血。

主要应用

（1）毒蛇咬伤——白龙须 15g,三两金、家花椒根各 50g,水煎兑酒服。全草捣烂,加甜酒少许,涂擦伤口周围。

（2）小儿惊风——白龙须 6g,捣烂取汁,兑冷开水服。

（3）挫伤腰痛——白龙须 15g,水煎兑酒内服。

使用注意 孕妇忌用。

天 葵 草

来源 本品为毛茛科植物天葵 *Semiaquilegia adoxides*（DC.）Makino 的全草。

采收加工 夏、秋季采挖,去泥,洗净,晒干或鲜用。

主要用名 天去子、天葵子、千年老鼠屎。

性味特征 甜,凉。

主要功效 败火解毒,消肿止痛。

主要应用

(1)毒蛇咬伤——全草嚼烂,敷患处。

(2)无名肿毒——天葵草6g,墨鱼骨15g,贝母50g,共研细末,酒糊丸如梧桐子大,每服7丸,温酒送下。

(3)肺病——天葵草根200g,猪肚子一只洗净,共煮烂,去药渣食猪肚,连食3次。

地 耳 草

来源 为金丝桃科植物地耳草 *Hypericum japonicum* Thunb. 的全草。

采收加工 夏、秋季采集,晒干或鲜用。

主要用名 黄花草、田基黄。

性味特征 甜、微苦,凉。

主要功效 解蛇毒,消肿,清利湿热,散瘀止痛。

主要应用

毒蛇咬伤——地耳草15g,东风菜12g,水煎内服,同时取鲜地耳草适量捣烂外敷伤口。

岩 青 菜

来源 本品为苦苣苔科植物革叶粗筒苣苔 *Briggsia mihieri*(Franch) Craib. 的全草。

采收加工 秋、季采收,晒干或鲜用。

主要用名 央莴苣、岩白菜、岩黄菜、岩豆瓣菜、岩还阳草。

性味特征 苦,微温。

主要功效 解毒,散瘀消肿。

主要应用

(1)虫蛇咬伤——岩青菜10g,虎杖根、七叶一枝花各6g,四块瓦3g,水煎服或外洗伤,

(2)跌打损伤——岩青菜、透骨消各适量,捣烂外敷伤处。

蛇 不 过

来源 本品为蓼科植物杠板归 *Polygonum perfoliatum* L. 的全草。

采收加工 夏、秋季采集,晒干。

主要用名 蛇倒退、三角草、贯叶蓼。

性味特征 酸,凉。

主要功效 败火解毒,赶风止咯,杀虫止痒。

主要应用

(1)毒蛇咬伤——蛇不过50g,五倍子叶、飞落伞、半边莲、满天星各9g,捣烂外敷或加料泔水外洗患处。

(2)清水疮——蛇不过全草100g研末,加少量樟脑冰片,麻油调搽。

花蛇一支箭

来源 为兰科植物朱兰 *Pogonia japonica* Rchb. f. 的全草。

采收加工 夏、秋采集,鲜用或晒干。

主要用名 降龙草、蛇剑草。

性味特征 苦,凉。

主要功效 败火解毒,止血。

主要应用 蛇咬伤、痈疽疱毒——鲜草捣烂外敷。

黄 瓜 香

来源 本品为堇菜科植物匍伏堇 *Viola diffusa* Ging. 的全草。

采收加工 秋季采集,晒干。

主要用名 黄花草、毛毛香。

性味特征 酸、甜、微苦,凉。

主要功效 败火解毒,排脓,生肌接骨。

主要应用

(1) 蛇咬伤——黄瓜香捣烂外敷。

(2) 跌打损伤——黄瓜香、白三七、山乌龟各适量,水煎服。

(3) 烫伤——黄瓜香、连线草各适量,捣烂加鸡蛋清调敷。

乌 桕 皮

来源 本品为大戟科植物乌桕 *Sapium sebiferum*(L.) Roxb 的根、皮、叶入药。

采收加工 秋季采集。

主要用名 乌树果、木子树。

性味特征 苦,微温。有小毒。

主要功效 解蛇毒,利尿通便。

主要应用

(1) 毒蛇咬伤——鲜乌桕皮200g,捣烂,敷伤口。

(2) 水肿——乌桕皮15g,水煎内服。

使用注意 孕妇忌服。

鹅 脚 板

来源 为伞形科茴芹属植物异叶茴芹 *Pimpinella diversifolia* DC. 的全草。

采收加工 四季可采,晒干或鲜用。

主要用名 苦爹菜、公鸭脚板、六月寒。

性味特征 辣、苦,温。

主要功效 解蛇毒,止痛。

主要应用 蛇咬伤——鹅脚板、白辣蓼各适量,捣烂取汁内服,并敷患处。

备注 本品在历代本草中未见记载,但在恩施土家族地区颇为习用,享有较高声誉。在华中和西南各省区也有入药习惯,以其祛风活血、解毒消肿应用于临床。

轮叶景天草

来源 本品为景天科植物叶景天 *Sedum uerticillatum* L. 的全草。

采收加工 夏、秋季采挖,晒干或鲜用。

主要用名 轮叶草、还魂草、打不死。

性味特征 苦、涩,平。

主要功效 解毒消肿、止血。

主要应用

(1) 蛇咬伤——鲜轮叶景天草、土大黄各适量,捣成泥状,敷伤处。

(2) 创伤、无名肿毒——鲜轮叶景天草适量,捣烂,敷患处。

第十一节 杀 虫 药

杀虫药,亦称打虫药,是以赶除或杀死各种虫为主要作用的药物。

泽 漆 草

来源 本品为大戟科植物泽漆 *Euphorbia helioscopia* L. 的全草。

采收加工 夏、秋采收,连根拔起,除去泥土,晒干。

主要用名 风气消、倒毒伞、猫眼草。

性味特征 辣、苦,微凉。有小毒。

主要功效 杀虫,利水消肿,化痰散结。

主要应用

(1) 瘰疬——鲜泽漆草适量,煎浓汁浸纱布,塞入疮口。

(2) 癣疮——鲜泽漆草捣汁外搽或煎水洗。

(3) 咳嗽喘逆——泽漆草、法半夏、生姜各 6g,紫菀、白前、茯苓各 9g,甘草 4g,水煎服。

使用注意 孕妇忌用。

粘 身 草

来源 为伞形科植物窃衣 *Torilis anthriscus*(L.) gmel 的果实及根。

采收加工 秋季果实成熟时采集,根全年可采。

主要用名 内子草、家子草。

性味特征 苦、涩,平。有小毒。

主要功效 杀虫。

主要应用

(1) 蛲虫病——粘身草 9g,水煎内服。

(2) 食物中毒——粘身草根 15g,水煎服。

使用注意 本品不能入散剂,孕妇忌服。

野 棉 花

来源 为毛茛科植物打破碗花花 *Anemone hupehensis* Lemoine 的根茎和叶。

采收加工 秋季采挖根部,洗净晒干。

性味特征 苦,平。有毒。

主要功效 清热解毒,排脓生肌,消肿散瘀,截疟,杀虫。

主要应用

(1) 顽癣、秃疮——野棉花根 30g,青胡桃皮 120g,共研末,水调外敷。

(2) 痢疾、急性黄疸肝炎、蛔虫病、钩虫病——野棉花根 9g,水煎服。

(3) 疟疾——野棉花根 6g,马鞭草 10g,与鸡蛋同煮,吃鸡蛋;或野棉花叶少许捣烂,于发疟前 1 小时敷于内关穴 15 分钟。

使用注意 本品有毒,内服注意用量。

第十二节　止　咳　药

止咳药,指能制止或减轻咳吼,祛除痰涎或消化痰积的药物。主要用于咳痰多,咳痰不舒,咳吼等疾患。

冬　古　子

来源　本品为葫芦科植物栝蒌 *Trichosanthes kirilowii* Maxim. 的果实。

采收加工　秋季果实成熟时采摘。

主要用名　野瓜楼菜、野西瓜、野苦瓜。

性味特征　苦,凉。

主要功效　化痰止咳,败火,消肿止痛。

主要应用

(1) 热咳咯血——冬古子 20g,水煎服。

(2) 病后咯血——冬古子、黄桑皮、淡竹叶各 9g,水煎内服。

三　步　跳

来源　本品为天南星植物半夏 *Pinellia termata*(Thunnb.) Breit 的地下块茎入药。

采收加工　夏、秋二季茎叶茂盛时采挖,除去外皮及须根,晒干,为生三步跳,一般用姜汁,明矾制过入药。

主要用名　和姑、半夏、燕子尾。

性味特征　辣,温。有毒。

主要功效　燥湿化痰,降逆止呕,消痛散结,外用消肿止痛。

主要应用

(1) 喉中有痰难出——制三步跳、红橘皮各 9g,矮地茶 15g,水煎服。

(2) 眉棱骨痛——制三步跳、生姜各 15g,水煎服。

(3) 蛇咬伤——生三步跳适量捣烂,敷患处。

使用注意　不宜与乌头同用。

百　脉　根

来源　为豆科植物百脉根 *Lotus corniculatus* L. 的全草。

采收加工　夏、秋采集全草,晒干。

主要用名　野豌豆。

性味特征　微辣,平。

主要功效　败火,止咳,平喘,消痞满。

主要应用　中元痞满气逆——百脉根 12g,小蛇参 6g,羊胡子草 10g,陈皮 6g,三步跳 10g,水煎服。

白花碎米草

来源　本品为十字花科植物白花碎米荠 *Cardamine leucantha*(Thusch) O. E. Schulz 的根。

采收加工　秋季采挖,晒干。

主要用名　上天梯、白花草。

性味特征 甜,凉。

主要功效 止咳化痰,活血止血。

主要应用

(1)慢性吼咳病——白花碎米草9~15g,煎水,加糖调服。

(2)百日咳——鲜白花碎米草20~50g,水煎,每日1剂,分3次服,或用干品研粉,蜂蜜拌服。

(3)跌打损伤、劳伤——白花碎米草9~15g,泡酒服。

石 山 草

来源 本品为苦苣苔科植物石山苣苔 *Petrocodon* Hance. 的全草。

采收加工 秋季采收,晒干备用。

主要用名 石山还阳草、复活草。

性味特征 淡,平。

主要功效 镇咳,止血。

主要应用

(1)肺热咳嗽——石山草20g,沙参15g,水煎服。

(2)外伤出血——鲜石山草捣烂外敷患处。

斑 叶 兰

来源 本品为兰科植物斑叶兰 *Goodyera schlechtendaliana* Reichb. f. 的全草。

采收加工 夏、秋二季采收,晒干。

主要用名 一支红、肺形草、青蛇一支箭、小叶青、糯米草。

性味特征 微酸,凉。

主要功效 清肺止咳,解毒,散结。

主要应用

(1)肺痨咳嗽——斑叶兰30g,白糖50g,水煎,睡前服。

(2)尿血——斑叶兰30~60g,水煎服。

(3)毒蛇咬伤——斑叶兰捣烂外敷。

(4)乳痈、痈肿——斑叶兰适量,捣烂,敷患处。

(5)支气管炎——斑叶兰3~6g,水煎服。

鸦 雀 草

来源 本品为兰科植物云南石仙桃 *Pholidota yunnanensis* Rolfe. 的全草。

采收加工 全年可采,晒干或鲜用。

主要用名 石仙桃、果上叶、岩火炮、石止莲。

性味特征 甜、淡,凉。

主要功效 润肺止咳,活血止痛。

主要应用

(1)肺热咳嗽、痰中带血、肺结核、月经过多——鸦雀草20~50g,水煎服。

(2)跌打损伤——鸦雀草鲜品捣烂外敷。

(3)慢性肚子疼——鸦雀草20~50g,水煎服。

(4)烫火伤——鸦雀草捣烂外敷。

金线吊白米

来源 为百合科植物粉条儿菜 *Aletris spicata*(Thunb.) Franch.、无毛粉条儿菜 *A. glabra* Bur. Et Franch. 和狭瓣粉条儿菜 *A. stenoloba* Franch. 的全草。

采收加工 夏季采集,晒干或鲜用。

主要用名 肺筋草、蛆儿草、一窝蛆。

性味特征 甜,平。

主要功效 清肺止咳,杀虫消积。

主要应用

(1) 咳嗽咯血——金线吊白米、白茅根各 30g,水煎服。

(2) 小儿疳积、蛔虫——金线吊白米根 9～15g,水煎服。

(3) 支气管哮喘——金线吊白米、枇杷叶各 30g,水煎服,早晚各 1 剂。

第十三节 补 虚 药

补虚药,亦称补养药、补益药、补药。主要用于三元亏损,气、血虚弱的疾患。即以补养人体,扶助虚弱,强身祛病为主要作用的药物。

土 人 参

来源 为马齿苋科植物土人参 *Talinum paniculatum*(Jlc-p.) gaertn. 的根。

采收加工 冬季采挖,洗净,刮去粗皮,蒸透,烘干或晒干。

主要用名 洋参、红参。

性味特征 甜,平。

主要功效 补中元,润肺生津,健肚止泻。

主要应用

(1) 病后体虚、多尿——土人参 15g,水煎服,亦可炖肉吃。

(2) 小儿肚虚拉痢——土人参 150g,粳米 60g,炒焦研细,炼蜜为丸,每次 6g,早晚空腹时开水吞服。

土 当 归

来源 为伞形科植物大齿当归 *Angelica grosseserrata* Maxim. 的根。

采收加工 秋季采集,除去须根,刮净粗皮,晒干或蒸熟晒干。

性味特征 辣、苦、甜,温。

主要功效 补中元。

主要应用

(1) 中元虚寒泻肚——土当归 9～15g,金樱子根 15g,土党参、白扁豆各 9g,水煎服。

(2) 虚寒咳嗽——土当归、山紫花各 15g,金盆草 2g,水煎服。

双 肾 子

来源 本品为兰科植物双肾子 *Habenaria dentate*(SW.) Schltr. 的块根。

采收加工 秋、冬二季采挖,洗净,蒸热,晒干。

主要用名　天鹅抱蛋、玉凤花、白花草、百步还阳草。

性味特征　甜、微苦，平。

主要功效　补肺肾，利尿。

主要应用

（1）疝气——双肾子 30g，八月瓜 20g，水煎服；亦可加小猪睾丸 2 个，煎服。

（2）肾虚阳痿——双肾子 50g，淫羊藿 30g，五味子、楮实子各 10g，水煎服。

（3）沙石淋——双肾子 15g，玉米须 6g，凤尾草、叶下珠各 10g，水煎服。

（4）白浊、白带——双肾子 30g，水煎，兑甜酒服。

双　肾　参

来源　为兰科植物鹅毛玉凤花 *Habenaria dentate*（SW.）Schle. 和毛葶玉凤花 *H. Ciliolariskranzl.* 的块根。

采收加工　秋季采挖，洗净，晒干或鲜用。

主要用名　天鹅抱蛋、腰子七。

性味特征　甜、微苦，平。

主要功效　补肺肾，利尿，解毒。

主要应用

（1）疝气——双肾参 15～30g，水煎服，亦可加小猪睾丸 2 个，煎服。

（2）痈疽疔毒——鲜双肾参适量，甜酒少许，捣烂外敷。

峨　参

来源　本品为伞形科植物峨参 *Anthriscus sylvestris*（L.）Hoffm. 的根。

采收加工　秋季采挖，除去茎叶及须根，洗净，晒干。

主要用名　南田七、胡萝卜。

性味特征　辣，温。

主要功效　健脾益肾，止咳，止痛。

主要应用

（1）劳伤腰痛、跌打损伤、肺虚喘咳、老人夜尿、水肿——峨参 30～50g，绞股蓝 20g，水煎服或泡酒服。

（2）脑壳痛、心窝痛、肚子胀、肚子痛——峨参 3～5g，研末，温开水冲服。

（3）小儿口疮——峨参磨汁，涂患处。

黄　精　七

来源　本品为百合科植物窄瓣鹿药 *Smilacina paniculata*（Baker）Wang et Tang. 根茎和根。

采收加工　春、秋采挖，洗净，晒干。

主要用名　土黄精参。

性味特征　甜、苦，平。

主要功效　滋阴补肾，活血止痛。

主要应用

（1）跌打损伤——黄精七 9g，大救驾 20g，蛇尾七 30g，捣烂外敷。

（2）肾虚腰痛——黄精七 6g，枸杞 10g，杜仲 12g，水煎服。

罗 汉 七

来源 本品为百合科植物卷叶黄精 *Polygonatum cirrhifolium* Royle. 的根茎。

采收加工 秋季采挖,除去地上部分和须根,洗净,置蒸笼内蒸上气后取出,晒至表面稍干进行搓揉,至果软心硬,再晒干。

主要用名 鸡头黄精、黄精参、黄三七。

性味特征 甜、辣,平。

主要功效 补脾润肺,养阴生津。

主要应用

(1) 浮肿——罗汉七 15g,党参 10g,尾参、当归、扁豆、龟板各 9g,煮鸡蛋食。

(2) 气血亏损——罗汉七用黑豆、米汤九蒸九晒,研末服。

(3) 干瘦——罗汉七 9g,山萝卜、隔山消、桔梗、土党参各 6g,水煎,兑酒服。

(4) 腰痛——罗汉七 15g,黑豆 100g,煮服。

鸡 尾 七

来源 本品为百合科植物羊齿天门冬 *Asparagua filicinus* Ham. ex D. Don. 的块根和根茎。

采收加工 夏、秋二季采挖,除去地上部分,洗净,晒干。

主要用名 一窝蛆、千年老鼠屎。

性味特征 苦,微温。

主要功效 润肺止咳。

主要应用

(1) 跌打青肿——鸡尾七 9～15g,泡酒服。

(2) 肺痨咳嗽、食积腹胀——鸡尾七 6～9g,水煎服。

(3) 脐气——鸡尾七、虎耳草、黄荆叶各 6g,水煎,服 1 汤匙,余汁洗抹全身。

(4) 气血虚弱——鸡尾七、包谷七各 15g,黄精、沙参、牛角七各 30g,玉竹 60g,水煎服。

竹 根 七

来源 本品为百合科植物竹根假万寿竹 *Disporopsis pernyi*(Hua) Dielx. 的根茎。

采收加工 秋、冬二季采收根茎,洗净,晒干。

主要用名 回阳草、黄精七。

性味特征 甜、微苦,平。

主要功效 滋补强壮,止血生肌。

主要应用

(1) 外伤出血——竹根七鲜草捣烂外敷。

(2) 神经衰弱、贫血、虚咳、月经不调——竹根七 9～15g,水煎服。

(3) 心烦肋痛、中暑——竹根七 6～9g,水煎服。

野 党 参

来源 为桔梗科植物大花金钱豹 *Campanumoca javanica* Blume 或金钱豹 *C. javanicaBlum* var. japonica Makino 的根。

采收加工 以秋、冬采集为好,采后不要立即水洗,以免折断,待根内缩水变软后,再洗净蒸熟,晒干。

性味特征 甜、微苦,温。

主要功效 健中元,补肺气,祛痰止咳。

主要应用

(1) 肺虚咳嗽——土党参、百合、尖贝、百部、莲米、甜杏仁各适量,炖五花肉,吃肉喝汤。

(2) 下乳汁——土党参、黄芪、党参、当归各适量,炖鸡服。

野 百 合

来源 本品为百合科植物云南大百合 *Cardiocrinum gigantun*(Wall.)的鳞茎。

采收加工 秋季采挖鳞茎,除去茎叶,须根,洗净,置沸水中烫后,晒干。

主要用名 百合七、叫果七、荞麦百合。

性味特征 甜、淡,凉。

主要功效 补阴润肺止咳。

主要应用

(1) 百日咳——野百合 20~60g,水煎服。

(2) 肺痨咳嗽——野百合 15g,玄参 12g,川贝 12g,生地 15g,水煎服。

石 豆 兰

来源 本品为兰科植物石豆兰 *Bulbophyllum radiatum* Lindl. 的全草。

采收加工 秋季采收,除去须根及杂质。

主要用名 岩石斛。

性味特征 甜、淡,凉。

主要功效 润肺止咳,活血。

主要应用

(1) 咳嗽、痰中带血——石豆兰 30g,白及 60g,水煎服。

(2) 跌打损伤——鲜石豆兰捣烂,外敷,并可作内服配用药。

石 米 草

来源 本品为兰科植物石米 *Liparis fargesii* Finet 的全草。

采收加工 全年可采,晒干。

主要用名 半百斛。

性味特征 甜,微凉。

主要功效 滋阴,润肺止咳。

主要应用

(1) 肺痨咳嗽——石米草 30g,麦冬 12g,白及 50g,水煎服。

(2) 热病伤津——石米草 30g,生地 15g,水煎服。

(3) 中元亏虚肚子痛——石米草 30g,白及、麦冬各 15g,水煎服。

岩 白 菜

来源 本品为苦苣苔科植物牛耳朵 *Chirita eburnea* Hance 的全草。

采收加工 全年可采,晒干或阴干。

主要用名 矮白菜、牛耳岩白菜、岩壁菜。

性味特征 甜,平。

主要功效 补虚,止咳,止血,除湿。
主要应用

(1) 阴虚咳嗽——鲜岩菜 200g,炖肉吃。
(2) 肺痨血——白岩菜 9g,磨开水成浓汁,吞服。
(3) 红崩、白带——白岩菜 100g,炖肉吃。

回 心 草

来源 本品为苔藓类真藓科植物暖地大叶藓 *Rhodobryum giganteum*(Hook.) Par. 的全草。
采收加工 秋季采收,晒干或鲜用。
主要用名 九死还魂草、茴薪草、岩谷伞、铁脚一把伞。
性味特征 辣、苦,平。
主要功效 养心安神,清肝明目。
主要应用

(1) 跌打损伤所致神昏——回心草 20g,四两麻 5g,白三七 15g,活血莲、天麻各 6g,煎水服。
(2) 外伤出血——回心草捣烂敷患处。
(3) 神经衰弱——回心草 10g,泡酒服。

马 尾 草

来源 本品为书带蕨科植物书带蕨 *Vittaria flexuosa* Fee. 的全草。
采收加工 全年可采,晒干。
主要用名 马尾七。
性味特征 甜、淡,温。
主要功效 健肚,止血,止痛。
主要应用

(1) 培补气血——马尾草适量冲甜酒食。
(2) 小儿惊风——马尾草 6g,三皮风 3g,雄黄 0.3g,水煎服,每日服 3 次。
(3) 小儿疳积——马尾草 6g,水煎服。
(4) 瘫痪——马尾草、桑枝各 6g,钩藤、独活、秦艽各 9g,金毛狗脊 15g,水煎服。

牛 耳 草

来源 本品为苦苣苔科植物牛耳草 *Boea hygrometrica*(Bunge) R. Brown 的全草。
采收加工 秋季采收,晒干或鲜用。
主要用名 岩生运阳草、蝴蝶草。
性味特征 淡,平。
主要功效 健脾消积,止血止痛。
主要应用

(1) 小儿疳积——牛耳草 3g,炖鲜肉或鸡肝吃。
(2) 跌打损伤、脑震荡后遗症——牛耳草 60g,泡酒 250ml,每次服 20ml,每日 2 次。
(3) 外伤出血——牛耳草捣烂,外敷。
(4) 月家痨——牛耳草 60g,叶下红、苦竹根、野青草各 30g,炖刀口肉吃。

麦 斛

来源 本品为兰科植物麦斛 *Bulbophyllum inconspricuum* Maxim. 的全草。

采收加工 全年可采,阴干或晒干。

主要用名 瓜子莲、七仙桃、岩半。

性味特征 甜,凉。

主要功效 清虚热,生津养胃。

主要应用

(1) 关节肿痛——麦斛 6g,忍冬藤 30g,猪蹄 1 只,黄酒 200ml,加水炖服。

(2) 虚热干咳——麦斛 30g,桑叶 9g,麦冬 15g,水煎服。

(3) 长蛾子——麦斛、杠板归各 30g,一支黄花 15g,水煎,分 2 次服。

(4) 肺痨——麦斛、矮地茶各 30g,鲜荷叶 1 片,水煎服。

红马蹄草

来源 为苦苣苔科植物厚叶旋蒴苣苔 *Boea crassiflia* He-msl. 的全草。

采收加工 5~6 月份采收全草,晒干。

主要用名 岩青菜、岩白菜。

性味特征 甘,平。

主要功效 养阴润肺,止咳,通淋。

主要应用

劳伤咳嗽、吐血、咯血、淋浊、白带——岩白菜 30g,水煎服。

恩施巴戟

来源 为茜草科植物四川虎刺 *Damnacanthus officinarum* Huang. 的肉质根。

采收加工 春、秋二季挖根,除去地上部分,晒至七成干,蒸后捶打,抽去木心,晒干。

主要用名 鸡肠风。

性味特征 辣、甜,微温。

主要功效 补肾壮阳,强筋壮骨。

主要应用

(1) 肾虚腰痛——恩施巴戟、菟丝子、杜仲、枸杞各 10g,山药 15g,泽泻 5g,金毛狗脊 12g,水煎服。

(2) 阳痿——恩施巴戟 10g,淫羊藿 30g,清炖公鸡,吃肉喝汤。

(3) 水肿——恩施巴戟 15g,乌金七 5g,白三七、七叶一枝花各 10g,水煎服。

第十四节 活 血 药

活血药,是以通畅血行,消散瘀血为主要作用的药物。本类药品味多辣、苦,善于走散通行,而有活血散瘀的作用,用于一切瘀血阻滞之证。本类药物易耗血动血,对妇女月经过多及其他出血证无瘀血现象者忌用;孕妇慎用或忌用。

九节连环草

来源 本品为兰科植物虾脊兰 *Galathe discolor* Lindl. 的全草及根茎。

采收加工 四季可采,晒干。

主要用名 串白鸡、连环草、一串纽子、铁扣子。

性味特征 辣,平。

主要功效 活血止瘀,消痈散结。

主要应用

(1) 痔疮、脱肛——九节连环草 15g 研末,菜油调敷患处。

(2) 九子疡——九节连环草,醋磨搽患处,每日 3 次。

(3) 跌打损伤——九节连环草 10g,冷水七 15g,破血丹 12g,三百棒、大血藤各 20g,泡酒服。

(4) 淋巴结核——九节连环草、七叶一枝花、绞股蓝各等量,捣烂,调桐油外敷患处。

公 鸡 草

来源 本品为铁角蕨科植物长叶铁角蕨 *Asplenium prolngatum* Hook. 的全草。

采收加工 春、秋季采收,晒干。

主要用名 盘龙连、金鸡尾、铁蕨菜、定根草。

性味特征 辣、甜,平。

主要功效 活血化瘀,消肿止痛,止血,清热除湿。

主要应用

(1) 烧烫伤——公鸡草 15g,三月泡根皮 30g,共研末,调香油搽。

(2) 跌打损伤——公鸡草捣烂,兑童便服,再配良姜 9g,小血藤 30g,威灵仙根 9g,肺经草 12g,公鸡还阳草 9g,共捣烂,酒调服。

(3) 肚子疼——公鸡草 15g,水煎服。

(4) 乳汁不通——公鸡草 20g,水煎服。

(5) 红眼病——公鸡草叶、散血草各适量,捣烂,敷眼或取汁点眼。

鸡 爪 草

来源 本品为卷柏科植物卷柏 *Selaginella tamariscina* (Beauv) Spring. 的全草。

采收加工 春、夏、秋季可采收,除去须根和泥土,晒干或阴干。

主要用名 九死还魂草、回阳草、岩松、卷柏、救命王。

性味特征 淡,平。

主要功效 活血散瘀,通经,止血。

主要应用

(1) 血崩白带——鸡爪草 15g,水煎服。

(2) 烫火伤——鲜鸡爪草捣烂,敷患处。

(3) 跌打损伤——鸡爪草、山枇杷、红牛膝、白薇各 6g,水煎服。

(4) 痔疮,便血,子宫出血——鸡爪草(炒炭)、地榆炭、槐花各 10g,共研细末,每次 9g,温开水调服。

费 菜 草

来源 本品为景天科植物费菜 *Sedum kamtschaticum* Fisch. 的全草。

采收加工 春、秋采挖根茎,洗净晒干。全草随时可采,晒干。

主要用名 见血散、破血月、回生草、豆瓣还阳草。

性味特征 甜、微酸,平。

主要功效 活血散瘀,止血,镇痛。

主要应用

(1) 跌打损伤——费菜草 100g,水煎服。

（2）刀伤火伤——费菜草适量捣烂外敷。

（3）毒虫咬伤——费菜草适量捣烂外敷。

（4）咳血、吐血,鼻衄、齿衄——鲜费菜草 150g,水煎服;或捣烂加开水擂汁服。

吉 祥 草

来源　本品为百合科植物吉祥草 *Reineckea carnea*（Andr.）Kunth 的全草。

采收加工　全年可采,晒干。

主要用名　蛇尾七。

性味特征　苦,平。

主要功效　活血止痛,润肺止咳。

主要应用

（1）跌打损伤——吉祥草、绞股蓝、生栀子、接骨木各适量,捣烂,加酒调敷患处。

（2）腰痛——鲜吉祥草根 10g,含酒咬碎吞服,每晚 1 次,连服 7 天。

（3）风湿牙痛、腰痛——吉祥草 30g,寻骨风、老合草各 20g,白酒 1000ml,浸泡 7 日后,每日 2 次,每次服 20ml。

（4）哮喘——吉祥草 30g,白果、百部各 10g,水煎服。

葫 芦 七

来源　本品为菊科植物离舌囊吾 *Ligularia veitchiana*（Hemsl.）greem. 的全草。

采收加工　秋季采挖,晒干。

主要用名　山紫菀、毛紫菀、光头紫菀。

性味特征　甜、辣,温。

主要功效　活血散瘀,止咳。

主要应用

（1）跌打损伤——葫芦七 30~60g,炖猪肉食;或用鲜叶绞汁,兑酒服,渣外敷。

（2）咳嗽——葫芦七 30~60g,炖猪肉食。

（3）腰腿痛——葫芦七研末,每次 6g,每日 2 次,凉开水冲服。

菊 叶 三 七

来源　本品为菊科植物菊叶三七 *Gynura japonica* 的根,茎叶也可作药用。

采收加工　秋季采收,晒干。

主要用名　土三七、血当归。

性味特征　甜、微苦,温。

主要功效　活血散瘀,止血,消肿,解毒。

主要应用

（1）跌打损伤、劳伤疼痛——菊叶三七根研末,每次 2g,酒冲服。

（2）吐血、衄血、便血、外伤出血、蛇咬伤、无名肿毒——菊叶三七 9g,水煎服;或研末,每次 3g,温开水吞服;或鲜草捣烂敷患处。

（3）产后腹痛、痛经——菊叶三七根末 10~15g,水煎服。

（4）乳痛——菊叶三七全草 15g,水煎服。

冷 水 七

来源　本品为凤仙花科植物冷水七 *Impatiens stenosepala* Pritz. exDiels 的全草。

采收加工 夏、秋采集,晒干或鲜用。

主要用名 冷水月、活血月、红苋、止痛丹。

性味特征 辣、甜,凉。

主要功效 散瘀消肿,止血止痛,败火驱风。

主要应用

(1) 外伤出血——冷水七根研细末外敷。

(2) 肚子痛——冷水七根 5g,温开水吞服。

(3) 风湿性关节炎——冷水七 12g,转筋草 15g,九眼独活 9g,水煎服。

(4) 跌打损伤、劳伤腰痛——冷水七根 20g,泡酒服,另取鲜品适量捣烂敷患处。

备注 冷水七为恩施少数民族的常用草药,使用广泛,疗效显著,取用方便,在民间享有很高声誉。重庆市万州、巫山、奉节等地亦有使用习惯。据称,该品原为野生,由于疗效显著,移植于房前屋后,在民间栽培已有 100 年以上的历史。

羊 角 七

来源 本品为兰科植物斑叶鹤顶兰 Phaius woodrordii (Hook) Mer. 的全草。

采收加工 秋季采挖,除去须根及杂质,晒干备用。

主要用名 黄花羊角七。

性味特征 辣、甜,凉。有小毒。

主要功效 活血散瘀止血,祛痰止咳。

主要应用

(1) 咳嗽多痰——羊角七 2g,沙参 20g,麦冬、防风各 10g,水煎服。

(2) 跌打损伤——羊角七 2g,蛇尾七、白三七各 10g,泡酒服。

使用注意 不宜研末服,孕妇忌用。

开 口 箭

来源 本品为百合科植物开口箭 Tupistra chinensis Faker. 的根茎。

采收加工 春、秋二季采挖,除去地下部分、须根及泥土,晒干。

主要用名 牛尾七、开喉箭。

性味特征 甜、苦,凉。有毒。

主要功效 活血止血,利咽消肿。

主要应用

(1) 腰背疼痛——开口箭磨酒服,或用开口箭、牛膝各 9g,算盘七、金腰带各 12g,八爪金龙 15g,水煎服。

(2) 干咳——开口箭 9g,天冬、水高粱各 12g,水煎服。

(3) 喉咙痛——开口箭 6g,水煎服。

(4) 脑壳痛——开口箭磨汁,揉擦太阳穴。

(5) 跌打损伤——开口箭 30g,白酒 500ml,浸泡 3~5 天,每次服 50ml。

(6) 烧伤、烫伤——开口箭、地榆等量,焙存性,研末,油调外擦。

使用注意 孕妇忌服。

七 筋 菇

来源 本品为百合科植物七筋菇 Clintonia udensis Trautv. et Mey. 的全株。

采收加工　夏、秋采收,阴干。

主要用名　盘龙七、搜山虎、雷公七。

性味特征　苦、微辣,凉。

主要功效　散瘀止痛,祛风败火。

主要应用

(1) 跌打损伤、劳伤——七筋菇 0.5 ~ 1g,泡酒服。

(2) 漆疮——鲜七筋菇捣烂取汁,兑菜油或醋外擦。

使用注意　本品宜单独使用,服药过量会引起肚子屙。

天　蒜

来源　本品为百合科植物天韭 *Allium victorialis* L. 的全草。

采收加工　夏、秋采全草,剥去棕皮,晒干或鲜用。

主要用名　天韭、山葱、獐牙七、野葱。

性味特征　辣,温。

主要功效　散瘀活血,解毒消肿。

主要应用

(1) 屙痢、腹泻——鲜天蒜、大蒜各 20 ~ 30g,捣烂,开水泡服。

(2) 跌打损伤——天蒜 20 ~ 30g,泡酒服。

(3) 跌打青肿、疮毒——天蒜捣烂外敷。

红　升　麻

来源　本品为虎耳草科植物华西落新妇 *Astilbe auetro-sinensis* Hand. – Mazz. 的全草。

采收加工　秋季采挖,晒干或鲜用。

主要用名　小升麻、红头七。

性味特征　苦、涩,温。

主要功效　活血散瘀,止痛。

主要应用

(1) 跌打损伤——鲜红升麻根 30g,切片加黄酒蒸熟,分 3 次于饭前服,或水煎兑黄酒内服。

(2) 关节痛——红升麻根 10g,红茴香根皮 1g,及已 3g,水煎,兑黄酒内服。

(3) 肚子痛、肚子屙——红升麻根 15g,青木香 9g,焙干研粉,每日服 3 次。

独　正　岗

来源　为葡萄科植物蛇葡萄 *Ampelopsis brevipedunculata*(Maxim.) Trautv. 的根及叶。

采收加工　夏季采叶,秋季挖根,除去地上部分及泥土,洗净,晒干;也可以随采随用其鲜根。

主要用名　野葡萄、山葡萄、绿葡萄。

性味特征　辣、甜,凉。

主要功效　活血散瘀,消肿止痛。

主要应用

(1) 跌打损伤、骨折、青紫肿痛——独正岗、毛五加皮、红刺老苞、地骨皮各适量,共研细粉,蜜调外敷,若已骨折,需经正骨手术后包敷患处。

(2) 丹毒疼痛难忍——独正岗、六月寒各 12g,竹叶细辛 6g,香血藤 10g,水煎服。

备注　独正岗为恩施土家族人民的民族用药,该品来源于巴东县,当地民族医用该品再配以红刺老苞根皮、五加皮等药,共研细末,用蜜调外敷治疗跌打损伤、骨折等外伤疾患,疗效较好,药理实验证明,其结果与临床疗效一致。湖北民族学院附属民大医院及恩施土家族苗族自治州中心医院从七十年代开始一直应用至今。

血　　藤(大血藤)

来源　为木通科植物大血藤 *Sargentodoxa cuneata*(Oliv.) Rehd. et Wils. 的藤茎。

采收加工　全年可采,多在秋季砍取均匀的藤茎,晒干。

主要用名　活血藤、红木通、红藤。

性味特征　苦、涩,平。

主要功效　败火消痈,活血通络,驱风杀虫。

主要应用

(1) 风湿性腰痛——血藤 15g,铁筷子 8g,三百棒 15g,黄包袱、螃蟹七、铁扁担 12g,泡酒服。

(2) 跌打损伤——血藤、菊叶三七、景天三七各 30g,水煎服,每日 2 次。

第十五节　止　血　药

止血药,指能够制止人体内外各种出血的药物。止血药均具有止血作用,因其药性有凉、温之别,散敛之异,所以其具体作用又有凉血止血、化瘀止血、收敛止血、温经止血的区别,适用于内外各种出血病证。如咯血、咳血、衄血、吐血、便血、尿血、崩漏、紫癜以及外伤出血等。

文王一支笔

来源　为蛇菰科植物筒鞘蛇菰 *Balanophora involucrate* Hook. f. 的全草。

采收加工　夏、秋二季挖取全株,除去泥土,晒干。

主要用名　借母怀胎、观音莲、鸡心七、笔包七。

性味特征　苦、涩,凉。

主要功效　清热解毒,凉血止血,固肾涩精。

主要应用

(1) 红崩——文王一支笔 9g,大蓟根 12g,映山红根 15g,炖肉服。

(2) 痔疮肿痛——文王一支笔 15g,炖猪大肠服。

(3) 刀伤出血——文王一支笔适量为末,撒敷患处。

白　三　七

来源　本品为五加科植物竹节人参 *Panax japonicum* C. A. Mey. (*P. repens* Maxim.)的块茎,其茎、叶也可作药用。

采收加工　秋季采挖,除去茎叶、须根、洗净,晒干。

主要用名　竹节人参、竹根七、竹节参。

性味特征　甜、苦,温。

主要功效　止血,散瘀通络,镇咳,补阴。

主要应用

(1) 跌打损伤——竹节参、算盘七、麻布七、徐长卿各 9g,八里麻 6g,泡酒服;并用鲜茎叶捣烂外敷;或白三七 10g,钻岩筋 15g,半截烂 6g,用蜂糖同炒后,泡酒服。

(2) 劳伤出血——竹节参、茜草各 9g,白茅根 15g,猪肉 250g,炖汤,食肉服汤。

（3）外伤出血——竹节参研粉,外敷伤口。

（4）吐血——白三七、白茅根各 10g,麦冬 6g,水煎服。

（5）鼻血——白三七 3g,栀子 6g,水煎服。

（6）心胃痛——白三七 6g,麻黄 3g,逼血雷 3g,研末,兑酒服。

（7）痔疮出血——白三七 10g,白茅根 10g,绞股蓝 20g,水煎服。

（8）手部生疮——白三七鲜叶捣烂,敷患处。

（9）全身筋骨痛——白三七 50g,细辛 3g,水煎服。

红 三 七

来源　为景天科植物齿叶景天 *Sedum odontophyllum* Ford. 的全草。

采收加工　秋季采收,晒干。

主要用名　胡豆七、打不死。

性味特征　酸,凉。

主要功效　止血,消肿,止痛。

主要应用

痈疖肿毒——红三七适量,捣烂敷患处。

大 叶 三 七

来源　本品为五加科植物大叶三七 *Panax pseudo-ginseng* Wall. var. japonicus（C. A. Mey）Hoo et Tseng 的根茎。

采收加工　秋季采挖,除去地上部分及须根,晒干。

主要用名　扣子七、钮子七。

性味特征　甜、苦,平。

主要功效　活血止血,消肿,止痛。

主要应用

（1）跌打损伤——大叶三七、桃仁、当归各 9g,红花、木香各 6g,水煎,加酒冲服。

（2）劳伤腰痛——大叶三七、土鳖虫各 15g,泡酒服。

（3）外伤出血——大叶三七适量,研末敷伤口。

（4）咳血——大叶三七、枇杷叶各 9g,贝母 6g,白茅根、仙鹤草各 15g,水煎服。

（5）红崩——大叶三七、白山七各 5g,地榆 10g,水煎服。

扣 子 七

来源　本品为五加科植物羽叶三七 *Panax binpinnatifidus* Seem 的根茎。

采收加工　秋季采挖,除去须根,洗净,晒干或烘干。

主要用名　羽叶三七、大白三七、细叶三七

性味特征　甜、苦,平。

主要功效　活血止血,消肿止痛。

主要应用

（1）跌打损伤、筋骨疼痛——扣子七、桃仁、当归各 9g,红花、木香各 6g,水煎服。

（2）劳伤腰痛——扣子七、土鳖虫各 15g,泡酒服。

（3）外伤出血——扣子七适量,研末敷伤口。

（4）咳血——扣子七、枇杷叶各 9g,贝母 6g,白菜根、仙鹤草各 15g,水煎服。

（5）红崩——扣子七、白山七各 5g，地榆 10g，水煎服。

土 田 七

来源 为景天科植物景天三七 *Sedum aizoon* L. 的根。

采收加工 夏、秋采挖，晒干或置沸水中稍烫，晒干。

主要用名 土三七、岩三七、八仙草、贝血散。

性味特征 微涩，平。

主要功效 止血，活血，安神，败火，解毒。

主要应用

（1）各种内出血——土田七 60～90g，水煎服。

（2）跌打损伤——土田七鲜品捣烂敷患处，并用其根 30～60g，泡酒服。

转 珠 七

来源 本品为蓼科植物珠芽蓼 *Polygonum viviparum* L. 的根茎。

采收加工 秋季采挖，晒干。

主要用名 猴儿七、蝎子七、野高粱。

性味特征 甜、淡，微温。

主要功效 活血止血，解毒止痛。

主要应用

（1）外伤出血——转珠七适量研末，撒敷出血处。

（2）肚子痛——转珠七 20g，水煎服或泡酒服。

（3）关节痛——转珠七 20g，水煎服或泡酒服。

（4）肚子屙、屙痢——转珠七 30g，水煎服。

九 根 索

来源 本品为水龙骨科植物丝带蕨 *Drymotaemium miyoshianum*（Makino）Makino 的全草。

采收加工 全年可采，晒干。

主要用名 韭菜还阳、马尾七、书带蕨、倒生根。

性味特征 甜、淡，温。

主要功效 止血，止痛。

主要应用

（1）跌打损伤、腰痛——九根索、蛇尾七各 30g，白酒适量，泡服。

（2）小儿惊风——九根索 20g，水煎，加白糖少许冲服。

（3）风湿性关节炎——九根索、杜仲、千年健各 30g，补骨脂 20g，三百棒 10g，绞股蓝 100g，白酒 2000ml，浸泡 7 天，日服 2 次，每次 20～40ml。

（4）吐血咯血——九根索、陈棕炭、血余炭各 30g，白及 20g，共研细末，日服 1 次，每次 20g，温开水冲服。

见水还阳草

来源 为苦苣苔科植物珊瑚苣苔 *Corallodiscus cordatulus*（Craib）Burtt（*Didissandra cordatula* Craib）的全草。

采收加工 秋后采收，除去泥土，晒干。

主要用名 棉花还阳、岩石还阳。

性味特征 淡,平。

主要功效 止血,化瘀,健脾。

主要应用

(1)刀伤出血——见水还阳草适量,捣烂敷患处。

(2)小儿疳积——见水还阳草3g,胡椒5粒,蒸猪肉吃。

(3)跌打损伤——见水还阳草60g,蒸酒250ml,内服。

岩兰花草

来源 本品为苦苣苔科植物瓣马铃苣苔 *Oretocharis auricular*(S. Moore)Clarke. 的全草。

采收加工 秋季采收,晒干。

主要用名 软及风、长毛岩白菜。

性味特征 甜、苦,凉。

主要功效 凉血止血,解毒。

主要应用

(1)跌打损伤——岩兰花草15g,巴地麻6g,土三七、血当归各20g,水煎服。

(2)各种内出血——岩兰花草15g,扣子七10g,共研为细粉,冲开水服。

(3)痈疽疮疖肿痛——岩兰花草15g,绞股蓝30g,水煎服。

狗牙草

来源 本品为景天科植物土三七 *Sedum aizoon* L. 的全草。

采收加工 夏、秋季开花时,割取地上部分,晒干或鲜用。

主要用名 莲花还阳、土三七。

性味特征 甜、微酸,平。

主要功效 止血,化痰。

主要应用

(1)跌打损伤——狗牙草15g,泡酒服。

(2)外伤肿痛——狗牙草、乌金七、大救驾、八棱麻、雪花草等分,捣烂外敷。

(3)尿血——狗牙草15g,加红糖引,水煎服。

红白二丸

来源 为秋海棠科植物为秋海棠 *Begonia evansiana* Andr. 的根茎。

采收加工 秋季采收,晒干。

性味特征 酸、辣、涩,凉。

主要功效 活血散瘀,止血镇痛。

主要应用

(1)红白痢疾、崩漏——红白二丸3~9g,水煎服。

(2)疝气痛、急性心窝痛——红白二丸15~30g,酒水各半煎服。

(3)风湿痹痛——红白二丸10g,骨碎补15g,虎耳草12g,桑寄生、大血藤各30g,水煎服。

血蜈蚣

来源 本品为秋海棠科植物掌裂叶秋海棠 *Begonia pedatifida* Levl. 的根茎。

采收加工 夏、秋采集,晒干或鲜用。

主要用名 一口血、蜈蚣七。

性味特征 淡、涩,平。

主要功效 止血止痛。

主要应用

(1)痛经——血蜈蚣 3~6g,咬碎吞服。

(2)咳嗽吐血——血蜈蚣 20g,白及 9g,水煎服。

(3)外伤出血——血蜈蚣、蜂子七适量捣烂,外敷。

(4)跌打内伤——血蜈蚣泡酒服。

(5)痢疾——血蜈蚣、岩黄连各 10g,共为末,白酒送服。

(6)肝脾肿大——血蜈蚣、蝴蝶花、丹参各 30g,水煎服,连服 30 天为一个疗程。

(7)痔疮——血蜈蚣、九里光各适量,捣烂,外敷。

朱 砂 莲

来源 为薯蓣科植物薯莨 *Dioscorea cirrhosa* Lour. 的块茎。

采收加工 5~8 月采挖,去泥土,洗净,晒干或生用。

主要用名 朱砂七、牛血莲、红药子。

性味特征 酸、涩,平。

主要功效 理气活血,止血,止痛。

主要应用

(1)红崩——朱砂莲、红鸡冠花各 10g,百草霜 3g,共研粉,温开水冲服。每次服 6g。

(2)外伤出血——朱砂莲研末,外敷。

(3)咳嗽吐血——朱砂莲 6~9g,水煎服。

(4)月经不调——朱砂莲、月季花各 10g,水煎服。

(5)妇女血气痛——朱砂莲磨粉 3g,开水冲服。

(6)痔疮出血——朱砂莲、旱莲草、海蚌含珠各 20g,水煎服。

(7)毒蛇咬伤——朱砂莲、七叶一枝花、阴地蕨、雪胆,共同磨醋外涂。

(8)痢疾、水泻、腰痛、经闭——牛血莲 6~9g,水煎服,或研粉,每服 6g。

雪 胆

来源 本品为葫芦植物雪胆 *Hemsleya chinensis* Cogn. 的块根。

采收加工 秋末冬初采挖,切片晒干。

主要用名 乌龟七。

性味特征 苦,凉。有小毒。

主要功效 止血,止痛,止泻,解毒。

主要应用

(1)咳血,吐血——雪胆、白龙须、海金沙各 6g,水煎服。

(2)衄血——雪胆 6g,白龙须 15g,水煎服。

(3)外伤出血——雪胆适量,研末,外敷。

(4)无名肿毒——雪胆适量,醋磨汁,敷患处。

(5)牙痛,喉咙痛,外伤痛——雪胆研末,痛时服 0.3~0.5g。一般服药后数分钟止痛,药效持续 40 分钟至 6 小时。

（6）肚子痛、屙痢、长蛾子——雪胆、雄黄连各6g,赶山鞭10g,水煎服。

使用注意　孕妇忌用。

打 死 还 阳

来源　为景天科植物景天三七 *Sedum aizoon* L. 的全草。

采收加工　夏、秋采挖,晒干或置沸水中稍烫,晒干。

主要用名　土三七、岩三七、八仙草、贝血散。

性味特征　微涩,平。

主要功效　止血,活血,安神,解毒。

主要应用

（1）吐血、衄血、咳血——打死还阳、仙鹤草、白茅根各15g,炒栀子9g,水煎服。

（2）跌打损伤——打死还阳嫩芽 7 枚,炒鸡蛋吃;或用鲜根 30g,水煎服;也可用鲜品捣烂敷患处。

刀 口 药

来源　为菊科植物宽穗兔儿风 *Ainsliaea triflora*（Buch-Ham）Druce 的叶。

采收加工　夏、秋采叶,晒干或研粉备用。

主要用名　三花兔儿风。

性味特征　辣、微涩,平。

主要功效　败火解毒,止血,生肌,收口。

主要应用

刀伤出血——刀口药适量,研细,敷患处。

红 子

来源　为蔷薇科植物火棘 *Pyraeantha fortuneana*（Maxin.）Li 的果实、叶和根。

采收加工　秋季果实成熟时采摘果实,叶、根全年可采,洗净,晒干。

主要用名　救兵粮、木瓜子。

性味特征　果:甜、酸、涩,平。叶:酸、微苦,平。根:苦、涩,平。

主要功效　果:健脾消积,活血止血。叶:清热解毒。根:清热凉血。

主要应用

（1）白带、痢疾——红子 15～30g,水煎服。

（2）痈疽疔疖、刀伤出血——鲜红子叶捣烂外敷患处。

（3）崩漏——红子根 15～30g,水煎服。

第十六节　妇科用药及喜药

妇科用药及喜药,指用于治疗妇科疾病及产科病证的药物。这类药具有活血调经、安胎、止带或堕胎的作用。

扇 子 草

来源　本品为兰科植物扇脉杓兰 *Cypripedium japonicum* Thunb. 的根茎、花。

采收加工　夏、秋季采挖根茎,除去茎叶及泥土,晒干,花夏季采摘,晒干或鲜用。

主要用名 一把伞。

性味特征 微苦、辣,微温。

主要功效 活血调经,散瘀止痛。

主要应用

(1) 月经不调——扇子草根茎 3~6g,水煎服。

(2) 子宫脱垂——扇子草花 7 朵,水煎服。

(3) 乳痈——扇子草、蒲公英各 3g,水煎服。

(4) 跌打损伤、腰痛——扇子草 3~6g,水煎服;或扇子草 15g,泡酒服。

竹叶吉祥草

来源 本品为鸭跖草科植物竹叶吉祥草 *Spatholirion longifolium*(Gagnep.) Dunn 的花序。

采收加工 夏秋季采收花序,晒干。

主要用名 珊瑚草、缠百合。

性味特征 涩,凉。

主要功效 调经,止痛。

主要应用

(1) 月经不调——竹叶吉祥草、当归各 10g,血三七 6g,水煎服。

(2) 脑壳痛——竹叶吉祥草 15g,川芎 20g,菊花 6g,白附子 3g,水煎服。

岩　耳

来源 本品为地衣类肺衣科植物石耳 *Vmbilicaria esculenta* Minds. 的茎体。

采收加工 全年可采,阴干或晒干。

主要用名 石耳、石木耳。

性味特征 甜,凉。

主要功效 活血,止血,解毒止痉。

主要应用

(1) 暴崩、赤白带下——岩耳 9g,研末,温开水冲服。

(2) 子痫症——岩耳 9g,研末,冲服。

吊　白　菜

来源 本品为玄参科植物吊白菜 *Rehmannia rupestris*(Hemsl.) Solereder. 的全草。

采收加工 秋季采收,阴干。

主要用名 岩生地黄。

性味特征 苦,凉。

主要功效 解毒,止血,调经止带。

主要应用

(1) 溃疡久不收口——吊白菜研粉,调凡士林外敷。

(2) 月经不调——吊白菜 20g,血三七 15g,当归 10g,水煎服。

(3) 外伤出血——吊白菜 10g,白三七 10g,蜂子七 15g,研粉外敷。

臭　牡　丹

来源 本品为马鞭草科植物臭牡丹 *Clerodendron bungei* steud. 的全株。

采收加工　夏秋季采挖,去泥,洗净,晒干。

主要用名　大红花、臭梧桐、大风草、臭枫根。

性味特征　苦、辣,凉。

主要功效　堕胎,散气活血,赶风化痰。

主要应用

(1) 溜胎——臭牡丹根煎水当茶饮。

(2) 白带过多——臭牡丹叶水煎内服。

(3) 杀蛆——鲜臭牡丹捣烂放粪池内。

蒜盘子根

来源　本品为大戟科植物野南瓜 *Glochidion puberum* L. Hutch. 的根。

采收加工　四季可采,晒干。

主要用名　蒜盘子树、馒头果。

性味特征　微苦、微涩,凉。

主要功效　活血通经。

主要应用

(1) 闭经劳——蒜盘子根6g,煎兑甜酒服。

(2) 摆红——蒜盘子枝叶100g,路边荆根50g,水煎服。

对 月 草

来源　本品为远志科植物瓜子金 *Polygala japonica* Houtt. 的全草。

采收加工　夏、秋季采集。

主要用名　女儿红、瓜子草、铁线风。

性味特征　甜、涩,凉。

主要功效　通经活血,益精补气,生肌。

主要应用

(1) 经闭枯瘦——对月草、白茅根各150g,三月泡9g,煮鸡蛋服。

(2) 喉咙痛——对月草6g,水煎服。

山 射

来源　本品为败酱科植物缬草 *Valeriana officinalis* L. 根茎。

采收加工　夏秋季采挖,去泥洗净,晒干。

主要用名　五星香、满坡香、七姐妹。

性味特征　辣、涩,温。

主要功效　溜胎,赶风。

主要应用

(1) 避孕——山射、牛王刺、胡葱果各6g,水煎服。

(2) 着凉——山射9g,生姜3片,水煎内服。

棕 树 根

来源　本品为棕榈科植物棕榈 *Trachycarpus wagnerianus* Becc. 的根。

采收加工　四季可采,去泥洗净。

主要用名 棕巴掌、定海针。

性味特征 涩、辣,温。

主要功效 溜胎。

主要应用

溜胎——棕树根、阳尘各 15g,水煎内服。

十 姊 妹

来源 为蔷薇科植物大红蔷薇 *Rosa saturate* Baker. 的花。

采收加工 6~7 月采花,晒干。

主要用名 刺月红、小玫瑰。

性味特征 微甘,凉。

主要功效 清热凉血,解毒,调经。

主要应用

月经不调——红花、桃仁、鸡冠花、十姊妹花、血藤各 20g,水煎汁,加阿胶 20g 内服。

人 血 草

来源 为罂粟科植物人血草 *Stylophorum lasiocarpum*(Oliv.) Fedde. 的根及全草。

采收加工 夏、秋二季采挖全草。除去泥土,晒干。

主要用名 豆叶七。

性味特征 苦、涩,微温。

主要功效 活血调经,行气散瘀,止血止痛。

主要应用

(1) 月经不调——人血草、当归各 10g,血三七 6g,水煎服。

(2) 跌打损伤——人血草 6g,水煎服。

(3) 外伤出血——人血草、索骨丹、红三七各等分研细,撒敷伤口。

(4) 疮疖——人血草、七叶一枝花各等量,共研细粉,用醋调敷患处。

小 对 叶 草

来源 为藤黄科植物小连翘 *Hypericum erectum* Thunb. 或蜜腺小连翘 *H. seniawinii* Maxim. 的全草。

采收加工 夏、秋采集,晒干或鲜用。

主要用名 对月草、黄花对月草。

性味特征 苦,平。

主要功效 调经止血,解毒消肿,通乳。

主要应用

(1) 月经不调——小对叶草 12g,月月红 6g,益母草 10g,水煎服。

(2) 咯血、鼻出血——小对叶草 30~60g,水煎服。或小对叶草 30g,龙芽草 20g,墨斗草 20g,水煎服;

马 耳 朵

来源 为虎耳草科植物大叶金腰 *Chrysosplenium macrophyllum* Oliv. 的全草。

采收加工 春、夏采集,鲜用或晒干。

主要用名 猫耳朵、爬地红毛七。

性味特征 苦、涩、平。

主要功效 止带,止咳。

主要应用

(1) 头晕、白带——马耳朵 30～60g,炖肉服。

(2) 无名肿毒——马耳朵鲜品捣烂,外敷患处。

乌　泡

来源 为蔷薇科植物川莓 *Rubus setchuenensis* Rur. et Franch. 的根和叶。

采收加工 秋冬季节采根,晒干或切片晒干;夏季采收叶,晒干备用。

主要用名 倒竹伞、倒生根。

性味特征 酸、咸、平。

主要功效 祛风除湿,止呕,活血。

主要应用

(1) 劳伤吐血——乌泡根 15g,水蜡烛根 12g,棕榈炭 9g,藕节炭、仙鹤草、生地炭、百草霜、红糖各 12g,水煎服。

(2) 月经不调——乌泡根、月季花、大血藤、益母草、元宝草各 12g,泽兰叶 6g,水煎兑酒服。

第十七节　固　涩　药

固涩药,即以收敛固涩为主要作用的药物。这类药物分别具有固表止汗,敛肺止咳,涩肠止屙,固精缩尿,收敛止血,止带等作用。主要用于久病三元亏虚,正气不固所致的自汗、盗汗、久咳虚喘、久屙、遗精、尿频、崩带不止等病证。本类药物药性涩敛邪,故凡表邪未解,湿热所致之屙痢、带下,血热出血,以及郁热未清者,均不宜用,误用有"关门杀贼"之弊。

朝　天　罐

来源 本品为野牡丹科植物朝天罐 *Osbeckia crinita* Benth. ex C. B. Clarke 的根或全株。

采收加工 夏秋二季采收,晒干。

主要用名 背篓七、天灌子、九罐花。

性味特征 淡,凉。

主要功效 收敛止血,止泻。

主要应用

(1) 红崩——朝天罐 30g,红鸡冠花 3g,月季花、仙鹤草、荞麦七、厚朴各 15g,元宝草叶 6 片,水煎服。

(2) 屙痢——朝天罐根 20g,水煎冲糖服。

(3) 行路脚疼——朝天罐根、白牛膝捣烂,揉痛处。

(4) 头昏虚弱——朝天罐全草 10～15g,水煎服。

(5) 小儿鹅口疮——朝天罐全草 20g,水煎服,或洗口腔。

鬼　灯　檠

来源 本品为虎耳草科植物鬼灯檠 *Rodgersia aesculifolia* Batal. 的根茎。

采收加工 秋季茎、叶枯萎时,采挖地下根茎,除去茎叶,洗净,晒干。

主要用名　厚朴七、老蛇莲、老蛇盘。

性味特征　苦、涩,凉。

主要功效　涩肠止屙,散瘀止血。

主要应用

(1) 屙痢、肚子暴泻——鬼灯檠9～15g,水煎服。

(2) 跌打损伤、烫伤——鬼灯檠适量,捣烂敷患处。

(3) 月经不调——鬼灯檠9g,水煎服。

(4) 鼻衄、吐血——鬼灯檠9～15g,茅根15g水煎服。

备注　本品为恩施土家族地区的一种民族用药,陕西、云南等省区亦作为民间草药,已载于《中会人民共和国药典》1977年版一部。

野　燕　麦

来源　为禾本科植物野燕麦 *Avena fatua* L. 的全草。

采收加工　夏、秋季采集。

主要用名　野浮麦、野小麦。

性味特征　甜、咸,平。

主要功效　止汗,退虚热。

主要应用

(1) 自汗——野燕麦200g,红枣子500g,生姜50g,小血藤果250g,共研末,每次50g,温开水冲服。

(2) 盗汗——野燕麦、九龙杯、竹根七各100g,糖罐子150g,水煎内服。

三　月　泡

来源　为蔷薇科植物山莓 *Rubus corchorifolius* L. f. 的果实和根、叶。

采收加工　5～6月采摘将成熟而色尚青的果实,置沸水中稍潦,及时取出晒干或烘干。

主要用名　栽秧泡、过江龙。

性味特征　甜、酸,微温。

主要功效　固肾涩精。

主要应用

(1) 阳痿遗精——三月泡子15g,枸杞子、菟丝子、五味子、莲子各9g,水煎服。

(2) 跌打青肿——三月泡鲜叶捣烂,外敷患处。

(3) 烧烫伤——三月泡根皮研粉,加香油调膏,涂患处。

第九章　土家医方剂学总论

第一节　土家医方剂的形成与发展

　　土家医方剂学是土家族先民在"尝草识药,治验疾病"的医疗实践中,历经从一药一方,到治病验方的过程中逐渐积累和形成的。在漫长的发展过程中,这些单、验方在历代本草文献或相关考古资料中均有散在记载,或以"口碑"文献形式在土家族民间世代相传至今。

　　在近现代武陵土家地区的考古工作中,发现了许多与医药活动有关的地下文史资料,如三峡地区的盐巴等。盐巴文化与土家族方药文化有密切的关系。古代土家族先民之一的巴人,生活在今三峡一带的巴子国,因盛产井盐而闻名天下,故称盐巴或巴盐。盐巴早在《山海经》中就有记载,在三峡地区先后发现了忠县的涂井、开县的王泉井、云阳县的白兔井、巫溪县的白虎井等废弃的盐井遗迹,证实早在两千多年前,巴人已开始使用、贩卖盐巴。

　　盐巴具有食与疗的作用,其性寒,味咸,具有消火、凉血、解毒、涌吐等功效,是土家族先民最早应用于临床治疗的药物之一。盐巴在土家族民间多为单方或验方用于临床治疗疾病,如含漱治疗牙龈出血、咽喉肿痛、牙痛;温盐水洗目翳、清洗伤口、清洗毒虫螫伤;热盐熨腰腿寒疾;热盐水内服治疗食停中脘、心腹胀痛等。在土家族医药方药发展历史上,除盐巴外,还有许多独具特色的民族药物及民间单方验方。

　　土家族民俗中有许多深厚的医药文化背景,如节日文化中,酉水流域的土家族有端午佳节吃粽子祭祀屈原,悬挂艾叶、菖蒲防虫蛇,洒雄黄酒以禳毒气的习俗。还有食角黍盐蛋、饮雄黄酒、以雄黄涂小儿耳鼻以避百毒,雄黄酒并蒜汁遍洒住所户外避虫蛇等。

　　北宋·唐慎微著《证类本草》中,收载黔中郡、施州、武陵山谷等土家族地区药物20余种。如海金沙、石百草、野猪尾、瓜藤、独用藤、紫背金盘草、小儿群、野兰根、龙牙草、半天回、蜀椒、白药、红茂草、露筋草、土茯苓等。

　　明·官修本草著作《本草品汇精要》,该书收载了施州土家族民间药物19种,并介绍了部分当地人用药经验和单验方。

　　明·李时珍《本草纲目》中,收载湖北施州、湖南武陵、黔中郡、溪州等地土人、巴人药用本草30多种,还介绍了土人、巴人用药单方、验方。

　　清·吴其濬,在任湖南、湖北、贵州省巡抚时,著有《植物名实图考》,记载了施州、武陵土医药物188种。在药物中还附有不少治病单验方。

　　在土家族民间,方药流传久,数量多。有的药匠还将单方、验方抄写保存。这些单方、验方是历代药匠传承下来的治病经验,部分确有良效,能起到立竿见影的作用。

　　此外还有药匠手中珍藏的抄本。如湘西自治州龙山县洗车河镇已故老药匠彭大善藏有《二十四惊症》抄本,并附有验方多首。张家界市永定区大坪镇老药匠赵善林藏有《七十二症》及《二十四惊风》抄本,收藏药方百余首。湘西自治州泸溪县白洋溪乡老药匠周通群也藏有《七十二症卷》抄本,收载药方39首。湘西自治州永顺县陈复兴老药匠藏有《急救药方》抄本,载有药方60首。陈正达老药匠藏有《老祖传秘方》,载方101个。在湖北省恩施土家族民间,清末名医秦子文著有《玲珑医鉴》(手抄本),约20余万字,收录较多的民间单验方。秦子文还著有《验方集锦》。恩施土家族名医汪古珊著有《医学萃精》,载方493个,其中内科杂证方113个,急救便方137个,外科各证方112

个,妇科病证方 131 个。鄂西民间还流传有《医方精选》、《人兽医方录》等方药抄本。

自 20 世纪 80 年代以来,土家族地区进行了民间有效方药临床验证、理论研究和新药开发等工作。在筛选的基础上,对来源清楚、确有疗效的方药进行临床观察。在此基础上,形成了一批研究成果。田华咏等编著出版《土家族医药学》收载土家医方剂共 2010 首。这些方剂首次出现在公开发行的土家族医药学专著中,是对我国土家医方剂学的系统总结。赵敬华等编著出版的《土家族医药学概论》收载鄂西土家族民间单方、验方 1000 余首,涉及内科、女科、儿科、外伤科、七窍科等病证。

杨德泉等人开展《土家医方剂理论整理研究》项目,对方剂与治法的关系,方剂的分类、组成、剂型、用法等进行了较为系统的研究,并整理出土家医常用方剂 70 首。彭芳胜等人承担完成的国家中医药管理局全国民族医药文献整理项目《土家医方剂学》,深入土家族民间调查、收集有关方药的资料,进行了系统的整理。从土家族方剂的形成与发展,土家医方剂学的学术特点,方剂的分类、组成、剂型、用法进行诠释和阐述;对各类方剂,从方药来源、组成、用法、禁忌、主治、解析、加减、应用、注意事项、考证以及附方等方面进行论述,整理出土家医方剂理论体系,构建了土家医方剂学科。

第二节　方子与治法的关系

方剂,土家医称"方子",是土家族先民同疾病作斗争的过程中,在单味药物应用的基础上逐步发展而成的。治法则是针对疾病,通过辨证审因而制定的基本治疗方法。

方剂是治法的基础,方剂与治法是土家医治疗学中理、法、方、药不可或缺的部分,二者关系非常密切。治法是方剂运用的原则和依据,治法一经确立,便成为选药组方的指导原则。"口承"、手抄本、古医籍中的方剂都列在病证之后,是不可分割的部分,而且对应关系稳定。

土家医根据临床症候,辨析病因,确定病位和病证,然后确定治法,选择治疗药物,方剂也就随之制定出来。由此可见,治法是拟方和运用的依据,方剂则是治法的体现,既不能有方无法,也不能有法无方。土家医治法从属于病证,方从属于法。例如垮肚病(相当于西医的胃下垂),病因病机为气虚带松无力,治法为补气升提,选择药物以清明花根、对叶参、花杆子、甜草等组成升松方进行治疗。临床疗效是治法与方剂互相配合的结果。

治法是指导选拟方剂及其应用的原则和依据,方剂是体现和验证治法的手段,只有方剂与治法相互配合,才能完成理、法、方、药辨证施治的全过程。

第三节　治　疗　方　法

土家医治疗方法丰富多彩,归纳起来分为药物治疗法和非药物治疗法两大类。药物治疗法分内治法和外治法两种。具体方法,在《土家族医药学》归纳为"汗、泻、赶、止、补、温、清"七法,酉水流域土家医把治法分为"表、散、清、败、赶、攻、止、调、提、补"十法。这些方法都是历代土家医在医疗实践中总结出来的,具有普遍指导意义,至今仍被沿用。"十法"的主要内容如下。

表法,即表出法,是通过人体皮窍驱除邪气外出的一种治疗方法。适用于表寒证、表热证,是治疗风寒袭表、风湿犯表、风热在表、麻疹水痘不出等病邪引起的风寒、风湿、风热外感病及麻疹、水痘不透或外透不彻,疮疡有寒热表证等病证。由于表证有寒热之别,病邪有兼杂不同,体质有强弱之异,所以表法有温表、凉表之分,并可与清法、赶法、补法等其他治疗方法相结合运用。

散法,即散开法,是通过化散、松开等温性方药来驱除体内结聚之潮邪、寒邪,治疗内湿证、冷气证、痰湿证的一种治疗方法。由于内湿、内寒证的成因有外邪直中和火虚内生之分,其病位有脏器、经络的不同,所以,散法又有温中散寒和温经散寒、散内湿和散外湿等区别。由于里寒证、里湿证的发生与火气虚同时存在,故散法又常与补法配合运用。

清法,即清除法,是运用清热作用的方药,清除机体内热邪的一种治法。清法适用于内热证。由于内热证有在分肉、骨中、血分或某一脏器的不同,所以又有清分肉热、清血分热、清骨热、清血热、清脏器热等不同。清法运用范围较广泛,对温热病的治疗尤为重要。

败法,即败毒法,是用治毒类药逐除体内毒气的一种治疗方法。败法适用于毒气所致的一类病症。由于毒气有"天毒"、"蔫毒"、"生毒"三大类,风、寒、水、潮、火、热、瘟、食、虫、草、气、血、巴达、痰、尿、粪、脓、胎毒等18种,所以有清毒、赶毒、拔毒、化毒、散毒……等八类。

攻法,即攻逐法,是运用具有泻下作用的方药,通过通大便、利小便、逐积水,使停留在肚肠中的燥屎、积热、瘀血、冷积、水气等从下而解的一种治法。攻法适用于停滞证。凡邪在肚肠而致大便不通、燥屎内结以及水停胸腹、瘀血内蓄等证均可应用。对于病邪兼挟,可与其他治法配合应用。

赶法,又称理通法,是运用理气通经的方药,通过理顺气机,达到疏通经络,使气调和经络通畅的一种治法。赶法适用气滞和经络不通的病症,凡气机不畅,经络不通之证皆可用之。又因气滞常可发生在肚肠、肝经、筋肉等部位,或挟杂病邪,可与其他治法合用。

止法,又称止涩法,是运用收敛固涩的方药,通过收固滑脱、收敛止血、止泻止遗、敛汗,使脱症收、出血止、泄泻停、精固、汗止的一种治法。止法适用于肠滑、遗尿、遗精、带漏、出血、自汗脱影等病证。由于肠滑泻多与肚肠、命火亏虚有关,可配伍温肚肠、补命火药物;遗尿遗精与腰有关,治法应补腰止遗同用;自汗脱影伴表气虚,应结合益气之法。

调法,又称调和法,调和法是通过和解或调和作用以达到祛除病邪、治愈疾病的一种治法。所谓和解,是和里解表之意,适用邪在分肉中的半表半里证;所谓调和,即调整人体功能,使之归于平复之意,适用于气血不和、寒热错杂、虚实互见的病证及两性不和之病。调法根据其作用和适应证的不同,又有调和表里、调和肚肠、调和气血、调和阴阳等区别。

提法,即提起法,包括吐法。提法是通过提升提出作用,达到提升内脏和提出病邪的一种治法。所谓提升,是用升举的方药来治疗内部脏器松垮下垂病证;所谓提出,是用方药把肉内、喉胸、肚内病邪毒物从表皮或从口中提出,来治疗麻痘内陷、宿食、痰涎或误食毒物。由于提出法作用迅猛,只宜于实邪内停之证,对于老年体弱及孕妇必须慎用。

补法,即补益法,是通过有补益作用的方药,来补养和增强气血精和三元脏器功能的一种治法。补法主要适用于各种虚证。补法有补气、补血、补精、补心、补肺、补肚、补腰之分,又有强补和平补之异,亦有扶正气抗邪之调补法,以达到扶正祛邪的目的。土家医尚有"补强不补弱"观点,认为人体有生机补则生效,无生机补则徒劳无功。

上述治疗方法均为临床常用,但应用时不能孤立对待,因为往往病情复杂,不是单一治法所能应对,常需要将两种或两种以上治法结合,才能达到全面兼顾的目的。因此临证处方,必须针对病情灵活应用,才能提高疗效。

第四节　方剂分类的原则

土家医方剂分类有按病症分类和按功效分类两种方法。土家医的传承主要靠口耳相授的方式进行,多记载于药匠的记忆中,流行于口头间,在地域和师承方面存在一定的差异,因此,有两种学术观点。按病症分类有文字可查的,见于《老祖传秘方》、《急救药方》,较详细的为陆源所著《各方药草》手写本。《各方药草》按打伤门、吐血门、手门、腰门、足门等分设,每一门下又记载若干治病方剂,如打伤门下有跌打损伤方、头面跌伤方、跌断手足方、脑破骨损方、打伤眼睛方、重物压伤方、尖棍伤方等。此种传承药方无方名。按功效分类,以《寿世得效方》手抄本为代表。按方剂功效分类,即表出剂、清败剂、化散剂、赶排剂、提升剂、补益剂等十四剂(类)。此类方剂佚失较多,多有方无名。

新中国成立后,为保存和发展民族医药事业,党和政府组织鼓励献方献技,由于方名佚失,不易编排,多采用按病症分类方法编纂。代表著作有田华咏等主编的《土家族医药学》。在明清时期手抄本中,有七十二症剂、七十二风剂、七十二痧剂、七十二劳剂、七十二惊剂、七十二窍剂、七十二疱疮剂、七十二痒剂、二十四气病剂、二十四痢剂、二十四伤剂、三十六妇女病剂、二十四霉剂、二十四疡剂、十二癫痫剂、十二走胎剂、一百单八症剂等10多类方剂。

第五节　方剂组成原则

方子,是在识病辨症的基础上,依据确定的治法,选择适当的药物配伍组合而成。其组成结构,土家医概括为"主、帮、客、信"四大要素。土家医方子这一组成结构,表明了药物配伍之间的主从关系及佐制关系,既有明确的作用方向,又有相互间的紧密配合,因而能够发挥理想的治疗效果。所以,方子组方必须是针对性强,组方严谨,选药适当,合理搭配。现将"主、帮、客、信"的意义分述如下。

主药——对疾病起主要治疗作用,是方中不可缺少的药物。

帮药——帮助主药治疗主病的辅助药物,或治疗兼病的药物。

客药——有两种意义。一是克制主药的"过火";二是治疗无关重要之兼病的"客气"药。

信药——包括"药引子",能引导药物直达病变的部位。

举例:散寒发表汤

主药——山麻黄,性温,发汗解表以散寒止痛、又利肺窍以止咳平喘。

帮药——水蜈蚣,性温,升散透邪,助山麻黄发汗透表。

客药——积雪草,性温耐寒,一方面赶寒毒,另一方面防山麻黄出汗多。

信药——红苏麻,性温味香,善走皮窍,透邪外出,味香止呕。

土家医方剂,药味不多,单味药用量较大,少数为几味,多则十几味,乃至百味。"主、帮、客、信"四大要素是否都要具备,在具体组方上,应视病情和治疗的需要以及所选药物的功用来决定。一般来说,主药和信药不可缺少,而且主药用量大,信药用量最轻,但无呆板规定,具体应以临床征象与立法的主治方向而定,这样才能发挥方剂的优势和疗效。

第六节　配伍类型与引药应用

土家医组方常用有四个类型,引药应用有六个特点,两者是方剂配伍中十分讲究的部分。

一、配伍类型和作用

(一) 主主相伍,功效相加

采用两种或两种以上主药来治疗重病,就单纯一味主药达不到疗效,或两种疾病需同时治疗的一种配伍方法,起到增加疗效的作用。

(二) 主帮相辅,增加功力

在针对主病使用主药外,配伍1~2味帮药,协同主药发挥更大作用。

(三) 主客相敬,减少反应

针对主病选某种主药,但反应大或难于服下,或有轻度兼病,如不及时治疗,兼病加重而成另一种主病所选用的一种配伍方法,使之达到佐制和协调作用。

(四) 主迎信达,畅通经脉

针对主药不易到达病位,选用信药配伍,达到畅通经脉,引导药物直达病所的作用。

二、引药应用方法和原则

药引子又称引信药,是方中不可缺少的主要组成部分,土家医引药有六大特性。

(一) 缓引性

有些方剂的主帮药物其性猛烈,剂量较大,或味异难服,或服后引起肚肠不适,配伍缓和药性、改变味觉的药物为引子,常用有红糖、白糖、蜂糖、米汤、糯米、食盐等。

(二) 补引性

对某些疾病,用具有一定补养功效的药物为引子,达到既补又引的目的。这类引子常用有猪肉、猪肝、猪耳、猪大肠、猪蹄、子鸡、鸡肝、雄鸡血、鸡蛋、狗肉、螃蟹等。

(三) 速引性

有些病症需要药性快速达到疾病变位,以尽快达到治疗效果。这类引子有白酒、烧酒、黄酒、甜酒、酒糟、陈醋等。

(四) 配引性

这类药引子既有帮药作用,又有药引的功能。常用药有灯心草、铁马鞭、退血草、月下红、葱白、水牛皮、枰鱼草、鲜荷叶、五虎劲、四两麻、童便、石膏等。

(五) 异引性

这类方剂配伍时要依照临床征象而使用,即使同一类疾病,临床征象不同,主帮药同种,但药引子亦有可能不同。如治疗胃痛病梅枣杏仁汤,男人用酒引,女人用醋引。

(六) 多引性

在组方内根据病情用两种或两种以上药引子,以达到最佳的治疗效果。如跌打损伤方既用白糖为引子,起缓和药性、调和味觉作用,又用甜酒糟引药达损伤部位。

第七节 组成变化

土家医方子的组成既有一定的严谨性,也有极大的灵活性。临症选药组方必须审视病情快慢,患者的体质、年龄、性别、生活环境与四季气候等,予以灵活化裁,使方药与病症相符,才能收到理想的疗效。因此,在应用成方时,不能固执原方,必须通过各种配伍来适合病情的需要。其组成变化大致有药味、药量增减变化与剂型变化三种形式。

一、药味增减变化

药味加减变化,通常称"随症加减"。一般是指主药、主证不变的情况下,随着次要症状或兼证的不同,把方剂组成的药物增加或减少,从而导致方剂功用和主治的改变。例如散寒发表方为表出寒邪剂,加杏仁后,为治喘剂,以治表寒喘证。方剂组成药物增加或减少,使原方配伍关系有所改变,但主治病证与主症仍和原方相符。

二、药量增减变化

药量的增加或减少变化,是指方剂组成的药物不变,通过增加或减少方中的药物剂量,使之改变方剂的配伍作用,从而导致功效和主治范围的改变。如痢冻方、理痢汤,两方都由水黄连、奶浆草组成,痢冻方奶浆草用量倍水黄连以治肠痈,而理痢汤则以治湿热痢疾。

以上两方用量变化后导致了配伍关系的改变,以致二方功效、主治也有很大区别,因此属于质的变化。

三、剂型变化

同一方剂,因配制的剂型不同,起的作用也有区别。例如:治疗风湿关节病,用丸剂起效缓慢,适用于病情轻、体质差的患者。用酒剂可以快速起效,适用病重体质强壮的患者。方剂组成后,临床运用有极大的灵活性,只有掌握了土家医方剂的配伍理论和方法,才能在临床工作中运用自如。

第八节 剂 型

土家医在长期的临床实践中,创造了各种适应临床病情需要和适合药物特性的剂型,保证了方剂药效更好的发挥。现有书籍及手抄本记载的剂型有汤剂、酒剂、膏剂、丸剂、磨汁剂、外敷剂等剂型,土家医实际应用上还有散剂、鲜汁剂、佩挂剂、包裹剂、外擦剂等传统剂型,现代还有片剂、栓剂、胶囊剂、灌肠剂等。最常用的有以下几种。

一、汤 剂

将药物配伍成方后,按方中要求水煎煮一定时间,然后去渣取药液,称为汤剂。如姜粱汤、闭毛眼汤等。汤剂多作内服,亦可用于蒸、洗浴。其特点是吸收快,能较快发挥药效,而且便于临床根据病情灵活变化,以适应治疗的需要,是常用的一种剂型。

二、丸 剂

丸剂是将药物研成细末,以蜂糖、米汤、面粉、荞粉、药汁等作为赋型剂制成的圆形固体剂型。常用丸剂有蜜丸、水蜜丸、水丸、糊丸。丸剂特点为吸收慢,药力持久,体积小,服用、携带及贮存都比较方便,一般用于慢性及虚弱病,如败毒排脓丸等。

三、膏 剂

膏剂是将药物用水或植物油煎熬去渣浓缩而成的剂型,有内服和外用两种。内服膏剂主要有煎膏;外用膏剂又分软膏和硬膏两种。

四、酒　　剂

酒剂又称药酒,是将方药浸入一定量的谷物白酒,待药物成分溶入酒中后,去渣取液的剂型。酒剂可内服、外用。酒剂特点为起效快、用量小。多用于治疗体虚、风湿、跌打损伤等。如风湿痛酒、金边祛风饮等。

五、磨　汁　剂

磨汁剂是将药材用水或酒直接磨成汁液,供内服或外用。如半截烂磨汁、三两金磨汁等。

六、鲜　汁　剂

取鲜药捣烂,用手或布包挤压其药物的原汁或切断药材藤茎,使汁液自然流出所收集得到的一种自然汁液剂,称为鲜汁剂。其特点是药鲜味纯,疗效快,如路边黄汁、洋桃汁等。

七、药　泥　剂

药泥剂是指将鲜药捣烂或用口嚼烂如泥状的一种剂型,一般为外用,多用于治疗疮、疤、出血等。如散血草泥、血藤叶泥等。

八、包　裹　剂

包裹剂是指将药物细小颗粒或粉末用果皮、米饭、豆皮、鸡蛋包裹在其中的一种剂型。主要适宜于有异味或易致呕吐的药物,或芳香类不能煎煮的药物。如岩丸子包剂、半截烂包剂等。

第九节　服药禁口

土家医非常重视服药禁口,如不遵守禁口,会影响临床疗效。服药禁口分常规禁口和特殊忌口两种。常规禁口为"发物",如生崽后母性动物肉、水牛肉、雄鸡、鲤鱼、魔芋豆腐、芋头、绿豆、秋茄、秋禾米豆、葱、洋姜、大蒜等。特殊禁口为服用治疗某些疾病方剂所需禁忌,如疮疡类方忌蛋,羊癫风类方药忌猪及羊头肉,伤寒类方药忌南瓜,气病类方药忌蜂糖,心痛类方药忌红薯、板栗、生萝卜,泻火方药忌辣椒、胡椒、酒类等。

第十节　土家医代表方剂

闭　毛　眼　汤

《土家医方剂理论整理研究》

组成　生姜30g,芫荽菜20g,干辣椒3g,盐适量。

用法　上药切细,加水一小碗煮沸,将汤药一次服下,盖上被子,微汗出为宜。一般用一次可愈,如症状未除,可再服用一次。

禁忌 忌生冷、油腻、禽蛋。

功效 赶寒气,通皮窍。

主治 闭毛眼症,怕冷发热无汗,纳差,心慌胸闷,疲乏无力。

解析 由于激烈运动或重体力劳动而致汗出未止,及洗冷水澡,使汗窍关闭,出现怕冷、发热无汗、头身疼痛;汗窍闭塞,肺气上冲故见咯;寒湿入肚肠,见腹胀、纳差;寒气攻心,见心慌胸闷、疲乏无力。

本方重用性热味辣的生姜为主药,有表散寒气之功;干辣椒性热味辣,赶寒赶湿。二药相配,使寒湿得除,肚肠恢复正常,心气平稳,胸气宽畅。芫荽菜为配,开汗窍,祛表寒止咯,使汗得出,头身无痛。盐为药引,引药至汗窍。四味共奏赶寒开窍之功,使闭毛眼症得愈。

加减 夏天加小荆芥,去辣椒。肚肠有旧痰,加红苏麻。

应用 本方为闭毛眼症而设,以怕冷、发热、头身痛、腹胀纳差为辨证要点。现多用于治疗暑湿感冒,现代医学中胃肠型感冒。

注意事项

(1) 无胃肠症状感冒非本方所宜。

(2) 方中辣椒对肚肠有刺激,胃肠有旧疾者忌用。

备注 闭毛眼症,为土家医古病名,相当于暑湿感冒证,现代谓之胃肠型感冒。

牛角清血汤

《土司王宫廷方》

组成 水牛角50g,生地25g,紫参15g,血水草10g,紫珠叶10g,六月凉10g。

用法 水牛角挫细末,先煎10分钟,再纳余药同煎,水煎二次,混匀分三次冷服。

禁忌 辛辣。

功效 赶热毒,凉血气。

主治 热血证,症见高热、口渴、神昏谵语、皮肤有红点斑或紫斑,舌红绛,脉细数。

解析 热血证,多由外感邪热毒气,经皮肉内传血中,扰动血液及脑神。伤神明则有神昏谵语、烦躁、人事不清;扰血则妄动,故见吐、衄血,或迫血从脉管溢出在皮下,可见红点或瘀紫斑。方中水牛角赶热毒、凉血液;生地生津凉血去火毒,六月凉苦寒败毒醒神;血水草、紫参凉血散瘀;紫珠叶凉血止血。全方针对热血证而设,以寒冷药及化瘀、止血药为主,达到赶血毒、凉血液、化瘀斑、固脉管作用。

加减 皮肉热重加生石膏、黄连。热盛抽风、神昏不清加水竹叶、牛黄、阴爪风。

应用 本方为热血证而设,以高热、烦渴、神昏谵语、皮下出血点、舌红绛、脉细数为辨证要点。现用于热性病极重期治疗,也适用于感染性休克早期见上述症状者。

注意事项 本方为寒凉性重药,不可久服,易伤肚肠,热退神清后改用清热解毒药。

备注

(1) 本方由彭芳胜发现于土司王御医后离第五代传人手抄本。

(2) 六月凉又名阴凉草,紫参又名血盆草、紫丹参。

下元湿热汤

《单验方选编》

组成 紫花龙胆草12g,茯苓15g,香樟根15g,木通15g,山栀子12g,黄柏15g,萹蓄12g,三匹风12g,牛王刺15g,蛇苞草12g,水灯草5g,车前草15g。

用法 水煎服,每日一剂,一日三次。

禁忌 忌油腻。

功效 清热化湿,通淋止带。

主治 下元湿热证,症见小腹灼痛,小便黄赤或涩痛,尿频、尿急或男子睾丸肿痛,女子黄带腥臭。舌红,苔黄腻,脉滑数。

解析 下元为水脏之宅,热邪犯之易产生湿热之证。湿热蕴结尿脬、尿管,则出现小腹拘痛或尿频、尿急、尿痛。侵犯外生殖器囊,男子则出现气子旁肿痛或化腐成脓,女子则胞宫、阴道、阴门受染出现赤白带下,阴痒作痛。方中龙胆、山栀、黄柏,清肝胆经湿热为主药;车前草、木通、萹蓄、蛇苞草入膀胱经,清利湿热,助主药清热利湿,为帮药;牛王刺、三匹风散热,为客药;香樟根化气通腑,利下元,为佐助药;水灯草药到下元,利小便,为信药。全方共奏清肝胆经热、利湿通便、燥湿止带之功。

加减 女子带下去香樟根、三匹风,加败酱草,小便带血加茅根、小蓟,男子茎中痛加甘草梢。

应用 临床多用于膀胱湿热证,湿热带下证。现代多用于治疗急慢性尿路感染、子宫内膜炎、细菌性阴道炎。

风湿止痛散瘀汤

《中国民族药炮制集成》

组成 百金条根10g,土当归20g,苍术15g,薏米15g,土三七10g,珍珠伞15g,竹叶参15g,猕猴桃根皮20g,骨碎补15g。

用法 水煎服,每日一剂,日三次。

禁忌 禁食猪肥肉、猪油、生冷食物。

功效 赶风散湿,化瘀止痛。

主治 风湿关节痛,闪挫肿痛。风湿关节肿痛日久,或兼见患部紫红色,一般无全身窜走,固定不移,以刺痛多见,气候变化有一定关系。舌紫暗、脉涩,多见于跌打损伤后合伴风湿病。

解析 风湿一病,多为体虚复感风湿之邪,或关节扭挫伤后局部组织受损,又遇风湿之邪侵犯两因同致。在治法上采用单纯活血而风湿不除,单用祛风湿约,而瘀阻不去,都难于见效。故组方应考虑瘀和风湿两种病因,采用祛风化湿、散瘀通络之法。方中百金条、苍术、薏仁祛风胜湿,为主药;土当归、土三七散瘀止痛,为帮药;珍珠伞、竹叶参、洋桃根润筋舒肌,佐制风湿药之燥,兼有通节之便,同为客信药。全方具有赶风止痛、化湿消胀、活血散瘀、润筋舒肌之功,使风、湿、瘀皆去。

加减 病在上肢加桑枝、桂枝,病在腰加丝棉皮、土巴戟,病在下加牛克膝。

应用 以关节肿痛,固定不移,局部呈紫红色为治疗要点,现临床用于创伤性关节炎。

注意事项 应用本方要辨清风、湿、瘀,三证必须具备,方能用之。

散瘀活筋挺伤劳汤

《土家医方剂理论整理研究》

组成 强盗草30g,散血莲30g,五花血藤20g,地罗汉20g,铁灯台5g,映山红15g,肺经草10g。

用法 水煎,日一剂,分二次内服。

禁忌 忌生冷。

功效 赶气活血,退火止咯。

主治 挺劳伤,外力挺伤胸背后出现刺痛,吸气时疼痛加剧或有胸背发热现象,咳时痰中带血丝,胸闷气短。

解析 本方症因外伤胸背部,气血挡于胸背处,故见胸背刺痛,有时呼吸亦加重。胸内有黑血,见局部发热,咯吐涎沫,痰中带血,胸闷气短。本方用强盗草、散血莲为主药,用其赶气活血,消肿止痛之功,除胸背瘀血,使刺痛消止;地罗汉、五花血藤、铁灯台活血散瘀,退火败毒,除胸中黑血及发热之症;痰中带血,为肺中火盛所致,映山红赶火止咯,除咯吐之症,四味为帮药。肺经草走胸退肺火,润肺经、通筋止痛,除胸闷气短之症,为信药。

加减 无胸背发热去铁钉台。

应用 现临床多用于慢性支气管炎,支气管扩张之胸痛咯血之症。

注意事项 药液宜冷服。

备注

(1) 强盗草又名大救驾,地罗汉又名土鳖。

(2) 挺伤劳为土家医古病名,属七十二劳之一。

打 劳 酒

《土家医方剂理论整理研究》

组成 三百棒20g,半截烂18g,散血革10g,大血藤15g,四两麻5g,千锤打15g,打不死35g,强盗草20g,大救驾10g,白酒750ml。

用法 上药切成片泡在白酒750ml内,泡3天后可用,内服每次10ml至20ml,日三次。

禁忌 忌生冷。

功效 赶血活血、行气止痛。

主治 打伤劳,人体受伤后某处有肿块青斑,肿胀疼痛,体内有黑血蓄积,眼睛有青斑点,指甲青紫色,舌质黯红,大便干,小便黄。

解析 打劳是外力导致人体某处或多处损伤,故见肿胀,黑血、眼睛有青色斑点。大便干、小便黄是黑血内停化热之象。本方用性热的三百棒为主药,行瘀活血,是针对黑血阻滞,气血不流通而设;半截烂、散血草、大血藤、四两麻、千锤打、强盗草、大救驾七味,为帮药,活血行瘀,消肿止痛。主、帮药共用,同除指甲青紫色,舌质黯红之症;打不死性冷,赶火败毒,消除大便干、小便黄之热象,为客药;酒为药引,引诸药直达打劳伤患病部分为信药。本方赶血散血、消肿止痛,使打劳得愈,瘀热消除。

加减 在胸部加枳壳,吐血加仙桃草。

应用 本方为打伤劳而设,以紫斑、胀痛、大便干、小便黄为治疗要点。

注意事项 半截烂有毒,不能量大或久服。不能饮酒者,可加工为丸散服。

备注

(1) 三百棒又名剥皮血,半截烂又名雪里见。

(2) 打伤劳为土家医古病名,以陈伤和青紫征象为主要表现。

消积化痞饮

《鄂西药物志》

组成 生桐根60g,血盆草、板党、臭梧桐根各30g。

用法 炖鸡服,两日一剂,吃鸡喝汤。

禁忌 忌油腻。

主治 肋下积块(肝脾肿大),面黄肌瘦,单腹胀大,肋痛,肋下痞块。舌紫暗,苔黄厚或白腻,脉弦。

解析 受染生毒,破坏肝与连贴,使肝肿及连贴肿大,气滞血瘀,见肋痛,肋下积块,单腹胀大,舌紫暗。肚气虚弱,不能生气血以供养全身,见面黄肌瘦。年毒在内,久而不去,故仍见舌苔黄厚或白腻。肋下积块多虚实夹杂,病程日久,治宜扶正与赶毒并举,益气与活血同用。方中生桐根赶年毒、清湿热,为主药;血盆草活血散瘀,消积化块,为帮药;板党、鸡肉补肚益气,扶正强体,为客药;臭梧桐引药入肝,以治肋病,为信药。诸药合用共奏赶年毒、消痞积、益肚气、活血之功。

加减　湿热明显,暗黄,加茵陈蒿、酸桐根、凤尾草、垂盆草;气虚明显加黄芪;血虚加血当归;腹胀加山消。

应用　本方以肋下积块、单腹胀大、面黄肌瘦为治疗要点。现临床用于治疗肝硬化,瘀积性黄疸。

注意事项　对单纯性脾肿大无临床症状效不显著,可试用于疟疾引起的肝脾肿大,对血吸虫引起肝硬化无病例报道。

备注

(1)生桐根为桐油树根白皮,血盆草为紫丹参。

(2)土家医无积块名称,为引用中医证名。

九 子 疬 汤

《土家医方剂理论整理研究》

组成　上山虎10g,百部15g,三百棒15g,牛大黄10g,见消肿10g,鹅不食草10g,铁灯台8g。

用法　水煎,日一剂,分三次内服。

禁忌　忌食鱼、虾、蛋类食品。

功效　攻毒散结,消肿止痛。

主治　九子疬,起病缓慢,初起颈部有坨如枣核,不觉疼痛,以后逐渐增大,或相互合成串,向颈一侧或两侧发展,久之三五成群,牵藤成串,发展成七至九个不等。

解析　九子疬因毒气侵入,痰涎内结,在颈项肌肉皮肤之间留而不去,故见颈项部一侧或两侧有大小不等的肿坨,少则2枚至3枚,多则10余枚,小者如黄豆,大者像雀蛋,连成一串,推之活动,经久不愈。本方以攻毒化痰散结的见消肿、上山虎为主药;百部散结杀虫,助上山虎软坚散结,为帮药;铁灯台、见肿消、牛大黄清热散结,消肿止痛,为客药;三百棒引药入结,善走皮肤经络,为信药。全方共奏化痰散结,消肿止痛之功。

加减　疬子肿块明显硬结者加土贝母、夏枯草,下午、夜间低热者加黑参。

应用　本方为九子疬而设,以颈项、饭丝窝生疬子,能活动连成串为治疗要点。现代用于治疗颈部淋巴结核未溃烂者。

注意事项　本方用于治疗九子疬早期,溃烂化脓者不宜使用,体虚明显者慎用。

备注

(1)牛大黄又名牛耳大黄。

(2)九子疬为土家医古病名。

血崩山症汤

《土家医方剂理论整理研究》

组成　血三七7g,山黄瓜草10g,红鸡冠花20g,锅烟子5g。

用法　前三味水煎,冲服锅烟子,日一剂,分三次内服。

禁忌　忌辛辣。

功效　活血止血,凉血止崩。

主治 血崩山,妇女坐月恶血未尽,突然血来如崩,亦有恶血已尽,流血不止或血中有紫色块,伴有四肢无力,心跳,不欲饮食。

解析 血崩山症原因,一是产后恶浊未尽,即行房事,浊液内阻,损伤胞脉而见大出血;或因气血大亏,血随气下流,故见大流血;或是胞中有火,灼脉动血引起血崩;或是腰子亏虚,先天不足,或忧思所伤,形成精血不固。本方所治血崩,为瘀血所致,兼有血热。方中主药血三七性冷味苦,具有活血止血、败火毒之功;山黄瓜草、红鸡冠花,为凉血之品,能止血败火,为帮药;锅烟子凉血止血,引药入血,为信药。全方共奏活血止血、凉血止崩之功。

加减 腹痛有血块加血当归,出血多稀淡加棕板炭,虚症加人参。

应用 本方为血崩山症而设,以产后几天又见大出血为治疗要点。

注意事项 腰子亏虚、胞血不固,忧思伤肝,藏血失职,不宜选用此方。

备注

(1) 锅烟子又名百草霜。

(2) 血崩山症为土家医古病名。

排毒护宫汤

《群方集》

组成 白土茯苓、车前草、夏枯草、斑鸠窝、生桐树根、铁马鞭、锯子草、红浮萍各6~10g。

用法 水煎服,每日三次,每日一剂。

功效 赶毒护宫,清散虚热。

主治 真月家病,五心发热,小腹热甚,消瘦明显,似痨。

解析 真月家病,是男女在产后不满40天同房,或大月家病后期出现,除腹胀痛、灼热外,见虚热征象,与痨病相似,故又称"月家痨"。病理属毒气弥漫,伤及阴血及宫膜。毒邪与湿气并存,腐肉烂膜。治宜赶毒护宫、清散虚热。方中土茯苓、车前草、夏枯草赶毒气、去污浊,为主药;斑鸠窝护宫膜、去湿气,为帮药;生桐根、铁马鞭滋阴清热,锯子草活血理脉,促毒气消散,共为客药;红浮萍促药散发,又引药入胞络,为信药。诸药合用,共奏赶毒护宫、清散虚热之功,使毒气散,虚热除,用祛邪之药,达到扶正目的。

加减 体虚明显加女儿红、麦冬、棉花根,气阴两虚加孩儿参、杏沙,骨蒸劳热重加枸杞根皮、青蒿。

应用 本方为真月家病而设,是月家病重症,以五心发热,消瘦,干咳为治疗要点。

注意事项 应用本方要与结核病鉴别,在排除结核病后用本方治疗。

备注 真月家病为土家医古病名。

胞脱关门汤

《土家族民间奇效良方》

组成 当归15g,夜关门15g,四块瓦12g,吴萸根12g,地口袋6g。

用法 水煎服,日一剂,分三次温服。

禁忌 忌生冷。

功效 固带安宫,补血温气。

主治 吊茄病,养儿肠从阴门脱出如"茄状",长短不一,有在阴门内,有在阴门外,可以伸缩。如湿热之邪侵犯,则出现溃烂流脓,伴有头晕、乏力等体虚征象。

解析 吊茄又名阴挺,多由于生产小孩过多,体虚,固带无力,致使胞宫从阴门出。外出物多为胞颈、形象茄子而得名。治宜补虚固带。由于胞颈外出受寒,宜温气;妇女以血为贵,应配合补血药。方中四块瓦补虚、当归补血,使脱出上提,共为主药;夜关门固带、关门、促进阴门有力,收缩下垂之宫,为帮药;吴萸根温胞气,暖宫使体宫缩小,利于收回,为客药;地口袋统摄宫门,为信药。全方共奏固带安宫,补血温气之功。

加减　腰痛加丝棉皮,腹痛加木香。

应用　以妇女阴门内外见"茄状"物,可以伸缩,伴头晕、乏力为治疗要点,现用于子宫脱垂。

注意事项　如脱出物时间长,被湿热侵袭,可配伍消热燥湿之药外洗。患病期间,不负重活,注意休息。

备注

（1）地口袋为口袋虫网。

（2）吊茄病为土家医古病名,又名阴挺,相当于现代医学的子宫脱垂。

锁 喉 风 散

《土家族医药学》

组成　开喉箭12g,灰包菌10g,上搜山虎10g,见风消10g,润喉草15g,四两麻5g,三棵针10g,黄珠子10g,山豆根10g,甘草10g。

用法　每日一剂,水煎,分三次服。

功效　赶火败毒,消肿开喉。

主治　锁喉风,喉咙红肿疼痛,吞咽或呼吸困难,流涎,言语不出。

解析　锁喉风系痰热火毒或瘟毒炽盛结聚咽喉,使气血凝滞,挡阻筋脉,出现气道不畅,故见喉咙红肿疼痛,吞咽、呼吸困难,流涎,讲话不出,病情发展快。急需败毒消肿。方中开喉箭、上搜山虎、见风消败毒消肿,为主药;三棵针、黄珠子、山豆根赶火败毒,为帮药;灰包菌、润喉草润喉开音,四两麻止痛,共为客药;甘草清热又调和诸药,为信药。全方共奏赶火败毒、消肿开喉之功效。

加减　无发热去三棵针、黄珠子;痛不明显去四两麻。

应用　本方为锁喉风而设,以喉咙红肿疼痛、吞咽困难、呼吸不畅、流涎、发音不出为治疗要点。

注意事项　应用此方要与单纯乳蛾肿大鉴别。不能与白喉混淆,治法有别。

备注

（1）开喉箭又名三两金,灰包菌又名马勃。

（2）锁喉风为土家医古病名。

眩 晕 汤

《鄂西药物志》

组成　鬼天麻10g,珍珠香10g,红刺苞嫩芽10g,小槐花根10g,盘龙须10g,白三七5g。

用法　水煎服,每日一剂,分三次内服。

禁忌　辛辣。

功效　补益脑血,息风止眩。

主治　脑虚眩晕症,头晕目眩,恶心呕吐,耳鸣,平卧减轻,坐立加重。平素体虚乏力,睡眠不实。舌胖有齿痕,苔白滑,脉细滑。

解析　平素体虚,脑内精液不足,脑筋失养,发病时气精失衡,内风产生,津液流动受阻,而出现头晕、目眩、耳鸣、恶心、舌胖苔白滑为痰盛之象。方中鬼天麻息风化痰止眩晕,为主药;珍珠香醒神开窍,调气布津,为帮药;盘龙须、白三七补虚益脑以治本,为客药;刺苞芽、小槐根平眩止吐,而引药走上,为信药。诸药合用,共奏补虚益脑、息风止眩之功。

　　加减　呕恶不明显去小槐根。

　　应用　本方为体虚眩晕而设,以平素体弱,又见头晕目眩、耳鸣,活动后加重为治疗要点。现临床多用于内耳眩晕症,颈动脉供血不足,颈内动脉痉挛所致的头晕。

　　注意事项　痰湿眩晕实症不宜选用本方。

红老鱼鳅串骨饮

《单验方选编》

　　组成　红老鸦酸60g,红车前草60g,红鱼鳅串60g,牛膝30g,白茅根30g,麻杆灰20g。

　　用法　捣烂入麻杆灰合匀,取汁兑酒内服,每次10g,一日三次。酒调药渣敷患处。

　　功效　接骨活筋。

　　主治　骨折,骨破断,局部肿痛,筋伤活动受限。

　　解析　骨构为人体支架,外由筋膜、横肉包着,一旦跌仆、打着、滚伤,出现骨撕裂,断面可呈斜形、不整齐型、平面形或呈撕开、破裂状。断面刺伤筋膜、肌肉、经络、脉管,出现肿胀、疼痛、瘀斑、出血等。方中老鸦酸接骨续筋、活血止痛、消肿为主药;鱼鳅串串骨接续、理筋活络为帮药;白茅根凉血止血、消肿散瘀,麻杆灰止血活血,车前草清热凉血、消肿止痛,共为客药,牛膝强筋壮骨,又引药入血脉及下肢为信药。诸药合用,共奏接骨活筋、凉血止血功效。

　　加减　无出血去麻杆灰;骨破碎加骨碎补、自然铜;筋断加六汗、桑寄生;肿胀瘀斑加血通。

　　应用　临床用于治疗新伤骨折、筋伤、出血。

　　注意事项

(1)陈旧性骨折非本方所宜,应另选方。

(2)复位是治疗骨折的关键,待手法复位成功后服用本方治疗。

　　备注　红老鸦酸又名酸浆草,红鱼鳅串又名四边菊,灰杆灰为麻茎烧成黑灰用。

风火蛇毒方

《土家族民间奇效良方》

　　组成　半边莲、九斤蒐、避蛇参、七叶一枝花、山苦瓜、血蜈蚣各适量(10~15g)。

　　用法　水煎服,1日2次,每日1剂。另用七叶一支花、山苦瓜鲜品捣烂外敷伤口。

　　禁忌　忌辛辣。

　　功效　败蛇毒,退火邪。

　　主治　五步毒蛇咬伤。局部红肿剧痛,如火烧肿逐渐向心性发展,伴心慌、气短或七窍出血,危及生命。

　　解析　五步蛇毒主要为火毒,咬伤后毒邪迅速沿脉管行走,溶脉坏血、死肉。如救治不及时,全身毒发,七窍出血,导致死亡。治宜快速败毒、退火。方中半边莲、九斤蒐大败蛇毒,减低毒性,为主药;避蛇参、七叶一枝花化蛇毒、护脉管兼清热,为帮药;山苦瓜、血蜈蚣性冷,退火,凉血解毒,为客药。全方共奏败蛇毒,退火邪之功。

　　加减　烙铁头蛇咬伤加犁头草,腹蛇加地苦胆。

　　应用　主要适用五步蛇、腹蛇、烙铁头咬伤。

　　注意事项　临床应认清和判断毒蛇种类,本方主治以血液毒为主。

注:本章代表方剂,药物组成已在方名下标注,其余内容均选自《土家医方剂学》。

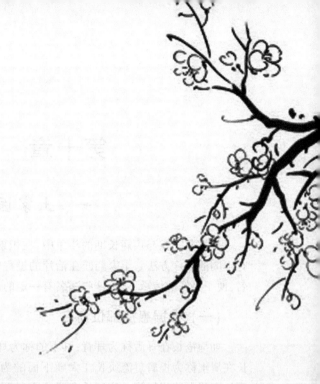

第三篇

临 床 应 用

第十章　临床应用概述

一、土家医疾病的命名特点

土家药匠在与疾病长期的斗争中,在积累大量的经验的同时,对一些常见病症或疑难杂症等都有不同的治疗方法。土家药匠在治疗的过程中遇到的疾病,会为其起一个生动形象且易于掌握的病名,便于更好的传承下去,这些病名有一定的规律性可循,具有相当浓厚的民族特色。

(一) 根据患病部位命名

如疱疮长在耳后称为耳背;耳下的称为耳寸;长在背后的为背花、背痈;长在虎口处的称为手叉;长在肩上称为担肩。流痰长在大腿下面的为吊肚;长在肚子上的为肚流;附骨而长的叫巴骨流痰。痈长在奶上的叫奶痈。疔疮长在鼻子上的叫鼻疔;长在嘴巴上的叫唇疔;长在关节处的叫节骨疔。疮长在阴门的叫衙门疮;长在胸前的叫对口疮。脑壳痛,病在头,气痛病在肚,心气痛病在心;腰痛病在腰,脚麻叫麻脚症等。

(二) 以临床表现命名

某些疾病是根据病人的临床表现而命名的。如突然昏倒,不省人事叫扑地惊。解小便时痛,尿见红色的叫尿积。体虚而解小便色白的为虚积下白。妇女不在坐小月时来血水叫摆红。衙门流白色腌臜物叫摆白。妇女月事血来如潮的叫血崩山。长期咯或时而痰中有血的叫肺痨。七窍出血叫红痧症。半边肢体瘫痪的叫半边风。肚子肿胀如鼓的叫水鼓症,又叫撮箕扑肚症。阴囊肿大的叫气囊脬。睾丸肿大的叫判罐。

(三) 以动物形象命名

土家族世世代代居住山区,这里崇山峻岭,森林密布,动物成群,飞禽走兽遍地皆是。人们常上山打猎,对各种动物的生活习性及形态比较了解,所以土家族药匠将一些疾病与动物联系起来,用动物的形象来命名。如惊症类,绝大部分是以动物来命名的。如惊风时在地上打滚,手足动的叫泥鳅惊;四肢在地上爬的叫螃蟹惊,双手伸展扇动的叫飞蛾扑心惊;口张开像乌鸦叫的叫乌鸦惊;手举起、脚向上抬如上马之势的叫上马惊。痧症也多以动物形象命名。如狐狸痧、兔子痧、母猪痧、蚊子痧、青蛙痧等等。某些风症,如突然昏倒,口吐白沫,嘴像猪叫的为猪婆风,像羊叫的是羊癫风等。若患者的头左右看,口中像斑鸠叫为斑鸠症。还有鸭子症、鹊雀症、猪儿症等。在临床上以动物形象命名的病名最多。

(四) 以病因命名

有一部分疾病,是按致病因素来命名的。如因打压伤的叫打伤、压劳。房事过度的叫色劳。产后未满月而同房的叫月家劳。由喝水或游泳时呛着水的叫水呛。由寒湿侵入关节的叫冷骨风。因痰湿而致身体某部位肿胀痛的叫流痰。由风气而致病的,就有脐风、风湿、中风、风螃、冷节风、漆风等几十种。因火而致病的,有火眼、火牙痛、火流、火巴疮、火疔等。因霉气而致病的有霉症类,如阴霉、湿霉。因气而致病的有气肿、气胀、隔气、肚胀气等。

（五）以发病季节命名

有的疾病命名是按发病季节来取名的,如桃花症,在春季桃树开花时发病;芒种症,是在夏季芒种时发病;秋燥症,是在秋季发病;伤寒症,多在冬季复发。

（六）按疾病的性质命名

土家医对于某些疾病是按病的性质命名。如肚子胀而硬的叫铁板症;小儿干瘦不食的叫走胎;肚子痛如刀绞的叫绞肠痧症;上吐下泻的叫霍乱症;大便有膏冻带血的叫屙痢症;口突然不能讲话,但能张开的叫哑巴症等。

二、土家医疾病的分类特点

土家医在长期的医疗实践中,随着对疾病认识的不断深入,在疾病的分类上也有一定的规律可循。主要分类方法有:

（一）按十月太阳历计时法对疾病进行分类

十月太阳历,它是产生于上古时期的一种历法。其基本特征是,一年分为十个月,各月均有36天,每月的日期不按1、2、3等序数记日,而是用虎、兔、龙……鼠、牛等生肖轮回记日。三个属相同为一个月,三十个属相同为一年,即十个月360天,十个月终了另加五天为过年日,每到第四年,增一闰日,这一年的过节即为6天,这样平均一年为365.25日,非常接近于回归年。土家医对疾病分类的顺序上,同十月太阳历的计时法。如36症,倍之,则为72症;十之则为360大症;36症加72症为108症等。

（二）以七症、八类、三伤进行分类

将内、外、妇、儿等科的疾病都归属在七症、八类、三伤之中。七症有惊症、疾症、尿疾症、火症、寒症、虚症、闭症;八类有水病类、气病类、风病类、痨病类、流痰类、疡子类、疱疮类、霉病类;三伤有跌打损伤、刀枪伤、虫兽伤。有的疾症在疾病演变中,互相转化或多病同患。如寒症,纯属于寒病的少见,也夹杂一些风症,如冷骨风、关节寒冷等。虚证也是如此,许多病在后期都可成为虚证,如咯劳、色劳、停经劳,都是虚损疾病。所以虚证的范畴应更宽一些。

（三）按土家医学的传统方法分类

土家族医学将疾病用一定的数字加病名来分类,便于记忆,也便于掌握。如72症,就知道有72个病症;72劳亦了解到劳病有72种。我们根据这一传统方法进行分门别类,共分为十八大类,即七十二症、七十二风、七十二痧、七十二惊、七十二劳、七十二窍病、七十二流、七十二疗疮、七十二痒、二十四气病、二十四痢、二十四伤疾、二十四妇女、二十四霉、二十四疡、一十二癫痫、一十二走胎、一百单八杂症。实际上有的病种超过七十二、二十四这个数。有的病没有那么多种,由此可知,这些数是一个虚数。

由于近代中医学及西医学流入土家族地区,土家族人并没有故步自封,而是逐渐接受了现代医学对疾病的分类。故本书是以现代常用疾病分类结合土家医学分类的方式来讲述。

第十一章 内 科

第一节 概 述

一、土家医内科研究的范围

土家医内科是根据土家医学理论,认识人体生理功能、病理特点、诊疗规律的实践性较强的临床科学。

内科所属病证多而杂,既有外感,又有内伤,亦有内外合病者。主要涉及人体上、中、下三元和筋脉、气血精、肢节等组织器官的疾病。

二、生理病理特点

(一) 三元的生理病理特点

土家医将人体内脏概括为三个部分,即上、中、下三元。

上元主要包括脑、心、肺,共居上天,统摄人体气血神志,为三元之首。

脑,主神,为人体生命活动的统帅。人体的精神、意识、思维为脑所主,与气、血、精三者关系密切。气、血、精旺盛,则脑有所养而精明,人体生命活动就健旺,表现为神清气爽,反应敏捷。气血精亏虚,则脑失所养,则有神昏、神乱、神衰等病理表现,如出现黑脑晕等病证。另外,情志内伤和邪气外感波及脑元,则致脑元失聪,如出现花痴、鸡窝寒等病证。心主血,为人体气、血、精输布的动力和枢纽。肺主呼吸,为人体气体交换的总汇。肺的功能失常也表现为两个方面的病理变化:其一为气亏,如少气,动则喘息,精神萎靡,倦怠乏力;其二为气挡胸,而出现胸闷、气促、肚胀、鹇病、咳嗽等病证。

中元主要包括肚、肠、肝,共居腹内,为水谷出入之地,水精、谷精化生之处。

肚主饮食的受纳与消磨,肚的病变主要表现为食物受纳与消磨失常,如出现肚子疼、打呃、呕吐等病证。肠主饮食物的传化。肠病主要表现在传化失常,如出现屙稀、屙痢、大关门等病证。肝主水精、谷精的生成。肝病则人体所需的营养物质匮乏,于是出现面色萎黄、消瘦或虚肿、倦怠乏力等一系列病证。

下元包括腰子、尿脬、养儿肠或精脬,共居下元,有排泌余水之功,为人体孕精生成之处,生命发生之根。

腰子主孕精的生成,为人体繁衍之本源。若腰子有病,孕精的生成发生障碍,就会产生不孕、腰痛等病证。男子的精脬,接受腰子输送的孕精,从而发生性感,排出体外。如果精脬有病,就会出现遗精、滑精、交合时不泄精等病变。女子的养儿肠,接受腰子的输送的孕精,如果与男子的孕精结合,便能有子,否则化为经水排出体外。养儿肠的病变,主要表现为滑胎、月经不调、摆白等。尿脬,主尿,为人体排泌余水之地。尿脬有病,主要为排尿困难,出现尿急病、淋证、小关门和肿病。

(二) 气血精的生理病理特点

人体的生命活动,主要依据三元脏器的功能正常,而这些脏器功能的实现又以气血精为物质基础。气血精不断地循环转换,滋养着人体的各个器官,保证各个器官功能的实现,从而才能使人体得以维持正常的生命活动。如果气少、血亏、精乏,均能影响各个组织器官的正常功能,而使人体的生命活动受到影响,甚至造成生命活动的终结。

1. 气

(1)气的生理功能:气是构成人体的特质成分,如清气、谷气。气也是人体生理活动的动力。气还能维持人体正常温度。

(2)气的病理变化:如果气的活动运行失常,蓄结于内,便产生病气。如废气积于肺,便出现咳喘;积于肚肠,便出现腹胀、纳呆等。

2. 血

(1)血的生理功能:血是由水精和谷精在上元心气的作用下化生的一种红色精微物质,具有营养机体的作用。血的功能表现在三:其一是血水通过筋脉的输布到全身各处起濡润作用;其二是血与清气结合,刺激机体起动力作用;其三是血与谷气相合,输布于周身起营养作用。

(2)血的病理变化:各种原因引起的血液运行障碍均可导致疾病。血液妄行则出现咯血、吐烟子、屙血尿、屙血便等病证;血行瘀阻,则可出现各种疼痛性疾病,如绞肠痧、肿节风等病证。

3. 精

(1)精的生理功能:精是具有营养机体和生育功能的营养物质。土家医把精分为水精、谷精和孕精三类。

水精是由人体摄入的水液,经肠吸收,肝的作用,渗于筋脉中运行的营养物质。其作用有三点:一是为血液的重要组成部分;二是具有濡润躯体孔窍作用;三为由汗窍排出,成为汗液,具有调节寒气与热气平衡的作用。

谷精是由人体摄入的食物,经肚的消磨,肠的发酵,肝的变化而化生的精微物质。其作用主要有:一为血的重要组成部分;二为孕精化生的重要物质基础;三由筋脉运送至周身起营养作用。

孕精是由谷精与血在下元腰子的作用下生成的具有生殖功能的精微物质。孕精由腰子生成后不断地输送到养儿肠或精脬中,以维持男女的性能。如果男女交合,便能在养儿肠中孕育新的生命。

(2)精的病理变化:主要为精亏。水精不足,躯体、肢节、孔窍失其濡润,表现为干燥,如大关门、无汗;谷精不足,则人体气血生化无源,表现为血虚气少之证;孕精不足,则出现不孕不育。

第二节 内科常见病证

一、伤 风

定义 本病是指偶受风寒,或夜热贪凉,或冒风淋雨,或劳作中脱衣闪汗所致之病证,以发冷作寒,鼻流清涕,时时喷嚏,伴头身不适为主症。俗称"受凉"、"着凉"。

病名考证 本病名在土家族居住地区普遍有此称谓。中医学在明清时期,将"伤风"与"感冒"相混,医家曾有颇多争议,且有定论。后世医家沿用其说,故中医学中仅有"感冒"病名,而无"伤风"之名。现代医学的上呼吸道感染,中医学的感冒,可参考辨治。

主症 冒风受凉后迅速起病,恶寒作冷,严重时身体皮肤起鸡皮疙瘩,鼻流清涕,时有喷嚏,伴头痛不适,或颈项及全身不适,无汗或有汗,舌淡苔白,脉浮紧或浮缓。

辨析 感受不良风寒之气,人体上元和肢体外表先受侵害,血气郁滞,阳气不伸,故恶寒作冷,头身不适,甚则全身皮肤起鸡皮疙瘩;风寒袭人,上窍不利,故鼻流清涕,时有喷嚏;寒重则肌腠凝滞而无汗,风重则肌腠开泄而汗出。舌淡苔白,脉浮紧或浮缓,均为风寒袭表之故。

治法 祛风散寒解表。

方药

1）上天梯 50g,苕叶七 30g,野薄荷 30g,水煎服。

2）野葛根 50g,淫羊藿 50g,生姜 3 片,水煎服。另以厚衣被温暖其身,微汗则愈。

3）紫金砂、大火草、苍耳草各 30g,水煎服。

4）生姜 30g,葱白七根,苏叶 50g,熬粥趁热服下,同时用火烤背,取微汗出而愈。

5）野菊花 10g,岗枚 10g,地胆头 10g,日 1 剂,水煎取 300ml,日分 3 次服。

病例 王某,女,38 岁,素来体胖而气弱,田间劳作时,遇跑暴（突然下雨）而受凉,喷嚏频作,恶寒作寒,头身酸楚不适,清涕不止,咽微痛且痒,舌淡苔薄白,脉浮缓重按无力。诊为伤风,遂用野葛根 50g,淫羊藿 50g,野薄荷 30g,红枣 20g,生姜 20g,武火急煎取汁 150ml,服之覆被取暖,微汗出而愈。

二、烧 热 症

定义 本病是以头痛发热,全身肢节肌肉疼痛为主症,或恶热或恶寒或微汗出,四季皆可发病。

病名考证 本病名是土家民间的一种称谓,新中国成立前盛行,泛指一切头痛发热的病证。随着社会的进步,文化的发展,后单指感冒一病。中医学的四时杂感和现代医学的上感、流感可参考此病辨治。

主症 起病之初仅全身不适,继头痛发热,肢节肌肉疼痛,鼻塞,流涕黏稠,咽痒咳嗽,精神疲乏,纳谷不香,或有恶寒,恶风,汗出,口干口渴,舌红苔薄黄,脉浮快。

辨析 感受风热之邪,或疫病瘟气,邪气侵袭肺表,气机不得宣畅,故头痛发热,肌肉关节疼痛。邪热鼻窍,则鼻塞,流涕黏稠。邪扰咽喉,则咽痒咳嗽。邪热伤气耗津,故神疲乏力,口干口渴。舌红苔薄黄,脉浮快,均为风热袭表之象。

治法 清热败毒,疏风利咽,宣肺止咳。

方药

1）忍冬花 50g,野菊花 50g,七叶一枝花 50g,生石膏 50g,鲜鱼腥草 100g,2 日 1 剂,分 2 次煎取药汁 900ml,每次服 150ml,日服 3 次。

2）贯众、四季青、大青叶、白马骨、葛根、苍耳子各 15g,日 1 剂,水煎取汁 450～600ml,日分 3 次服。

3）紫苏叶、上天梯、柴胡、薄荷、桑叶、水灯草各 15g,日 1 剂,水煎取汁 450ml,日分 3 次服。

4）乌金七、马鞭草、鹅掌金星草、苏叶、枇杷叶各 20g,日 1 剂,水煎取汁 450～600ml,日分 3 次服。

5）洗手香、鱼腥草各 100g,九头狮子草 50g,日 1 剂,水煎服。

病例 谭某,男,30 岁,1998 年 8 月 8 日来诊。诉:发热头痛 5 天,3 天前开始服阿司匹林,汗出后稍缓解,旋即如故。继加用中药（银翘散加味）治疗 2 日,疗效不显,现仍头痛发热,项背酸痛,鼻涕黄涕,咽喉疼痛,口干喜饮寒,偶干咳,尿黄,舌红,苔薄黄干,脉快。诊为烧热症,风热伤津。治法:清热败毒,疏风利咽,佐以生津。方药:忍冬花 50g,野菊花 50g,七叶一枝花 50g,生石膏 50g,鲜鱼腥草 100g,大青叶 50g,知母 50g,白马骨、葛根、苍耳各 15g,2 日 1 剂,分 3 次水煎取汁 1200ml,日服 3 次,每次 200ml。两日病减,1 剂而愈。

三、咳 嗽 症

定义 本病是以咳和嗽为主要症状的一种病证,咳为有声而无痰,嗽为有痰而无声,有声有痰为咳嗽,二者既可单独为其见症,亦可兼见。

病名考证 咳嗽是一种多发常见病证,土家族民间常如此称谓。它与中医学中之咳嗽无异,现代医学之支气管炎和肺部感染可参考辨治。

主症

(1)风寒咳嗽:恶塞,发热,无汗,清涕喷嚏,咳嗽痰白,舌淡,苔白,脉浮缓。

(2)风热咳嗽:发热,咳嗽,痰黄而稠,甚则咳吐血痰,舌红,苔黄,脉浮快。

(3)内伤咳嗽:久咳不已,兼三元脏器虚损之症,或见肝火旺盛之表现,如咳嗽短气,或纳呆食少,或耳鸣腰酸,或面赤易怒等。

辨析

(1)风寒咳嗽是因风寒袭表,肺气不宣,津凝成痰所致。

(2)风热咳嗽是因风热袭肺,肺失宣肃,炼液成痰所致。

(3)内伤咳嗽主要是因三元脏器虚损,或肝火旺盛,肺失润养,肺气上逆所致。

治法

(1)风寒型:疏风散寒,宣肺止咳。

(2)风热型:疏风清热,宣肺止咳。

(3)内伤型:调补三元,佐以清肝泻肝。

方药

(1)风寒型:苏叶、荆芥、土细草、枇杷叶、生姜各10g,日1剂,分2次水煎取汁300ml,日分2次服。

(2)风热型:鱼腥草、野菊花、矮地茶、锦鸡儿各30g,日1剂,分2次煎取药汁600ml,日分3次服。

(3)内伤型

1)羊奶子、野百合(烧半生半熟)、鱼腥草各50g,日1剂,分2次水煎取汁400ml,日分2次服。

2)凤尾草、六月雪、百部、甘草(水泡后蒸熟)、铁包金各等分焙干研末,每服6g,日2至3次。

3)南沙参、紫花、冬桑叶、锦鸡儿各30g,水煎取汁450ml,日分3次服。

4)食醋15ml,生姜30g,加水300ml,烧开,日分3次服(久咳不愈)。

5)大蒜、生姜、贝母各30g,均置柴火中烧熟,加水300ml,煎取药汁200ml,日分2次服。

6)花斑竹40g,鱼籽蒿30g,加水400ml,煎取药汁200ml,日分2次服(干咳适宜)。

四、齁 病

定义 齁病是一种反复发作性痰鸣气促疾病,症见痰鸣气促,声如拽锯或喉中如有鸡鸣,甚则气喘吁吁,张口抬肩,不能平卧。

病名考证 土家族民间所称齁病,即中医之哮喘病。现代医学之支气管哮喘、喘息性支气管炎、肺气肿等可参考辨治。

主症 反复发作呼吸气促,喉间痰鸣,声高息粗,甚则张口抬肩,气喘吁吁,不能平卧,常伴咳嗽咯痰,舌暗苔润脉滑,或舌淡苔润脉弱。

辨析 瘟气外感,情志内伤,三元亏损或失调,水液潴留,痰湿内生,伏阻气道,肺气上逆,乃发此证,常因多种原因而诱发。舌暗苔润脉滑,则为痰瘀阻肺之象;舌淡苔润脉弱,为三元亏损,痰湿内蕴之征。

治法

（1）发作期：急治其标，降气平喘。

（2）缓解期：缓治其本，调补三元，化痰理肺。

方药

（1）治标方药

1）闹阳花子（蔓陀罗子）焙干研细粉，取1～3g，裹于烟草中，点燃抽吸，可即止，止为度。另以七层楼、牡荆、铁包金各30g，水煎取汁150ml，一次服下。

2）胡颓子（半春子）、桑树根皮、白果（银杏）各30g，水煎取汁450ml，日分3次服。

3）蚯蚓20条，洗净加白糖1两溶化，加水竹油（将水竹锯成数段尺许长度，两头无节，于火上烘烤流出的油）100ml，加温后分2次服下。

4）矮地茶20g，碎米柴20g，枇杷叶20g，天葵草20g，四轮草20g，牛奶叶20g，水菖蒲20g，南天竹20g，分2次加水适量，煎取药汁900ml，每剂服2天，每天3次，每次服150ml，连服7剂为1疗程。

（2）治本方药

1）核桃肉500g，白果250g，枇杷叶150g，牡荆子150g，焙干研细末，加蜂蜜为丸，每服10g，1日3次。

2）满山红250g，桑树皮250g，皂角150g，南沙参500g，蛆草（肺经草）250g，煎水去渣加蜂蜜1500g，熬成膏，每服20ml，1日3次。

3）杏仁8个，红糖120g，冰糖60g，经霜茄子把10个，加水400ml，煎取药汁300ml，分早晚2次服。

4）鹅不食草20g，旋覆花15g，干姜10g，甘草10g，水煎服，1日1剂。

（3）单验方

1）盐老鼠（蝙蝠）用开水烫死，去尽毛，用木炭火焙干焦后研末，每服6g，白开水吞服。

2）人参、胡颓子叶按1∶5的比例研末，每服10g，日3次，米汤送服。

3）柚树虫屎（虫蛀的树末）3～5g，1岁1个鸡蛋，菜油煎食，每日1个鸡蛋。

（4）外治

1）白芥子、细辛各21g，延胡索、甘遂各12g，共研细末，加入少量面粉，用生姜汁调成膏，分别摊在7张5cm²的有光纸上，把药膏贴在穴上（大椎、风门、肺俞、膏肓）用胶布固定2～4小时取下，贴后皮肤有水泡反应。

2）生芥子30g，轻粉9g，分别研末，用时混匀，用时加适量生蜜搓揉至软硬适度，直径8～10cm、厚1cm圆饼，一般现用现配，发作时，先用桐油灯火灸肺俞3～7灯火，立即将制好的膏饼烤热贴穴位上，用纱布固定，1日1次。

病例　许某，女，20岁，2002年7月14日初诊，自述：反复发作呼吸气促、喉间痰鸣20年，加剧5日。听父母讲出生不久即患"駒病"，每年发作近一半时间，经中西医治疗均可缓解，但未愈。近5日因气候闷热多雨，加上住所楼下新开一家烧烤排挡，煤烟熏人，致使呼吸气促、喉间痰鸣复作，已用氨茶碱、特布他林、先锋霉素Ⅴ、地塞米松等治疗，未见缓解，且逐渐加剧。伴胸闷心慌，头昏乏力，咯吐痰涎，汗出不止，甚则张口呼吸，舌暗，苔灰厚腻，脉滑。诊断：駒病（发作期）。证属邪气袭肺，痰瘀互结，肺气上逆。治疗：①避免嗅及煤烟等邪气，迁移住所至空气清新之处；②矮地茶20g，碎米柴20g，枇杷叶20g，天葵草20g，四轮草20g，牛奶叶20g，水菖蒲20g，南天竹20g，加水适量分2次，煎取药汁900ml，每剂服2天，每天3次，每次服150ml；③白芥子、细辛各21g，延胡索、甘遂各12g，共研细末，加入少量面粉，用生姜汁调敷大椎、风门、肺俞、膏肓等穴2～4小时。2002年7月16日二诊，诉遵医嘱已暂住亲友家，诸症缓解，仅夜间气促较剧。用上法治疗8日。

五、咳 痨 病

定义 以咳嗽,盗汗,形瘦,午后低热,两颧发赤,甚则咳血,胸痛为主要表现的一种病证。又称为"色痨病"。

病名考证 本病名在土家族民间流行甚广,因常咳不愈,虚损日久,故称。民间普遍认为,房事过度之人易患此病;患此病之人又由于阴虚阳亢,性功能亢进,喜近女色,故又称为"色痨病"。随着社会的进步,医学知识的普及,现已很少有这种称谓。民间尚有"传尸虫"之说,病人死了,还会传染给旁人,故认为是一种"传尸虫"所致。

本病即为中医之"肺痨",现代医学之"肺结核"。

主症 本病以慢性咳嗽,夜卧盗汗,日渐消瘦,午后潮热,面红如妆,咳血,胸痛为主要见症,舌红,苔少,脉细快。

辨析 本病多因素体虚弱,病邪(传尸虫或称痨瘵虫)趁虚侵袭肺脏,腐蚀肺叶,导致肺失清肃而长期咳嗽。损伤肺络,故咳血,胸痛。日久耗气伤精,则形体消瘦。阴虚阳亢,虚阳外越,故潮热,盗汗,面赤。舌红,苔少,脉细快,均为阴虚内热之象。

治法 补益肺肾,滋阴清热,杀虫。

方药

1)果上叶、野百合、墨旱莲、仙鹤草、金牛胆各500g,煎浓汁去渣(取汁约3000ml),加蜂蜜3斤(1斤=500g),熬膏,每服20ml,1日3次。

2)虎杖500g,鲜沙参500g,白及250g,水煎取汁1500ml(去渣),砂糖500g,文火熬至700ml,每服1匙,1日3次,连续服食至痊愈。

3)葎草2500g,穿破石、抱石莲、百部、夏枯草各500g,煎浓汁去渣,取汁约3000ml,加蜂蜜2000g,收膏,每服30ml,1日3次。

4)生大蒜每天50g,分3次在就餐时服食,坚持数月至1年。

5)雪柏叶500g,夏枯草500g,老虎姜500g,水煎取汁2000ml,加红糖500g取糖浆约2100ml,每次服100ml,日服3次,日1剂,水煎服。

6)十大功劳叶50g,丹参10g,黄芩10g,百部18g,日1剂,水煎服。

病例 周某,男,38岁,2001年6月来诊。诉咳嗽气喘多年,半年前行X线胸片检查,诊断为肺TB,用三联抗结核药治疗,后复查肺TB无明显吸收,现咳嗽气促,形瘦颧红,午后低热,时夜间盗汗,偶肚腹隐痛,反酸,舌稍红,偏瘦,苔薄黄,脉细快。诊断为咳痨病,遂用方6加味:十大功劳叶50g,丹参10g,黄芩10g,百部18g,白芍12g,沙参15g,日1剂,水煎服。3剂后自觉症状缓解。连服2月痊愈。

六、肺 长 疮

定义 本病以咳嗽吐腥臭浓痰为特征。

病名考证 此病咳嗽,伴吐腥臭脓痰。患者口嚼生黄豆而不呕吐,是土家族民间医生诊断该病的一种方法(正常人口嚼生黄豆常恶心、呕吐)。中医之肺痈,现代医学之肺脓疡可参照辨治。

主症 起病时突然怕寒发热,体温可高达39~40℃,咳嗽、胸痛、短气,病后3~5天,咳嗽加剧,吐大量脓痰,痰有腥臭气味,舌质红,苔黄厚,脉滑快有力。

辨析 邪热伤肺,热壅血瘀,酝酿成疮(化脓),故怕寒发热,咳嗽、胸痛、短气、吐大量腥臭脓痰。热盛脓成,故舌质红、苔黄厚、脉滑数有力。

治法

（1）成脓期：清肺败毒，化瘀排脓。

（2）恢复期：益气养阴，扶正抗邪。

方药

（1）成脓期

1）乔鱼莲20g，鱼腥草50g，分2次水煎取汁450ml，日1剂，分2次服。

2）鲜鱼腥草60g，桔梗10g，白茅根10g，水煎取汁600ml，每次服200ml，日3次。

3）鲜鱼腥草10g，黄精15g，白及6g，桔梗6g，水煎取汁300ml，日1剂，分2次服。

4）金荞麦50g，鱼腥草100g，丝毛根50g，红藤50g，株砂根100g，蒲公英100g，夏枯草50g，水煎取汁600ml，日1剂，分3次服，7天为1疗程。

5）吊阳尘、三两金、冲天炮（堆椒果）、木通各50g，1日1剂，水煎取汁600ml，分3次服。

6）鱼腥草60g，紫花地丁30g，虎刺30g，木芙蓉60g，一枝黄花30g，血蜈蚣30g，2日1剂，水煎取汁1200ml，每服200ml，日服3次。

（2）恢复期：红孩儿（千下槌）、南沙参、百合、百部、果上叶、盘龙参各50g，2日1剂，水煎服。

病例 田某，男，50岁，咳嗽5日，伴咯腥臭脓痰1日，胸痛，动则气促，发热，舌红，苔黄厚，脉滑快有力。诊断：肺长疱，证属邪壅肺，血瘀成脓。治以清肺败毒，化瘀排脓。方为：金荞麦50g，鱼腥草100g，丝毛根50g，红藤50g，株砂根100g，蒲公英100g，夏枯草50g，日1剂，水煎服。1剂发热减轻，2剂咯脓痰减少，3剂仅存偶咳、咯少许脓痰，10剂告愈。

七、头 风 痛

定义 以头痛为主症，多发于中、老年，疼痛反复发作，服药（中、西药）可暂时缓解，但情绪出现波动时疼痛又发作，甚则头部筋脉跳痛难忍，伴两目胀痛，烦躁易怒，失眠多梦等现象。

病名考证 本病名在湘、鄂、渝广为流传。中医的头痛，现代医学的血管神经性头痛可参考本病辨治。

主症 头痛，起病缓慢，病程较长，反复发作，经久不愈，甚则头部筋脉跳痛难忍，两目胀痛，烦躁易怒，失眠多梦，或头痛重滞，纳呆食少，舌红，苔黄，脉弦。

辨析 因情感失调，肝气郁结，肝阳上亢，气血阴阳逆乱或因脾失健运，痰浊内生，上阻清窍，均可诱发。肝气郁结，肝阳上亢，肝风内动，故头痛剧烈，头部筋脉跳掣，双目胀痛，烦躁易怒，失眠多梦。痰浊上阻，清窍被蒙，故头痛重滞，伴纳呆食少。气滞血瘀，痰瘀互结，或久病入络，故病程缠绵，反复发作。舌红，苔黄，脉弦为肝阳偏亢之征。

治法 行气通络，化痰搜风，平肝止痛。

方药

一枝黄花汤：一枝黄花草20g，刺黄连20g，夏枯草20g，桑叶20g，荷叶20g，六月雪20g，水菖蒲20g，青葙子20g，枫香果20g，天麻20g。2日1剂，分2次加水适度，煎取药汁900ml，每次服150ml，日服3次，连服3剂。

病例 陈某，女，37岁，自诉头痛反复发作4年，每月发作2~3次，每次头痛持续时间2~3日，头痛时常服用阿咖酚散、索米痛片，可短时缓解。近因情绪波动，头痛发作，日渐加剧，难以忍受，舌稍红，苔薄黄，脉弦。诊为头风痛，证属气滞阳亢，血瘀络阻。遂予一枝黄花汤3剂，2日1剂水煎服。服完2剂，头痛基本消失。3剂服完，痛已失。为巩固疗效，继进3剂，日后未再复发。

八、歪　嘴　风

定义　以突然颜面麻木,口角歪斜为特征。

病名考证　因嘴角变歪而得名。好生于青少年,一般多于面部吹风受凉有关。现代医学之面神经麻痹可参考此病辨治。

主症　一侧面部突然感觉松弛或麻木,嘴角歪向另一侧,病侧额纹消失,不能皱眉,耳下疼痛,舌淡,苔薄白,脉浮。

辨析　风寒袭面,经脉阻滞,故病侧面部松弛,麻木,嘴角歪向健侧,病侧额纹消失,不能皱眉,耳下疼痛。舌淡,舌苔白,脉浮,均血虚感风之征。

治法　养血活络,祛风散寒。

方药

1)黄鳝血、白及磨浆擦患处,每天2~3次,6日为1疗程,1~2疗程可愈。

2)蜈蚣1条,焙干研末,另用防风10g,煎水送服,日1次,6天为1疗程。

病例　焦某,女,18岁,1998年夏,自诉于夜间睡觉将电扇对准头身取凉,半夜醒来即觉左侧面部不适,未在意,晨起洗漱时,发现口眼歪斜,含水则漏,遇冷水则左面麻痛,耳下为甚,舌淡,苔薄白,脉浮。诊为血虚受风,经络痹阻之歪嘴风。处方:蜈蚣1条研末,另用防风10g,当归10g,川芎10g,煎水100ml,送服,日1次。并嘱用热毛巾热敷左面,日3次,每次30分钟。10日而愈。

九、黑　脑　晕

定义　本病以眼黑眼花,头晕转向为特征。

病名考证　土家族民间泛指一切头晕、目眩、眼前发黑为黑脑晕。中医的眩晕症,现代医学的内耳性眩晕、颈椎病、高血压或低血压等以眩晕为主要表现者可参考辨治。

主症　自觉周围景物旋转,站立不稳,眼前发黑,发花,不能睁眼,重者恶心呕吐,或伴面赤易怒,舌红苔黄脉弦,或伴面白无华,舌淡苔红,脉细无力。

辨析

(1)肝阳上亢,清窍被扰,故眼前发黑,发花,自觉旋转。阳亢气逆,故恶心呕吐,肝阳上亢,肝火上炎,故面赤易怒。舌红,苔黄,脉弦,均为肝阳上亢之象。

(2)气血亏虚,脑失所养,故亦可眼前发黑,发花,不能睁眼,自觉旋转,不能站立,气血亏虚,颜面失养,故面白无华。舌淡苔白,脉细无力,均属气血不足之征。

治法

(1)肝阳上亢型:平肝潜阳。

(2)气血亏虚型:益气养血。

方药

(1)肝阳上亢型

1)臭牡丹根10g,鹅不食草12g,白菊花10g,龙芽草50g,日1剂,水煎取汁450ml,日分3次服。

2)野菊花10g,桑树叶15g,夏枯草20g,金钩莲15g,日1剂,水煎取汁450ml,日分3次服。

3)狭叶韩信草、紫苏叶、野薄荷、夏枯草、桑叶、菊花、白茅根各30g,水煎取汁600ml,日分3次服。

(2)气血亏虚型

1)大仙鹤草、头昏草、臭牡丹草、淫羊藿、何首乌、夜交藤、夜合欢树皮、忘忧草各500g,煎浓汁

2500ml,去渣,加红糖 500g 熬膏,每服 20ml,日服 3 次。

2）何首乌、土人参、铁扫帚各 30g,水煎取汁 300ml,分早晚 2 次服。

病例 邓某,女,42 岁,自诉反复眼前发花,时发黑,并自觉周围物体转动 2 个月余,未经治疗。近 1 周加剧,甚则不能站立,心烦欲呕。查其面白无华,少气懒言,血压 90/56mmHg,舌淡,苔薄白,脉弱。诊为黑脑晕,气血亏虚,脑失所养。治以益气养血健脑。处方:大仙鹤草 15g,头昏草 15g,淫羊藿 15g,制何首乌 30g,野合欢树皮 15g,忘忧草 15g,土人参 15g,铁扫帚 15g,3 剂,日 1 剂,水煎服。经治 3 日,复诊来诉,精神明显好转,诸症亦除。查舌脉无明显改变。药证相合,已见成效,再以原方 10 剂,煎取药汁 2000ml,加红糖、蜂蜜各 250g,熬膏。每服 20ml,日服 2～3 次,以之巩固。随访两年,未再发晕。

十、羊 痫 风

定义 羊痫风是一种急性发作的疾病,症状为突然昏倒,不省人事,抽筋,口吐涎沫,或如猪、羊叫声为主症,可自行苏醒,又称羊角风。

病名考证 土家农村又将本病口吐白色涎沫者称为母猪风,如羊尖叫者为羊癫疯,中医"痫症",现代医学之"癫痫"可参考辨治。

主症 突然昏倒,不省人事,口吐涎沫,肢体抽筋,双目上视或伴畜样尖叫。

辨析 风痰上扰心脑,故突然昏倒,双目上视或伴畜样尖叫。风痰流于经络,故肢体抽筋。风痰上涌,则口吐涎沫。

治法 祛风,化痰,定痫。

方药

1）郁金、僵蚕等分研末,用萝卜煎水送服,每次 10～20g。

2）艾灸百会(至醒)。

3）马桑根 15g,野烟 6g,蒲公英 9g,刺南星 6g,石蒜 9g。另:桃树浆、常山根、翻天应各 6g,切细末,白开水送服。

十一、半 边 风

定义 本病以突然昏倒,继而半身不遂为特征。

病名考证 土家族民间称突然昏倒,不省人事,醒后半边肢体不能随意活动的疾病为半边风。相当于中医的"中风后遗症",现代医学的脑血管意外。

辨析 年老脏器失调,或劳累过度脏器失调,风阳上冲,痰瘀阻络而致。风阳上扰,则头晕而痛,昏倒不省人事。肝气上逆,胃失和降,故呕吐。痰瘀阻络,故半边肢体不遂。舌暗苔腻,脉弦,均为风痰瘀阻之征。

治法 平肝息风,化痰活络。

方药

1）四轮草 30g,懒泥巴根 30g,鸡血藤 30g,五加皮 15g,伸筋草 15g,独活 15g,茅根为引,日 1 剂,水煎服。

2）夏枯草 20g,钩藤根 20g,矮地茶 20g,蛇莓 20g,土黄七 20g,竹叶草 20g,鸡冠花 20g,岩桑叶 20g,野菊花 20g,丝绵皮 20g,萝卜子 20g,铁打杆 20g,岩蜂子 20g,红牛膝 20g,羊胡子草 20g,3 日 1 剂,分 3 次(加水适量)煎取药汁 1800ml,每次服 200ml,日服 3 次,7 剂为 1 疗程。

十二、咯 血

定义 咯血即咳血,血自肺中,经气道咳嗽而出者。

病名考证 本病名在土家族地区广为流传,中医亦有此称谓,现代医学之支气管扩张、肺结核、肺癌有出血倾向者可参考辨治。

主症 咯血鲜红,自气道而出,或兼夹泡沫痰涎,或痰中带血,舌红,苔少,脉细快。

辨析 外邪犯肺,肝火上升,阴虚火旺,使肺络受损,血液妄行,溢于气道而致此病。舌红,苔少,脉细快,均为阴虚火旺之象。

治法 清热凉血,滋阴降火。

方药

1)鲜仙鹤草250g,九头狮子草100g,捣汁,加鲜藕汁1碗,炖热后凉服。

2)墨旱莲、侧柏炭、元金草、蛇足草、矮地茶、土三七各50g,水煎服,1日3次。

病例 刘某,男,48岁,船员,湖北省巴东县人。近诉3日夜间航行吹风受凉而咳嗽咯血,其色鲜红,到医院拍片,提示支气管炎、支气管扩张。西药(抗炎止血)治疗3日,咳嗽咯血稍减,但未愈。查舌红,苔白薄,脉细快。诊为咯血,处方:墨旱莲、侧柏炭、元金草、蛇足草、矮地茶、土三七各50g。水煎取汁(分两次煎取)450ml,日分3次凉服。3剂告愈,随访1年未发。

十三、屙 血

定义 凡血自大便而下,或血便夹杂而下,或大便前后下血,称为屙血,又名"打镖枪"。

病名考证 本病多发常见,在湘鄂地界俗称"打镖枪",民间咒人死常用"打镖枪"病名骂人,说明本病可致人死亡,中医学称"便血",现代医学之上消化道出血、坏死性肠炎、肠出血等可参考辨治。

主症 血自大便而下,或血便夹杂,或血便分下,血色黑褐,或暗红,或鲜红,常伴肚腹疼痛,舌红,苔黄,脉快。

辨析 本病多因肚肠炽热,肚肠脉络受损,血液不循常道而下渗于肠,故自大便而下,色黑暗者为在血液肚肠中瘀积较久而腐败,色鲜者为随即而出者。舌红,苔黄,脉快,均为肚肠积热之征。

治法 清热泻火,凉血止血。

方药

1)大叶紫珠、地芋、紫金牛、白及、土三七各20g,水煎凉服。

2)马鞭草、蚤休、仙鹤草、血见愁、旱莲草各30g,水煎凉服。

3)十大功劳叶、地黄连、红大蓟、槐树根皮15g,水煎凉服。

病例 向某,男,45岁,教师,素有"慢性肠炎",大便稀多干少,近日饮食不慎,辛辣过度,腹痛隐隐,继而大便出血,其色鲜红,不思饮食,口干,舌红苔黄,脉快。肚肠素虚,湿热复加,肚肠脉络受损,而发是病。急则治标,先清热凉血止血。处方:1方,3剂,日1剂,水煎凉服,日3次,并服流质饮食调养。3剂后大便转黄。又投3剂巩固。后改补中健肚之药以治本,随访2年未再屙血。

十四、绞 肠 痧

定义 以腹中暴痛为主症。

病名考证 本病名在湘鄂市南区广为流传。其中夏秋发病伴四肢发寒、腹部皮肤出现红色疹子

（不碍手），苔白脉弦紧者，又称其为寒痧。中医的腹痛，现代医学的肠炎、不全性肠梗阻、肠痉挛可参照此证辨治。

主症 腹中痛，多为阵发性加剧，或四肢发寒，腹部皮肤出现红色疹子，但不碍手。舌红苔黄，脉弦快或舌淡、苔白、脉弦。

辨析 湿热或寒湿阻滞，肠道气滞血瘀，不通则痛，故腹痛。湿热阻滞，则舌红，苔黄，脉弦快；寒湿阻滞，则舌淡，苔白。

治法

1）湿热型：清热化湿，理气活血，佐以止痛。

2）寒湿型：温中化湿，理气活血，佐以止痛。

方药

1）湿热型：白花蛇舌草150，羊蹄草100g，两面针根15g，日1剂，水煎服。

2）寒湿型：藿香、佩兰、桂枝、干姜各10g，水煎服。

外治

刮痧疗法：从腹至胸至肘，医者用一手持铜钱沾桐油刮皮肤（起红痕），每次至肘时，医者用另一手环形箍住其肘关节，共7次，用瓷针或三棱针在患者该侧中冲穴放血7滴，泄其邪气，松开被箍肘关节，左右同法进行。

病例 王某，男，50岁，林场工人，在劳动中突然腹中暴痛难忍，四肢发冷，阵发性加剧，继而腹部皮肤出现散在红色疹子，摸诊不碍手，舌红脉弦而快。诊为湿热瘀阻型绞肠痧，先用刮痧疗法，一次痛止，再进汤药：白花蛇舌草150g，羊蹄草100g，两面针根15g，水煎服，腹痛未再发作。

十五、打　　呃

定义 气从肚出，上逆不降，呃呃连声，不能自止。

病名考证 民间又称打嗝，中医称呃逆，现代医学之膈肌痉挛可参考辨治。

主症 气从肚出，逆而上窜，呃呃连声，不能自止，脉弦。

辨析 肝郁气滞或饮食停滞，以致肚气不降，逆而上窜而成。脉弦为气滞之象。

治法 疏肝解郁，消食导滞，和降肚气。

方药 刀豆壳20g，枇杷叶15g，水煎服。

病例 覃某，女，47岁，干部，自诉餐后饮冷，突然呃声不止，无其他不适，舌淡红，苔薄白，脉缓而有弦意。诊为打呃，用刀豆壳20g，枇杷叶15g，急煎取汁150ml，顿服，约半分钟呃止。

十六、铁蛇钻心

定义 卒然腹部起条索状包块，钻心样剧痛，腹硬如铁，呕吐苦水，甚则吐出糟虫，面青唇紫，汗出肢寒，或有短暂昏不知人。

病名考证 本病名主要在湘鄂交界地带流行。初发时以腹部呈条状包块，由下而上钻心样疼痛，腹硬如铁，故名。中医学"蛔厥"，现代医学胆道蛔虫、胃痉挛、急性心肌病可参考辨治。

主症 晨起或夜间突然腹痛，腹部呈条索状包块，由下而上直钻心口，腹硬如铁，疼痛如刺，牵引背肩，四肢发寒，面青唇紫，呕吐苦水，甚则吐虫，舌暗，脉弦紧。

辨析 患者由阳极之令转阴极之令，晨为阳之初生，夜为阴甚之极，故在此时多发作。人顺天时，阳不足以胜寒，寒伤中阳，脾阳被困，阳之升发受阻，气滞而瘀，气上窜攻心，故见钻心样腹痛。气滞血瘀，故腹硬如铁，面青唇紫。中阳不展，故四肢发寒。虫不胜寒而上窜，故呕吐苦水，甚则吐虫。

舌暗,脉弦紧,主寒主痛主瘀。

治法

1) 无吐虫者:温经散寒,化瘀止痛。

2) 有吐虫者:温经散寒,打虫止痛。

方药

(1) 无吐虫者:锯木面50g,加水300ml,泡取药汁100ml,顿服。

(2) 有吐虫者

1) 四两麻(鲜)20g捣汁,花椒30g,苦楝皮30g,蜂蜜3匙,煎水加猪油1匙,分2次服。

2) 老烟杆用水适量冲洗取汁内服。

3) 酸菜坛子水1碗,内服。

病例1 姚某,女,42岁,1982年8月17日在家发病,家人代诉清晨上山采蘑菇,全身被露水打湿,回家即出现腹部不适,渐全腹硬如铁,剧痛钻心,面唇青紫,四肢发寒,舌暗,脉沉弦紧。诊为铁蛇钻心,急用锯木面1两,兑水300ml,泡后澄清取汁100ml服下,半时许病情渐渐缓解。

病例2 李某,男,19岁,1959年12月20日初诊,其午夜时分突然上腹钻心样剧痛,恶心呕吐,吐出苦水,并吐糟虫(蛔虫)1条。因夜间寻药困难,即先服泡酸菜水100ml,然后用水洗老烟杆(叶子烟枪)水约100ml,内服腹痛渐息。待清晨,查其舌淡红,边有瘀点,苔薄白,脉弦。再用鲜四两麻捣取汁约10ml,花椒30g,苦楝皮30g,蜂糖3匙,煎取药汁300ml,加猪油1匙,日分2次服。连服3剂,腹痛未再发作。

十七、黄 疸

定义 黄疸是全身皮肤发黄,目黄,尿黄的一种病证。

病名考证 黄疸病名在全国各地流传,中医亦称"黄疸",现代医学之黄疸性肝炎、胆囊炎及胆石症引起的黄疸均可参照辨治。

主症 起病之初纳呆,厌油,乏力,继而渐见肤黄,目黄,小便黄如茶色,苔黄厚腻,脉滑快。

辨析 感受湿热,阻滞中元,中元失运,故纳呆、厌油。湿性重浊,故乏力。湿热熏蒸肝胆,肝失疏泄,胆汁外溢,故身黄、目黄、尿黄。苔黄厚腻,脉滑快,均为肝胆湿热之征。

治法 清热败毒,疏肝利胆,化湿退黄。

方药

1) 七叶一枝花、过路黄、白马骨、牡荆、满天星,车前草各50g,水煎服,每日1剂,分3次服。另以毛茛姜捣烂贴敷内关穴,数小时后即起疱,次日刺穿水疱,局部消毒处理(偏于湿重者)。

2) 小叶三点金、田基黄、田皂角、连线草、阴行草、虎刺各15g水煎服,日1剂(偏于热重者)。

3) 九月花、积雪草各50g,日1次,水煎服,日服3次。

4) 白马骨、马鞭草、美人蕉、刺黄连、栀子、茵陈、鸡矢藤、萹蓄各50g,日1剂,水煎,分3次服。

5) 三月苞根、海金沙根、地骨皮根、虎杖、防风、野兰宫、天青地白、小桐子树根各50g,红糖为引,日1剂,水煎服。

6) 钓鱼杆、虎杖、红柴胡(一枝黄花)、车前草、小血藤、地苦胆各50g,日1剂,水煎服。

7) 花斑竹50g,绒蒿50g,大黄12g,山栀子15g,日1剂,水煎服。

病例 马某,男,20岁,无业。纳呆,厌油,乏力3日,皮肤、白睛、尿色发黄1日,伴肚腹痞胀,便稀。舌红,苔黄厚腻,脉滑而快。诊断:黄疸,湿重热轻型。处方:七叶一枝花、过路黄、白马骨、牡荆、满天星、车前草各50g,日1剂,水煎,日分3次服。另以毛茛姜捣烂贴敷内关穴3小时。3剂肚腹胀减,大便基本正常。5日后肤黄、目黄消退,小便转淡黄,饮食明显增加,半月而愈。

十八、屙　　稀

定义　以大便质稀,排便次数增多,甚则泻下如注为主症。

病名考证　本病名在鄂、湘、川土家族居住区广泛流传,又称拉稀、屙肚子。中医称为腹泻,现代医学急性肠炎、结肠过敏、肠功能紊乱可参考辨治。

主症　大便稀溏,甚如水样,日三、五次至数十次,或大便臭如败卵,泻下不爽,粪色黄褐,肛门灼热。

辨析　患者感受寒湿或饮食不洁之物,致使肚肠升降功能失常,清浊不分,水分并走大肠,故大便稀溏,次数增多,甚如水样。或郁而生热,湿热互结,阻滞大肠,故大便臭如败卵,泻下不爽,粪色黄褐,肛门灼热。

治法

1)寒湿型:温中散寒,化湿。

2)湿热型:清热化湿,宽中止泻。

方药

(1)寒湿型

1)算盘子树叶50g,蓼辣草30g,日1剂,水煎服。

2)蓼辣草、海蚌含珠、藿香叶、白牛胆各等20g,日1剂,水煎服

3)杏香透耳风、十大功劳、岩元子、小夜关门各15g,水煎服。

(2)湿热型

1)地耳草、一点红、过路黄各50g,日1剂,水煎服。

2)含羞草块明(山扁豆)、夜关门、竹叶椒、金锦香各50g,水煎服,日1剂(适用于伤食)。

3)胡豆莲、三月泡、夜关门、土木香各30g,日1剂,水煎服。

十九、屙　　痢

定义　本病是以大便次数增多,便意窘迫,频频蹲厕,腹痛,大便坠胀,下痢赤白黏冻为主症的疾病。

病名考证　民间又称"痢症"、"屙痢症",中医称为"痢疾"。现代医学痢疾,细菌性肠炎等,可参考辨治。

主症　发热,大便次数增多,便意窘迫,频频蹲厕,腹痛,便稀,大便坠胀,下痢赤白黏冻,舌红苔黄,脉滑数。

辨析　饮食不洁,感受湿热,湿热毒邪蕴于肠中,肠失传化,气机阻滞,故发热,大便次数增多,便急窘迫,频频蹲厕,便稀腹痛,大便坠胀。湿热损伤肠络,故下痢赤白黏冻。舌红苔黄,脉滑数,均为湿热内盛之象。

治法　清热败毒,燥湿凉血,理气止痛。

方药

1)翻白草50g,刺黄柏30g,海蚌含珠50g,青鱼胆草50g,2日1剂,水煎服。

2)路边黄50g,马鞭草50g,青木香30g,日1剂,水煎服。

3)水蜈蚣草50g,叶下珠草50g,算盘子根50g,日1剂,水煎服。

4)算盘七、三颗针、叶下珠、虎杖各50g,日1剂,水煎服。

5)厚朴七、地苦胆、凤尾草各30g,日1剂,水煎服。

6）刺黄连 50g,朱砂莲 20g,花斑竹 30g,六月寒 20g,日 1 剂,水煎服。

7）地蜂子 20g,水煎服,每日 3～4 次,每次 300ml。

8）仙鹤草 100g,马鞭草 200g,日 1 剂,水煎服。

9）刺藜根 18g,仙鹤草 25g,野黄花根 18g,鱼鳅串 18g,侧耳根(鱼腥草)28g,日 1 剂,水煎服(适用于白痢)。

10）刺藜根 18g,仙鹤草 25g,鱼鳅串 18g,茅草根 25g,散血草 25g,日 1 剂,水煎服(适用于赤痢)。

二十、烧 箕 臌

定义 烧箕臌是以腹部胀大如鼓,形似土家做饭之用的烧箕而得名。

病名考证 本病因状如烧箕臌,腹胀似鼓,故在土家山寨广为流传,又称"中满症",中医称"臌胀",现代医学的肝硬化腹水、结核性腹膜兴者可参考辨治。

主症 腹胀如鼓,青筋暴露,面黄肌瘦,四肢如柴,厌油纳少,舌红,苔黄腐,脉浮细。

辨析 酒食不节,或情志失调,或肝胆湿热久郁,以致肝失疏泄、脾失健运,肾失开阖,滞气、瘀血水湿蕴结于腹,故腹胀如鼓,青筋暴露。脾不健运,胃不多纳,故厌油纳少。肚肠失健,生化无源,精血亏虚,故面黄肌瘦,四肢枯瘦如柴,舌红,苔黄腐,脉浮细,均为湿热瘀阻,阴精亏虚之象。

治法 清热化湿,疏肝活血,健脾除胀。

方药

1）忘忧草 15g,厚朴花 10g,推屎爬 5 个(酒制),隔山消 15g,鱼鳅串 15g,酸通草 15g,日 1 剂,水煎服,半月为 1 疗程。

2）杜板归、秋海棠、了哥王、合子草、石柏、女儿红、丝茅根、车前草各 15g,日 1 剂,水煎服。

3）隔山消、大血通、飞蛾七、三百棒、青木香、大通草根皮、五加皮、木通、车前草各 15g,日 1 剂,水煎服。

4）竹根七、三月三苞根、马桑根皮、木瓜根皮、地枇杷根皮、女儿红根、合掌稍、三两金、茵陈、土大黄各 15g,日 1 剂,水煎服。

5）黑黄豆 5 斤,童子尿浸泡(夏 3 日,冬 7 日),后置于铁渣(铁石)中炒熟,随时咀服,并另以臌胀草、积雪草、野蔷薇各 20g,水煎服。

二十一、打 摆 子

定义 本病以先发寒战,尔后发热,继之汗出热退,反复发作,定时而发为特征。

病名考证 本病以夏秋季多发,因先发寒战后发热,反复发作,定时而发,又名"发寒病"。即中医学之疟疾。

主症 定时而作,先发寒战,继而发热汗出,汗出热退。

辨析 邪入半表半里,入与阴争,阴盛阳虚,以致寒战。出与阳抗,则阳盛阴虚,故发热汗出。邪伏则止,邪动则发,故休作有时。

治法 祛邪散寒,和解表里。

方药

1）常山根 15g,鱼鳅串 20g,柴胡 15g,日 1 剂,水煎服。

2）针刺大椎、陶道、合谷、间陵、内关、太络。

3）棕菊 200～300g,捣烂,用桐子叶包敷头顶。

病例 李某,男,28 岁,2000 年 7 月 30 日初诊,到海南打工,染病而回,发则寒战、身痛,继而发热口渴,后汗出诸症悉除,如此半月,回家休息治疗。按方 1 连服 3 剂,并针灸配合治疗 3 天,后愈。

二十二、大 关 门

定义 本病以大便秘结不通为主症。

病名考证 本病因大便秘结不通,似大门关闭不开,故名。又称"大便关门杀贼"或"大关门杀贼"。中医学的便秘,现代医学的结肠炎、不良性肠梗阻可参考辨治。

主症 大便不通,坚硬难出,伴腹痛腹胀。

辨析 热结肠中,肠失传化,故大便不通或坚硬难出。热结粪阻,腑气不通,不通则痛,故腹胀腹痛。

治法 清热通便。

方药

1)土大黄 30g,水煎服。

2)羊蹄根 15g,水煎服。

3)木梓树根、皮、叶 15g,水煎服。

二十三、小 关 门

定义 以小便点滴难通为特征。

病名考证 本病因小便难通,犹如人户小门不开,故名。又称"小便关门杀贼"或"小关门杀贼"。中医的癃闭、腰痛、石淋,现代医学前列腺疾病等,各种原因的尿路梗阻均可参考辨治。

主症 小便频数,点滴而下,色黄或清,甚则不通,伴腰腹疼痛。

辨析 湿热蕴结膀胱,膀胱气化失司,故小便频数,尿黄,甚则小便不通,伴腰腹疼痛。或年迈肾气亏虚,推动不力,膀胱气化失司,亦可致小便色清,点滴而下,甚则不通。

治法

1)湿热型:清热化湿,通关利尿。

2)肾虚型:温补肾气,通关利尿。

方药

(1)湿热型

三叶木通汤:三叶木通、叶下珠、四轮草、竹叶菜、土牛膝、海金沙、金刚藤、小叶黄、阳桃藤、酸筋草、碎米柴、连线草、土黄七、过路黄各 20g,水煎服,2 日 1 剂,口服 3 次,7 剂为 1 疗程。

(2)肾虚型

1)苦参、铁丸中、青木香各 20g,日 1 剂,水煎服。

2)铁马鞭、车前草、钓鱼杆、天青地白、白茅根、五爪龙各 20g,日 1 剂,水煎服。

二十四、砂 石 淋

定义 本病以腰腹绞痛,尿道刺痛,小便不畅为主症。

病名考证 本病名形成较早,土家族及其他民族均有此称谓。相当于中医学的石淋,现代医学的泌尿系结石。

主症 腰腹绞痛,尿道刺痛,排尿不畅甚则中断,或伴尿血。

辨析 水津代谢失常,湿热熏蒸,煎熬成石,阻滞尿路,故腰腹绞痛,尿道刺痛,排尿不畅,甚则中断,络脉受损则伴尿血。

治法 清热利湿,排石通淋。

方药

1)斑鸠窝20g,八月瓜5g,石韦15g,车前草20g,夏枯草30g,牛皮15g,甘草10g,日1剂,水煎服。

2)红梅梢根100g,醋、酒各200ml,水1000ml,煎服。

3)虎杖、铁苋菜、铁马鞭各50g,日1剂,水煎服。

二十五、弓 箭 风

定义 以脊背抽风,角弓反张,形同弓箭,故名。

病名考证 因感受外邪或外伤风毒而致病,土家族民间医以症状命名。现代医学破伤风、流脑、乙脑等可参考辨治。

主症 突然脊背四肢抽风,角弓反张,形同弓箭,或发热,牙关紧闭或时而叩齿,可伴神昏,舌红,苔黄,脉弦数。

辨析 风邪内侵,入于经脉,经络拘急,故突然起病,脊背四肢抽风,角弓反张,牙关紧闭或叩齿。邪入心脑,神明被扰,故神昏。舌红苔黄,脉弦数,为风邪化热之征。

治法 祛风清热,舒筋止痉。

方药 鸡屎160g,大豆150g,防风100g。先煮防风取汁100ml;另将鸡屎、大豆二味同煎,熬令黄赤色,以白酒200ml淋之,去渣取汁兑防风汁,分2次服。服后约30分钟,加衣裹被取汗,避风。

病例 汪某,男,4岁,初冬偶遇风寒,继之发热,头痛项强,烦躁不安,四肢抽搐,甚则角弓反张,牙关紧闭,神志昏迷。西医诊为流脑,治之缓解,但角弓反张仍在,遂邀当地温老医生诊视,曰"弓箭风",急以上法施治,半旬而愈。

二十六、肩 头 风

定义 本病以肩膀头(肩峰部)疼痛胀麻,活动不利为主症。

病名考证 本病因肩部疼痛胀麻,活动困难而得名,民间流传广泛。又因50岁左右的人易患此病,故又称"五十肩",即现代医学肩周炎。

主症 多一侧肩部疼痛胀麻,活动不利,夜间疼痛加剧。

辨析 感受风寒,痹阻肩部,经络不通,故肩部疼痛胀麻,活动不利。瘀血阻滞,夜间人静阴盛,气血瘀阻更甚,故夜间疼痛加剧。

治法 祛风散寒,活血通络。

方药

1)活螃蟹1只,小百合2个。将螃蟹在清水中养8天,使其腹中粪便排尽,取上2味,同捣烂,摊粗白布上,直径约8cm,敷于肩部最痛处,晚上贴,早上取,每日1次。

2)穿山龙100g,青风藤20g,八角枫子根10g,千年见20g,灵仙根30g,白酒1000g,泡10天后,每服10~15ml,每晚服1次。

二十七、肿 节 风

定义 本病以双足趾关节及踝关节红肿热痛,屈伸不利为特征。

病名考证 本病名在土家族地区广泛流传,中医的热痹,现代医学风湿热、风湿性关节炎可参考辨治。

主症 双足趾关节及踝关节红肿热痛,屈伸不利。

辨析 患者因居处阴寒潮湿,或劳作后饮寒或过溪受凉,而致寒热不均,湿阻脉络,痹阻关节,且湿性趋下,故双足趾关节、踝关节肿痛。湿郁生热,故局部色红发热。

治法 清热利湿,通络止痛。

方药

1) 九里香 20g,土牛膝 20g,钩藤根 20g,老鹳草 20g,龙须草 20g,木瓜根 20g,阳雀花根 20g,丁桐皮 20g,地枇杷 20g,八角枫 5g,3 日 1 剂,水煎服,3 剂为 1 疗程。

2) 龙须草 20g,三角枫 200g,银花藤 200g,钩藤根 20g,水煎外洗,每晚一次,先热敷患处,后洗全身,直至症状消失为止。

二十八、瞌 睡 少

定义 瞌睡少是以夜卧困倦且又难以入睡为主症的一种疾病。

病名考证 本病名在民间普遍流传。中医称"少寐"或"不寐",现代医学神经衰弱之"失眠"可参考辨治。

主症 夜卧失眠或不易入睡,或睡而又醒,甚则通宵达旦不能卧寐入睡,常伴有心烦,郁闷恼怒,精神疲乏,食少,五心烦热,头晕耳鸣,肚腹嘈杂,舌红瘦,苔薄,脉细快。

治法 滋阴清热,安神安志。

方药

1) 花生叶 1 把,煎水 1 碗,临睡前服下,连服数日,失眠可愈。

2) 灵芝、景天三七、羊胡子草各 50g,头顶一颗珠 20g,水煎服,每日 1 剂。

3) 麻梗七、十大功劳叶、水灯草、伏龙肝(灶心土)各 50g,煎水服,1 日 3 次。

4) 南五味子、合欢皮、夜交藤、刺五加皮各 250g,加白酒 2500g,浸泡 1 周,每服 50ml,早晚各 1 次。

5) 珍珠香 30g,景天三七 30g,枣仁 30g,水煎服,1 日 3 次。

6) 百蕊草、豌豆七、灵芝各 250g,酒泡服,1 日 3 次。

二十九、瞌 睡 多

定义 瞌睡多是指不分昼夜,时时欲睡或入睡,呼喊能醒,醒后又昏然入睡的一种病证。

病名考证 本病名流传甚广。进餐后精神不振,随即昏然入睡,稍后自醒,一如常人,此又名"饭醉症",犹如酒醉一般。中医称为"多寐"或"嗜睡",现代医学之发作睡眠症或疲劳综合症可参考辨治。

主症 患者不论白天黑夜,不分场合地点,随时思睡或昏昏入睡,呼之即醒,醒后又睡,少数每在进餐后便精神不振,随即昏然入睡,数分钟或数十分钟后自醒,一切如常,常有精神委靡倦怠,肢体沉重,脘闷,或懒言肢寒。舌淡苔白,脉缓无力。

辨析 瞌睡多一病,多为中下元阳气不足所致。中阳不振,或肥胖之人痰湿内生,中阳之气阻遏,致心神失宁。阳气不足,则精神委靡倦怠。痰湿困肚,中阳不振,故脘闷,肢体沉重,懒言肢寒,饭后睡意浓浓。舌淡苔白,脉缓无力,为阳虚湿困之征。

治法 温阳补肾,振奋中阳,燥湿醒脑。

方药

1)南田七、蓼叶香、水菖蒲、灵芝各250g,加白酒2000g,浸泡1周,每服50ml,1日2次,或上药各等分水煎服,1日3次。

2)香薷、野花椒、菊花、还阳草、清明茶各30g,水煎服,1日1剂。

3)厚朴果、回阳草、牡荆各30g,水煎服。

第十二章 女 科

第一节 概 述

一、土家医女科的定义和研究范围

土家医女科是建立在土家"三元"医理之上的,认识女人的生理、病理特点、诊疗规律和研究女人特有疾病的独立临床学科。

女人在解剖上有养儿肠、水宫、子胞络、子胞脉、玉门、儿道、羞门等器官或组织,生理上有月信、怀孕、生孩子、喂奶等特点,女人病有月信病、带下病、喜病、产后病、杂病等不同疾病。女人在生理上与男人有所不同,发病机制则有差异。病种不同,治疗方法有别,各类杂病将在后面阐述。

二、女人的生理特点

(一) 养儿肠的生理

养儿肠的生理主要反映在两方面:首先是养育胎儿,供养胎儿的生长,其次是男女交合的水津之地。

(二) 月信的生理

土家医认为女人的主要生理特点是信、喜、产、奶汁。

月信,土家有来"好事"、来"烟子"、"洗身"、"月事"、"初红"、"动身"之说。是指像月亮一样每月都有阴缺阳圆有规律的儿道来血。一般每月一次,不常变化,信而有期,故有月经、月讯、月水之称。喜(早孕),为男女同房后阴阳交合的产物。有喜则月信停,经血用来养胎。产,是"十月怀胎"孕熟玉门开之时,土家族形容为"瓜熟蒂落",儿女将见天光之时,此时将有大量的经血水送子出养儿肠。奶汁,为精血所化,喂奶期一般不来月信,变为奶汁喂养胎儿。这些便构成了女人独特的生理。

1. 月信的生理现象

健康女子一般12～14岁左右初信始来,是健康女子成熟的标志。初信年龄可因地区、气候、民俗、种族、营养等而异,有的提早到10岁,有的推迟到19岁。女人一生中有月信的时间在35年左右,一般49～53岁月信停止,也有个别35～42岁停信的。

月信有正常的信周期、信血期、信血量、信血色和信血质。出信血的第一天称为月信期的第一天。两次月信第一天间隔时长称为月信周期,一般三旬短两天。信周期一般不应少于二旬,也不应延长至三旬半。信血期一般为3～7日。信血量第一日较少,第二、三日较多,第四日后逐渐减少,总量不超过五把纸(过去土家用楠竹制成的草纸,长四指,宽三指。3张为一把,专供女人信期用)。信血色多为暗红,开始较清,继而逐渐加深,最后为淡红。信血质不稀不稠,不凝固,无血块,无特殊臭气。

另外,还有身无病而定信两月来一次的,土家谓之"偶月";三个月一来者称为"季经";一年一来者称为"年经";还有终生不来而有子的称为"暗经"。怀孕而来的,胎无损害者为"喜经"或叫"垢胎"。

2. 月信产生的机理

月信的产生,土家医学认为是"三元"之气充盛,气、血、精充盈于养儿肠,养儿肠满溢于外所致。具体来讲,女人为阴物,为藏血、纳精之体。上元纳清气,气盛推动中元吸水谷之精微,转化为血,气血滋润温养下元而使腰子精血充足,下元满溢于养儿肠,则能怀孕,无孕盈满则从子道出。一般认为上元积天气以天干计十天气盛;中元以地支计十二天血精盛;下元以半地支6天计为满,月信上元气盛后一天走于中元;中元纳谷气,血精满,二天渗于下元;下元与父母之精血的一半而藏之,故六天为满,满则外溢,经血外溢以四天为期,父母与生带来一天,上中下元各占一天,故月信28～30天来一次,这一说法其机理待考。养儿肠不喜,满则外溢为信,故月信为4天。反之则为月信病,或提前,或推后,或数月不信,或一月两信,或信多,或信少等多种月信病。

3. 孕精(神种、天癸)与月信的关系

孕精(神种)男女均有,是影响人体生长、发育和繁衍的一种与生俱来的神秘物质。它禀赋于先天父母,藏于腰子,靠后天水谷精微来滋养,不断壮大成熟,以维持人体生长发育所需,积精华而成神种,以供传种繁衍所用。女人一般月信初来为神种始盛,月信来后7年为神种盛,月信停止为神种衰。神种衰而传种机能竭。

4. 脏器与月信的关系

脏器为气血生化之源。五脏之中,以腰子、肝、肠(胃)的关系尤为突出。腰子,为父母之本,元气之根,藏精气,化孕精。腰子既藏父母神种之精,又藏后天水谷之精,为传种发育之源。精能生血,血能化精,精血同源,下元满则成为月信的基础物质。精又能化气,称为腰杆子元气,腰子(肾)的盛衰,主宰着孕精(神种)的旺盛与衰竭,女人从出生开始,腰杆子(肾)气逐渐长养,到了十二、三岁,肾气盛旺,促使孕精成熟,胞脉盛,血海旺,月信以时下。肝,主疏泄,喜舒畅,忌怄气。肝具有藏血和调节血量的作用。脏器所产生的气血,除供养全身机体以外,则藏于肝,其盈余部分,在女人则下贯养儿肠,胞脉而为月信。肝失调畅,血脉失常,则月经紊乱。肠肚,为后天之本,气血生化之源。肠肚居中,化谷生精而统血。肚肠健旺,气血产生就旺,女人月信就正常,奶汁就充足。

(三) 怀孕与产育的生理

它主要包括害喜、怀胎、待产、坐月及奶养等生理活动。这些活动同样与脏器、血气、经脉有密切关系。

1. 怀孕机理

从形成胎芽到坐月前,称为怀孕。习惯称有喜、身子不空、有子、有躯、重身、怀子等称谓。怀孕以后,胎芽逐渐发育成长,在母腹正中渡过怀胎十月便产子。土家接生婆有顺口溜说:"一月喜,二月芽,三月膏,四月形,五月动,六月筋骨生,七月毛发成,八月三元备,九月五谷之气入胃,十月形神备,玉门开儿见面。"

2. 怀孕的生理现象

由于胎儿生长发育的需要,母体发生了一系列适应性的变化,便有如下特殊的生理现象:首先是月信不来。有喜的,早期可见到头晕、择食、厌食、嗜酸、呕吐、倦怠思睡等喜疾。多在怀孕三个多月后消失。喜脉脉象滑疾流利,按之应指。其次是奶胀痛。接生婆说"前三月害喜,中三月奶胀热,后三月肚鼓起,十月形神备,娃儿衣备齐"。

3. 产育

怀孕足月,儿位向下移,腰肚阵阵痛,小肚下坠,时欲便,儿道见红,称为临盆。孕妇双手中指两

旁中节至指端脉跳应手者，为临产离经之脉。接生婆述生孩接生经过："多睡瞌睡，强忍疼痛，慢慢临盆，快速断脐，取尽胞衣，米汤灌娘，奶头喂郎。"

刚生小孩，产伤可有血从儿道出，称为恶浊或恶露，或有轻微肚痛，一般恶浊开始多，暗红，或淡红，逐渐减少，一般在二十一、二天左右干净，不尽则为恶露不净。

刚坐月即有奶汁，一般十二个时辰开始喂奶。喂奶期注意身体健康，营养充足，充分休息，精神愉快，按时喂奶，勤洗奶头，母健康儿安康。

三、女科病因病理特点

（一）病因特点

病因是导致人体发生疾病的原因，一般称为害病的原因。疾病的发生，与人体正气和致病的毒气双方都有关系，且土家族地域多山、多雾，故女科致病因素，多与寒、火、湿邪，情志内伤，生活所伤和体质等因素最为密切。

1. 寒、火、湿邪

风、寒、暑、湿等外来邪气均能导致女科疾病，由于女人是"以血为本"，寒、火、湿邪更易与血相裹结而导致女科诸证，现分述如下：

寒邪：寒邪致病，分为外寒和内寒。女科的病变，主要是病邪影响到养儿肠及儿道。土家医认为寒邪从皮肤毛孔入侵为外寒。如气候骤冷，或兼冒雨涉水，衣着不足，恰逢女人月信期、坐月期，玉门正开，一方面肌表受寒，另一方面寒邪由儿道口上客，影响儿肠脉，使儿道脉阻滞，从而导致月信不调、闭经、痛经、带下增多、产后发热、堕胎小产、胎动不安、产后身痛等外寒为病；另外，女人素体阴气盛，加上饮食不节，如过食生冷，以致脏器、经脉、血气凝滞，寒从内生，影响养儿肠的功能，发生经期延迟、痛经等女科疾病，这是内寒，又称虚寒。

火邪：火性炎热，火邪使血脉沸腾，血流加快。火邪为害，耗气伤津，损伤血络，迫血妄行。其可分为外火和内火，外感火热之邪而出现发烧的女科疾病，为外火。例如热入玉门，坐月感染和其他急性女科火症等均属于此；而内热则常由脏器、阴阳、气血失调而成。如女人素体阳盛，过吃麻、辣之品，或五志化火，七情过度，以致火热炽盛，血分蕴热，出现月信过多、经期吐衄、胎漏、血崩、恶露不绝等。

湿邪：湿邪属阴邪，其性重浊，困阻气机。其可分为外湿和内湿。如生活在湿度较大的环境或冒雨涉水，或久卧湿地，或在水中浸泡过久，以致影响身体的运化，因而发生肢体疲倦疼痛，头重纳谷减少，或发热缠绵不退，舌苔白腻，脉浮濡缓等湿流下元，这是外湿；由水湿停于肠肚，侵淫胞脉而致不孕者为内湿。湿邪致病，可见带下增多，或信前便泻或月信前后浮肿；怀孕则见肢体浮肿，胎水肿满等。肥胖女人，脾虚气弱，脂膏壅积，聚液成痰，形成肥胖痰湿不孕。湿以内因为主，病机为肠消磨水谷失常。

2. 生活所伤

女科除外感外，还有以下因素导致女人病：

饮食不节：如过食麻辣生火之品，可使儿肠脉、胞脉积热，迫血妄行，出现月信提前、量多，"好事"吐衄，胎动不安等症；过食寒凉生冷，特别是在月信期、怀孕期，易使肠肚受损，寒凝血脉，影响儿肠脉、胞脉，可出现痛信、月信不调、闭信、或带下、胎动不安等症。

劳逸失度：女人在月信、怀孕、生孩子、喂养期，由于生理上的原因，特别要注意劳逸结合。过度安逸则气血运行不畅易发生疾病，过于劳累，可使月信量多、胎漏、胎动不安、堕胎等；坐月后急早劳作，可使儿肠外脱下出儿道口。

房劳多产：交合过度则损伤腰子，信期、怀孕期、坐月期更戒交合，以免出现怀孕、月信、月家诸病。怀孕女子不可堕胎过频。

跌扑损伤：女人在月经期和怀孕期，若不慎跌扑闪挫，登高持重，或撞伤腰肚等，可损伤儿肠脉、胞脉、背脊脉、裤带脉的血气，导致月经不调，崩漏，堕胎等症，或取死胎伤及养儿肠，都可导致信病，生孩子病。

3. 情志内伤

属精神致病因素，大怒伤肝可使月信失调、月信过多、痛信、信行鼻出血等。忧思过度损伤肚肠，水谷生化失常，可见月信失调、闭经、崩漏等症。恐惧伤下元腰子导致胞脉不固，出现经、带、胎、产诸症。悲哀伤上元肺气，使气不调顺，可招致月经不调等症。

4. 体质因素

体质的强弱直接影响到女科信、带、胎、产诸疾的发生。如素体肝郁气滞，常致月经先后无定期、经行奶胀痛、生子后缺奶等；素体中元肠肚虚弱，常可见月经过多、子肿等；素体下元腰子亏虚者，可见崩中漏下、绝经前后诸证、胎动不安、胎漏、无子等。看病时应全面了解患者的体质禀赋、生活环境、个性爱好以及形、体、气、色等表现，分析疾病发生的原因，以利判断和治疗。

在少数民族地区，特别是广大山区农村，由于经济文化的落后，加上缺乏卫生知识，妇女病较为普遍。另外，在农村还有一种封建思想，认为妇女病是一种讲不出口的病，因而使很多妇女不能及时就医，到病情相当严重，才勉强找医生治疗。

（二）病理特点

女人被某种致病因素侵袭后，破坏了正常生理功能，从而导致脏器功能失常，血气失调，直接地或间接地影响儿肠脉、胞脉，儿道各部，从而形成女科疾病。

1. 脏器功能失常

腰子（肾）虚：包括阴阳二气、早婚多子、不节房事，影响到儿肠脉的功能。腰子气虚，直接影响孕精的至与竭，导致儿肠脉失养，可见月信病、带下病、怀孕病、月子病、女科杂病等多种症候；腰子阴虚，精血不足，虚火妄动，导致儿肠、胞脉失养，可见月信后期、量少、闭信、儿道干涩或漏下淋沥不畅、绝信前后各证、不孕、胎萎不长等；腰子阳虚，养儿肠失于温煦，女人可见小肚寒冷、精火不足、养儿肠不孕、胎萎不长或堕胎小产等。阳虚气微，儿肠脉、胞脉不固，则出现红崩漏下、带下诸症。阳虚温化失职，可见经行拉肚、怀孕水肿等。

肝失和调：肝的条畅失常，肝阴不足，肝阳上亢，均可产生女科各症。肝郁气滞，可见信行奶胀、闭信、痛信、产后缺奶等；肝气郁结，疏泄无度，可致月经先后无定期；肝郁化火，可见经行头痛、月经过多、经期拖长、月经先期、红漏漏下，经行吐衄，或产后奶液漏出等；肝阴不足，可出现经期头晕、绝经前后各症、子晕等；肝风内动，可致怀孕痫证、产后发痉等；肝郁化热，移热下注养儿肠，可见带下、羞痒。

肚肠虚：肚肠水谷消磨失常，可出现月经后期量少、闭经等，又可见经行拉肚、带下，或经行浮肿、子肿等。

2. 血气失调

血气失调是女科疾病重要机理之一。因为月信、怀孕、产子、喂奶都以血为用，故而易耗损阴血，此时多是血不足，气有余，导致气血失调产生多种疾病。

亏血：导致亏血的原因很多，如先天不足，久病重病，化源不足等。血亏引起女科疾病，常见于月经后期、量少、痛信、闭信、怀孕肚痛、产后肚痛、缺奶、产后头晕等。

血瘀：为女科常见病机。血瘀所致女科病有闭信、痛信、崩中漏下、产后肚痛、恶露不绝、无子、癥瘕等,均属瘀阻养儿肠,信道不通,血不归道,雍聚成瘕之故。

血热:与火邪或肝火炽盛有关,热伤血络,血热妄行,可见月信先期、量多、红崩、漏下、信行吐衄,或见信行头痛,或月子感染,或胎漏;虚热内生,可出现月信提前、量少,信期延长,漏下不止等。

血寒:素体阳虚,寒从内生,外寒入侵,导致寒舍养儿肠,常见女科病有月信推后、量少、痛信、闭信、无子、胎萎不长、产后肚痛等。

气虚:气主运行和统摄血脉,并主卫外为固,素体羸弱、久病、重病、过劳、五脏损伤、阳气不足等均可导致气虚。由气虚引起的女科疾病有月信先期、量多、胎动不安、红崩漏下、堕胎等;气虚日甚,日久失治,由虚而下陷,可致脱茄带;气不能外固,可见产后自汗,经行感冒等。

气郁(气滞):气郁气滞主要与肝、肚、肠有关。气机以调达流畅为顺,气机郁滞,障碍血行,导致儿肠脉、胞脉失调。可见月信先后无定期、量多少不定、痛信、信行奶胀,甚或闭信或不孕;郁而化火可出现血热证。

气逆:气郁不达,则肝火横逆而上,扰及肺胃。常可见信行吐衄、害喜、子悬等。

第二节　女科常见病证

一、月　经　病

月经病是指月经的周期、经期、经量、经色、经质的异常,或伴随月经周期出现的疾病。常见的有月经提前、月经推后、月经先后无定期、月经量过多、月经量过少、经期延长、经间期出血、崩漏、痛经、闭经、倒经、经行乳房胀痛、经断前后诸证等。

土家女科对月经病的治疗原则重在内治法,以温、清、补、赶而达调经之目的。调理三元脏器盈亏是调经的重要手段。

月经的辨证,土家医总结成顺口溜记述其要点。"月经病提前,外邪火有关,内邪热在肝;月经病后期,外邪多寒湿,内邪肠肚虚;月经病量多,中元不摄血,复加内有热;月经病量少,中元气血少,下元虚在腰;月经提前或拖后,寒火瘀郁两相求;月经不至来,一喜,二虚,三是瘀。"实为经验之谈,临床上具有较高参考价值。

(一) 月经提前

别名　月经赶前、经期超前、经行先期、经早、月经先期。

定义　较正常月经周期提前 7 天以上,甚至 10 余日一行者称为"月经提前"。

病名考证　本病在土家族居住地或黔、湘土民地带均有此称谓。相当于中医的"月经先期",西医的"性激素失调引起的月经超前"可参此辨治。

土家医将此病分为二型,气虚型和血热型。

1. 气虚

主症　周期提前,经量增多,色淡,质稀,神疲肢倦,或小肚空坠,食少便稀,舌质淡,脉细弱。

辨析　中元亏虚,水谷精气消磨失常,儿肠脉、胞脉不固,则见月经提前、量多。肚肠吸收减弱,养儿肠失养则见色淡质清稀。养儿肠空虚失养波及上元心血,则见神疲肢倦,小腹空坠。食少拉稀为肠肚之虚。舌质淡,脉细弱皆为中元亏虚之象。

治法　温补中元肠肚,辅以止血。

方药

野山芋 20g,野党参 15g,一朵云 10g,毛蜡烛 10g,女儿红 15g。水煎服,1 日 1 剂,分 3 次服。

2. 血热

（1）实热

1）火盛血热

主症　经来先期，量多，色深红或紫，质黏稠，小便黄，大便结，烦躁，舌红，苔黄，脉快。

辨析　火热内伏于儿肠脉、胞脉，血热则沸而乱行，引起月经提前，量多。血有火热，则色红或紫红而质黏稠，热扰上元心神，则心胸烦躁。火热伤津则小便黄，大便结。舌红，苔黄，脉快，均为火热于里之象。

治法　赶火，凉血，调经。

方药　牡丹皮10g，生地黄10g，白茅根20g，血当归10g，山栀子15g，大恶鸡婆10g，小恶鸡婆10g。水煎服，1日1剂，分3次服。

2）肝经郁热

主症　月经提前，量或多或少，色紫红有块，两肋骨胀，两奶胀痛，小肚子胀痛或脾气暴躁易怒，口苦，咽干，舌红，苔黄，脉快。

辨析　情志所伤，肝郁化火，热迫血行，则月经提前，经色紫红。情志失调，故经量或多或少。气郁血滞，则有瘀块。气滞肝经，筋脉阻滞，则两乳、肋骨、小肚子胀痛。脾气暴躁易怒，口苦咽干，舌红，苔黄，脉快，均为肝郁化火之象。

治法　清肝火，解郁调经。

方药　炒栀子10g，土薄荷10g，忘忧草10g，白芍10g，节节草10g，白茅根30g，水煎服，1日1剂，分3次服。

（2）虚火

主症　经来提前，量少或量多，色红，质稠，或颧骨处发红热，五心热，舌红，苔少，脉细快。

辨析　素来阴亏，或久病伤阴，或血热失血伤阴而至阴虚生内火，扰动血液，迫血乱来，故月经提前。水亏火盛，故量少，色红而质稠。或虚火伤脉、血受热迫，则经量见多。虚火上浮则颧骨红。五心热、舌红、苔少、脉细快，属虚火内炽之征。

治法　补阴清火调经。

方药　生地15g，地骨皮10g，白茅根30g，小恶鸡婆20g，白芍10g，麦冬10g，水煎服，1日1剂，分3次服。

病例　王某，女，37岁。患慢性肠炎数年，形疲、气短、饮食无味，月经超前，1月两次见红，量多，色淡，质稀，诊时见舌淡，苔白，脉细弱。述前医用止血药治疗，反而越止越多，遂以气虚诊治，以温、补、止三法同用。以野山芋20g，野党参15g，一朵云10g，女儿红15g，毛蜡烛10g，水煎服，连用10剂而经水自调。

（二）月经拖后

别名　经行后期、经期错后、经迟、月经后期、月经推后。

定义　月经周期推后7天以上，严重的40～50日才来的，称"月经拖后"。

病名考证　本称法在贵、湘、鄂土家居住地常见。本病相当于中医的"经行后期"，西医的"内分泌失调黄体酮缺乏症"可参此辨治。

1. 血寒

主症　经期拖后，量少，色黯有血块，小肚子冷痛，得热减轻，畏寒肢冷，苔白，脉沉紧。

辨析　外受寒凉，血为寒凝，运行不畅，则经期拖后，量少，色黯。寒留于养儿肠，与血相结，故经来有块，小肚子冷痛，得热则减。寒为阴邪，易伤阳气，阳不外达，故畏寒肢冷。苔白，脉沉紧，为寒邪在里之象。

治法 散寒调经。

方药

内治:土党参 10g,香桂枝 10g,金毛狗脊 10g,川芎 15g,牛膝 10g,白芍 15g。水煎服,日 1 剂,分 3 次服。

外治:热熨法,用热水袋熨小肚。

2. 虚寒

主症 经期拖后,量少,色淡红,质清稀,无血块,小肚隐痛,喜热喜按,腰酸无力,小便清长,大便稀溏。舌淡,苔白,脉沉慢或细弱。

辨析 元阳不足,寒从内生,气血生化不足,运行无力,故经行拖后,量少,色淡红,质清稀。阳虚养儿肠无火温煦,则见小肚子隐痛,喜热,喜按。元阳不足则腰子气亏,故腰酸无力,尿脬失煦,故小便清长。肠肚阳虚失健运,清气走下,故大便稀溏。舌淡,脉沉迟细弱,均为阳虚不能生血行血,血脉不充之象。

治法 补阳散寒调经。

方药 艾叶 15g,黑老鸦 15g,米腊子 15g,川芎 10g,当归 10g,香桂枝 15g,水煎服,1 日 3 次。

3. 血虚

主症 经期拖后,量少,色淡红,无块,小肚子空痛,面色苍白或萎黄,舌质淡红,脉细弱。

辨析 血亏少,儿肠脉、胞脉空虚,不按期满溢,故经期拖后,量少,无块,小肚子空痛。血虚气弱,胞脉失养上不能荣面,故面色苍白或萎黄,血不荣舌则舌淡,血不充于脉,故脉细弱。

治法 补血调经。

方药 党参 10g,土人参 10g,野山芋 50g,后人(胎盘)一个,乌鸡 1 只。水炖服。

4. 气滞

主症 经期拖后,量少,色黯红,或有小块,小肚子作胀,或胸肚、两排叉骨、两奶胀痛,脉紧有力。

辨析 急怒忧愁,气结于里,血为气结,养儿肠不能按时满溢,故月经拖后,量少,色黯红或有小块。肝郁气滞,经脉壅阻,故小肚子、排叉骨、奶胀痛。气结于内故脉紧有力。

治法 赶气调经

方药 青木香 10g,香附子 10g,川芎 10g,橘叶 5 张(后下)。水煎服,1 日 3 次。

病例 陈某,女,25 岁,农民。月经 2 个月一次,量少,色淡红,无块。结婚 3 年未喜,常有头晕,腰膝软,少气,舌淡,脉细弱。诊断为血虚经期拖后,拟乌骨鸡 1 只,毛鸡腿 50g,党参 100g,人衣一个,同煲 3 日服完。间接服用 2 个月,月经如期而至。半年后身怀六甲。

(三) 月经乱来

别名 月经紊乱。

定义 月经周期或提前或推后 5～7 天不规则来潮者称为月经紊乱。

病名考证 本病在黔东南、湘西、鄂西土家族有此说,中医的"月经先后不定期"、"经水先后无定期",西医的"黄体酮分泌失调"可参此辨治。

1. 肝郁

主症 月经周期不定,经量或多或少,色紫红有块,经行不畅,或有胸胁、奶、小肚子胀痛,胸闷不舒,喜叹息,打呃,茶饭不香。苔薄白或薄黄,脉弦。

辨析 呕气伤肝,疏泄失常,养儿肠蓄溢失度,故经行先后无定,经量或多或少。肝郁气滞,经脉不利,则见胸胁、奶、小肚等肝经循行之处胀痛。呕气肝不舒则叹气。气串入胃,则打呃,茶饭不香,气郁血滞则经行不畅,有块。气郁化火,可见经色紫红,苔薄黄等证。脉弦为肝郁气滞之象。

治法 顺气调经。

方药 忘忧草15g,上天梯10g,川芎10g,女儿红10g,橘叶5张,大对月草10g,水煎服,1日3次。

2. 腰子虚

主症 经来先后无定时,量少,色淡黯,质清,腰酸痛,头晕耳响,舌淡,苔少,脉细弱。

辨析 腰子虚弱,儿肠脉、胞脉不调,而养儿肠血蓄溢失常,以致月经错乱,先后不定,腰子气不足。阴阳两虚,阴不足则经血少,阳不足则经色淡而清。腰子虚精血不足上不能养脑,孔窍不利,则见头晕耳响。腰子为先后天精血积聚之地,为精血之所养,腰子亏虚,则见腰酸痛。舌淡,苔薄,脉细弱均为腰子虚之象。

治法 补腰调经。

方药 野黄豆10g,拔力麻15g,桑泡15g,对月草15g,猪腰子1对。炖服。

病例 张某,女,28岁,结婚后夫妻常不和,遂致月经先后不定期,时多,时少,延至半年未见好转,经来排叉骨、小肚痛,两奶作胀,性情急躁,查舌红,苔黄,脉弦紧。拟忘忧草15g,月季花5朵,上天梯15g,大对月草15g,小对月草15g,橘叶5张,薄荷10g。连续服用3个月,其病告愈。

(四) 月经量多

别名 经水暴涨。

定义 月经量连续数月增多,但周期正常称月经量多。

病名考证 此说法在湘西、鄂西土家族较普遍,类似于中医的"月经过多""经水过多"。现代医学的"内分泌失调"、"功能性子宫出血"、"血凝素减少"均可参此辨治。

1. 气虚

主症 经来量多,色淡红,质清稀。或见面色苍白,气短懒言,肢软无力,或小肚空坠;或心慌胆怯,舌淡,脉细弱。

辨析 气虚则儿肠脉、胞脉不固,经血失束,故量多。气虚火衰不能化精为赤,故经色淡而清稀。气虚阳气不布血,则见面色苍白,气短懒言,肢软无力,气虚失于升举,故小腹空坠。气虚血少不能养心定神,故心慌胆怯。舌淡,脉细弱,皆为气血虚弱之征。

治法 补气,止血,固儿肠。

方药 野党参20g,一朵云15g,毛鸡腿20g,毛蜡烛10g,女儿红15g。水煎服,1日3次。

2. 血热

主症 经来量多,色鲜红或深红,质稠黏,或有小块,常伴心烦口渴,尿黄,便结,舌质红,苔黄,脉快。

辨析 火热于里,扰及儿肠脉,乘经行之际,迫血下行,故使经量增多。血为火烤,则深红或鲜红而质稠。垫壅气滞,经血行而不畅,故有小血块。邪热扰心则心烦,伤津则口渴,尿黄便结,舌红,苔黄,脉快,皆火热内盛之象。

治法 赶火凉血止血。

方药 白茅根20g,大恶鸡婆20g,小恶鸡婆20g,半边莲10g,小对月草10g,山栀子10g,山萝卜10g。水煎服,1日3次。

3. 血瘀

主症 经行量多,或持续难净,色紫黑,有血块,或伴小肚疼痛拒按,舌有瘀点,或舌质青黯,脉细,经来不畅。

辨析 瘀血内阻,络脉破伤,故经量增多。瘀阻儿肠脉,新血难安,则经来持续难净;瘀血凝结,则色黯有块;阻滞儿肠,则小肚疼痛拒按。舌质青黯,或有瘀点,脉细往来不畅,为瘀血阻滞之征。

治法 赶血化瘀止血。

方药 毛蜡烛10g,飞虎屎10g,人发炭10g,女儿红15g,打死还阳10g。水煎服,1日3次。

病例 陈某,女,40岁,近3年来每次月经量多,挟乌块,心烦躁,脉快。本病为血热夹瘀,拟用清、赶、止三法,方用白茅根30g,大恶鸡婆20g,小恶鸡婆20g,对月草10g,打死还阳15g,山栀子10g,山萝卜15g,水煎服,连用3个月,痊愈而安。

(五) 月经量少

别名 经水不足。

定义 月经周期正常,经量明显减少,严重者来一点即干净者称为月经量少。

病名考证 月经量少一说在黔、湘、鄂少数民族之地均有此说,其他民族也有此说,中医的"月经过少"、"经水涩少",西医的"黄体酮减少"、"雌激素分泌失调"均可参此辨治。

1. 血虚

主症 月经少,或来一点即干净,色如苋菜水,不挟块,或伴头晕眼花,心慌心悸,面色萎黄,小肚空坠,舌质淡红,脉细弱。

辨析 血生化不足,养儿肠缺血,则见经行时血少色淡,血虚上不养脑,则头晕眼花,血不养心神,则心悸心慌,血不荣面,则色萎黄,血虚胞脉失养,则小肚空坠。舌淡红,脉细,均为血虚之象。

治法 补血调经。

方药 野山芋15g,土党参15g,桑泡10g,当归10g,川芎10g,人衣胞1个。水煎服。

2. 腰子虚

主症 月经少,色淡红或黯红,质薄,腰脊酸软,足跟痛,头晕耳响,或小肚冷,或夜尿多,舌淡,脉沉弱慢。

辨析 下元腰子亏虚,精血不旺,故经来量少,色淡红,经色淡黯,质薄。腰子长骨生精养脑,今腰子阳虚则见头晕耳响,腰脊疲软,足跟痛。儿肠系于腰,腰之元阳不足,胞脉失热温,故小肚冷。阳虚,尿脬不固,则见夜尿多。舌淡,脉沉弱慢,均为腰之元阳不足之象。

治法 补养腰子,调经。

方药 菟丝子15g,杜仲15g,桑泡15g,野山芋15g,山萝卜15g,九牛造10g,野豌豆15g,公鸡卵子2个,水煎服,日1剂,分3次服。

3. 血瘀

主症 经行量少,色黑挟块,小肚痛怕按,血块排出后胀痛减轻,脉细而不畅。

辨析 瘀血内停,经遂阻滞,血不畅行,故经来量少,色黑夹块,小肚胀痛怕按,血块排出则瘀滞稍通,故血出胀痛减轻,脉细而不畅乃瘀血内停之征。

治法 赶血调经。

方药 大血藤10g,打死还阳10g,当归10g,白芍10g,益母草10g,山萝卜10g。水煎服,日1剂,分3次服。

病例 吴某,女,22岁,家中姊妹排六,家境贫寒,17岁方才动身,尔后间断半年或1年来1次,从开始动身到来诊时,总共动身不到10次。并说每次来红时,腰痛如断裂,且量少形瘦如柴,两乳干瘪,舌淡,脉沉弱慢。有的说是干血痨,有的说有血瘀,有的说是中元亏虚,多医投药无效,一彭姓草医从腰子虚论治,以无粮藤子20g,桑泡子20g,野山芋20g,山萝卜15g,田螺5个,野豌豆50g,雄公鸡卵6个,党参15g,乌骨鸡1只炖服。开始1月3天1剂,后两月经前后各1剂,再后每月1剂,服用5

个月,形胖,神欢,经正常,1 年后生子。

(六) 经期拖延

别名 "好事"拖长。

定义 月经汛期大致正常,但行经时间超过 7 天,甚至半月方净的称为"经期拖延"。

病名考证 本证在湘西、黔江、彭水、鄂西土家居住地有此说法。中医的"经期延长、月水不断、月水不绝、经事延长"与此同。西医的"血酶原缺乏症引起的月经拖长、内分泌失调、子宫内膜出血"等可参照此辨治。

1. 血瘀

主症 月经淋漓八九日至半月,量少,色黯有块,小肚疼痛怕按,舌质紫黯或有瘀点,脉流不畅。

辨析 瘀血内停阻滞胞脉,新血不得归经而乱行,故见月经淋漓八九日至半月,血瘀于内,运行不畅,则经来甚少,色黯有块,肚痛怕按。舌黯或有瘀点,脉流不畅,则为瘀血阻滞所致。

治法 赶血祛瘀止血。

方药 大血藤 15g,毛蜡烛 10g,飞虎屎 10g,女儿红 15g,丹皮 6g,益母草 10g。水煎服。

2. 阴虚内热

主症 月经持续八九日至十余日,量少,色红,质稠,咽干口燥,或有颧红,潮热,或见手心灼热,舌质红少津,苔少或无苔,脉细快。

辨析 阴虚内热,扰及儿肠,胞脉不宁,故经血过期未尽,火旺则面色红,水亏则经量少,质稠水津不能上承则咽干口燥,颧红潮热或手心灼热,苔红,苔少,脉细快,亦为阴虚内火之象。

治法 补阴,清火,止血。

方药 赶山鞭 10g,黑老鸦 15g,麦冬 10g,天门冬 10g,生地 10g,蒲公英 10g,旱莲草 10g,女儿红 10g,小恶鸡婆 15g。水煎服。

病例 易某,女,35 岁,叙月经拖后,每次月经来后都要 10 余天才干净,色红,量少,质稠,五心烦热,脉细快。拟竹根七 10g,黑老鸦 15g,麦冬 10g,天冬 10g,地骨皮 15g,蒲公英 10g,女儿红 10g,小恶鸡婆 15g,连服 6 剂,月经正常。

(七) 痛经

别名 痛经、经行肚痛。

定义 女人正值经期或行经前后,出现周期性小肚子疼痛,或痛引腰杆,甚则到痛昏厥者,称为"痛经"。

病名考证 本病在黔南、湘西、鄂西、彭水一带土家族居住地均有称谓。中医的"经行腹痛",西医"子宫内膜炎、幼稚子宫、雌激素失调引起的痛经"均可参此辨治。

1. 气滞血瘀

主症 经前二日或月经期小肚子胀痛,怕按,或见胸、肋、奶作胀或经量少,或月经不畅,经色紫黯有块,血块排出后痛减,经净疼痛消失,舌紫黯或有瘀点,脉弦或弦滑。

辨析 心情不好,情志怫郁,儿肠脉、胞脉气血郁滞,气血流行不畅,故经来小肚子胀痛、怕按、量少。经血瘀滞,故色黯有块。血块排出瘀滞减轻,气血暂通,故疼痛缓解,瘀滞随经血而外泄,故经后疼痛自清。若郁滞之因未除,则于下次月经周期又复出作。舌紫黯有瘀点,脉弦,为瘀滞之征。

治法 赶气,赶血,止痛。

方药

1) 大血藤 15g,白芍 15g,柑子皮 10g,大对月草 10g,小对月草 10g,益母草 10g,川芎 10g,岩肛豆

10g,土狗儿 3 只。水煎服,日 1 剂,分 3 次服。

2)樱桃树根 20g,李子树根 20g,桃子树根 20g,大血藤 15g。水煎冲红糖服。

2. 寒聚养儿肠

（1）阳虚内寒

主症 经期或经后小肚子冷痛,喜按,得热则舒,经量少,经色黯淡,腰腿酸软,尿清长,脉沉,苔白润。

辨析 腰子为养儿肠的根本,胞脉系于腰子而终于养儿肠中,元阳虚弱,虚寒内生,养儿肠、胞脉失温煦,虚寒滞血,故经期或经后小肚冷痛,经少色黯淡。寒得热化,故得温则舒,非实寒凝聚,故喜揉按,元阳不足,故腰腿酸软,尿清长。脉沉,苔白润,为虚寒之象。

治法 温暖养儿肠,止痛。

方药

内治:艾叶 15g,小茴香 10g,香桂枝 10g,米腊子 10g,羊角七 5g,血当归 10g。水煎服,日 1 剂,分 3 次服。

外治:

1）米腊子 2g,铁打杵 100g,炒热布包熨小肚子。

2）白酒 500g 烧热用瓶装,布包暖小肚。

（2）寒湿凝滞

主症 经前一二日或经期小肚冷痛,得热痛减,按压痛苦,经量少,经色黑有块,或畏冷身疼,苔白腻,脉沉紧。

辨析 寒湿之邪重浊凝滞,客于养儿肠,胞脉与经血裹结,使经血运行不畅,故于经前期小肚冷痛。血为寒凝,故经血有乌块。得热则凝滞稍减,故疼痛减轻。苔白腻,脉沉紧,均为寒湿内闭,气血瘀滞之征。

治法 温经散寒,化瘀止痛。

方药

1）血当归 10g,羊角七 10g,九牛造 10g,艾叶 10g,炮姜 10g,小茴香 10g,毛蜡烛 10g,飞虎屎 10g（用尿浸 1 周）,水煎服。

2）米腊子 15g,铁打杵 15g,血当归 10g,炮姜 10g,女儿红 10g,水煎服。

3. 湿热下注

主症 经前小肚疼痛拒按,有灼热感,或伴腰杆胀痛;或平时小肚疼痛,经来疼痛加剧。低热起伏,经色黯红,质稠有块,带下黄稠,小便短黄,舌红,苔黄而腻,脉快。

辨析 湿热胶结,阻滞于儿肠脉,故小肚、腰杆疼痛拒按。湿遏热伏,脉络阻滞,故见低热,经黯质稠。尿短黄、舌红、苔黄腻、脉快为湿热之征。清热除湿,赶瘀止痛。

方药

1）红藤 15g,大血藤 15g,大恶鸡婆 10g,小恶鸡婆 10g,白花 10g,苦参 10g,白花蛇舌草 10g,蒲公英 10g,克马草 3 苋。水煎服,1 日 3 次。

2）土大黄 10g,土牛膝 15g,川楝树皮 10g,苦参 10g,益母草 10g。水煎服。1 日 3 次。

3）地苦胆 5g,水菖蒲 15g,臭牡丹 10g,蒲公英 10g。水煎服,1 日 3 次。

4）野烟叶 10g,仙鹤草 10g,斑鸠窝 10g,苦参 10g,大血藤 15g。水煎服,1 日 3 次。

4. 气虚血弱

主症 经后一二日或经期小肚隐隐作痛,或小肚及下阴空坠,喜揉按,月经淡质薄,或神疲乏力,或面色不华,或食少便稀,舌质淡,脉弱。

辨析 气血不足,胞脉亦虚,经行之后,胞脉更虚,血虚濡养不足,气虚运行不力,血行迟滞,故经后一二日小肚隐隐作痛而喜揉按。气虚阳气不充,血虚精血不荣,故经量少而色淡质薄,面色萎黄不华,气血虚弱,中阳不振,故神疲、食少、拉稀,舌淡,脉细弱,为气血两虚之象。

治法 补益气血止痛。

方药

内治:

1) 土党参15g,一朵云10g,血当归10g,毛鸡腿20g,桑泡子10g,野山芋10g,人衣胞一个,水煎服,1日3次。

2) 人衣胞1个洗净烤干,乌骨鸡1只,土党参100g,橘叶7张后下,糯米50g炒黄,岩巴豆100g。清水文火熬一天一夜,空服,分两日食用。

3) 土党参50g,一朵云15g,岩巴豆50g,黑木耳10g。炖服。

外治:

1) 热布包烫小肚可止痛。

2) 火砖烧热布包裹,熨小肚可止痛。

5. 下元虚损

主症 经行后小肚绵绵作痛,腰肝子作胀不适,经色暗淡,量少,质稀薄,或有潮热,或耳响,苔薄白或薄黄,脉细弱。

辨析 下元肝、腰子亏损,儿肠脉、胞脉俱虚,精血本来不足,加之行经后,养儿肠空虚,胞脉更失濡养,故在经后小肚子疼痛绵绵,经量少而色黯淡,质稀薄。腰子虚故腰酸耳响。阴虚生内热,可见潮热,苔薄黄。脉细弱为精亏血少之象。

治法 补血养阴,止痛。

方药 血当归10g,杜仲10g,野豌豆10g,桑泡20g,三月泡10g,无娘藤子10g,猪皮100g,青木香10g。水煎服,1日3次。

病例 向某,女,24岁,近3个月经行腹痛,特别是来后更痛,曾姓医以樱桃根20g,李子树根20g,桃子树根20g,桑泡15g,野黄豆30g,血当归10g,毛鸡腿10g,连服10剂而病愈。

(八) 望郎经

别名 喜经。

定义 凡在两次月经之间,有周期性出血者称为望郎经。

病名考证 本病在湘西、鄂西土家族居住地部分地方有此说。中医的"经间期出血",西医的"排卵期出血"可参此辨治。本病的特点是,月经周期正常,但在两次月经之间出血,持续1~3天不等,量少于正常月经量,并有周期性,或伴有腰杆酸,小肚子一侧或两侧作胀作痛,奶作胀痒,带下增多,质清如蛋清者,常以望郎期出血为名。

1. 孕精虚

主症 经间期出血量少,或稍多,色红,无血块,肚不痛,头昏腰酸,瞌睡不香,大便硬,小便黄,舌红,脉细弦略快。

辨析 下元亏损,孕精不足,若有交合之事,阳气内动,损伤阴络,胞脉不固,因而出血,但不是因邪火煎迫,故不多,阴虚阳动,故色红。腰子虚,故腰酸头晕,瞌睡不香。阴液不足,故大便艰,小便黄,舌红,脉细弱快,为孕精亏损之征。

治法 大补下元。

方药

1）喜鹊蛋、鸡蛋、鸽蛋、鸳鸯蛋各 1 个,鲤鱼 1 条。清火炖煮。

2）岩巴豆 20g,野豌豆 15g,麦冬 10g,天冬 10g,团鱼 1 个。炖服。

2. 养儿肠湿热

主症 经间期出血量少或多,色红质黏腻,无血块,或如赤白带,赤带,神疲乏力,骨节酸楚,胸闷烦躁,茶饭不香,小便短赤,平时带下亦多,质黏腻,舌苔黄白腻,根部稍厚,脉细快。

辨析 湿热内盛,因阳气动而扰动养儿肠,故经间期出血,量少色红;湿浊与血俱下则质黏腻,或如赤带,赤白带;湿热互结,热重于湿者则出血量多,胸闷烦躁,小便短赤;湿重于热则神疲乏力,周身骨节酸楚,茶饭不香,平时带多,质黏腻等,舌苔黄白腻,根部稍厚,脉细快者,为湿热之征。

治法 清热利湿凉血。

方药

大对月草 10g,小对月草 10g,小恶鸡婆 10g,野胡萝卜子 15g,苦参 10g,女儿红 10g,水煎服,1 日 3 次。

3. 血瘀

主症 经间期出血量少或多,色乌黑有块,小肚两侧胀痛或刺痛,胸闷烦躁,舌质或有紫点,脉细弦。

辨析 血瘀阻滞胞络,因欲火动而血亦动,动则养儿肠不宁,经脉损伤,故出血。血瘀气滞不畅,故胸闷烦躁。色乌黑有块,且伴小肚子两侧胀痛、刺痛;舌质有紫点,脉细弦,为瘀血之象。

治法 赶瘀止血。

方药

1）大血藤 15g,土大黄 10g,丹皮 10g,小恶鸡婆 20g,白茅根 30g。水煎服,1 日 3 次。

2）五蛋二参汤:鸡蛋、绿鸭蛋、鸳鸯蛋、鸽蛋、麻雀蛋、党参、南沙参。炖服。

病例 闵某,女,23 岁,婚后 2 年不孕。自述月经周期正常,量色无异,每次经净后 10 余天,欲与夫寻欢,即见下身动血,时至 3～4 天不等,但量少,夫负气不与交往。辗转数次寻医,均治无效。他人介绍求一李姓接生婆诊治遂用"五蛋二参汤"6 剂而愈,次年生子。

（九）闭经

别名 闭经、女子不月、月事不来、不月。

定义 女子年过 18 周岁月经尚未动身来潮,或已行经而又中断 3 个月以上者,称为闭经。怀孕、产子喂奶期不来月经不属此病。

病名考证 本证在鄂西地区、湘西地区以及黔南、彭水一带土家居住地均有此说法。中医的"闭经",西医的"孕激素失调引起的闭经"可参此辨治。

1. 下元不足

主症 年逾 18 周岁尚未行经,或由月经后期量少逐渐至经闭,体质虚弱,腰酸腿软,头晕耳响,舌淡红,苔少,脉沉弱或细涩。

辨析 先天禀赋不足,下元亏损,孕精未充,儿肠脉、胞脉未通,故月经迟迟不来;孕精充而不足,则见月经来后又中断不来,或损伤儿肠脉、胞脉,故月经拖后量少而停闭,腰酸头晕耳响,舌淡红,苔少,脉沉弱细涩,均为下元不足之征。

治法 补养下元调经。

方药

1）鸡蛋 2 个,绿鸭蛋 2 个,鸳鸯蛋 2 个,鸽蛋 2 个,麻雀蛋 4 个,乌鸡 1 只,团鱼 1 个。炖服,连服

1 个月。

2）乌鸡一只,麻雀蛋 4 个,桑泡 50g,杜仲 20g。炖汤,连服 2 个月。

2. 气血虚弱

主症　月经逐渐后延,量少,经色淡而质薄,继而停闭不来,或头昏眼花,或心慌气短,神疲肢倦,或饮食不香,毛发枯焦易脱落,形疲萎黄,脉沉缓或虚快,舌淡,苔少或白薄。

辨析　久伤于血,或中元受损,化源不足,血虚气弱,儿肠脉、胞脉失养,养儿肠空虚,以致月经停闭,余证均为血虚不荣,气虚不布所致。

治法　补气养血调经。

方药　土党参 20g,野黄豆 10g,桑泡 10g,毛鸡腿 15g,猪皮 50g,大血藤 15g,野山芋 20g,赶山鞭 10g,脱力草 15g,水煎服,1 日 3 次。

3. 阴虚血燥

主症　经血由少到不来,五心烦热,两颧潮红,盗汗,或骨蒸痨热,或咳嗽吐血,皮肤粗糙,脉细快。

辨析　素体阴虚或大病伤阴,阴虚内热,热燥血亏,养儿肠干涸,故月经少以致停经。并见五心烦热,盗汗颧红等虚热证象。若阴虚精血亏损,虚火内炽,致成阴虚痨热,可见形体羸瘦,皮肤粗糙,骨蒸潮热,或咳嗽吐血等症,脉细快为阴虚内热之象。

治法　补阴攻火调经。

方药　天门冬 10g,麦门冬 10g,野山芋 10g,赶山鞭 10g,老虎莲 20g,地枇杷 15g,月月红 15g,桑白皮 10g,半边莲 10g,蒲公英 10g,水煎服,1 日 3 次。

4. 气滞血瘀

主症　月经数月不行,来时乌黑挟块,精神抑郁,烦躁易怒,胸肋胀满,小肚子胀痛或拒按,舌边紫黯,或有瘀点,脉沉弦或沉涩。

辨析　气机抑郁,不能行血,儿肠脉、胞脉不通,则经闭不来。气滞不宣,则精神郁闷,烦躁易怒,胸肋胀满。瘀血内停,积于养儿肠,儿肠脉、胞脉受阻,则小肚胀痛拒按。舌紫黯,有瘀点,脉沉弦或沉涩,为瘀滞之象。

治法　赶气赶血通经。

方药　大血藤 10g,木姜子 10g,青皮 10g,狗死柑 10g,丹皮 10g,月月红 10g,红鸡冠花 10g,桃仁 10g,对月草 10g,水煎服,1 日 3 次。

5. 痰湿阻滞

主症　月经不来,形体肥胖,胸肋满闷,呕恶痰多,神疲倦怠,或面浮足肿,或带下量多色白,苔腻,脉滑。

辨析　肥胖之体,多痰多湿,痰湿阻滞,气血不畅,儿肠脉、胞脉壅塞,故月经不来。痰湿阻胃,故胸闷呕恶,神疲倦怠。湿浊下注,则带下量多色白,中元水湿不运,痰湿内阻,故面浮足肿,苔白腻,脉滑。

治法　燥湿祛痰,理气活血调经。

方药　生半夏 7 颗(石灰水浸一夜),蛇苞谷根块半个(猪胆汁浸一夜),生姜 10g,大血藤木姜子 10g,橘叶 7 张后下,松木薯 10g,野山芋 10g,对月草 10g,红鸡冠花 10g。水煎服,1 日 3 次。

病例　任某,女,35 岁。28 岁时停经不来,但早先还每月小肚子痛一次,后什么都没有。除身体发胖外,别无所病,先后在大医院诊断为黄体酮缺乏症。试用几月,月经来一点即净,时间不超过半日,身体逐渐发胖,自请一余姓接生婆,以生半夏 7 颗(石灰水泡一夜),蛇苞谷 1 个(切块猪苦胆泡一夜),大血藤 20g,虫鳝子 5 根(红糖化水),橘叶 7 张,路路通 10g,对月草 10g,红鸡冠花 10g,水灯草

1 把。煎水服半年,形体减轻,经水来潮。

（十）崩漏

别名　红崩漏下、跨红、暴崩、漏红、崩病、崩中、经崩、漏下、经漏。

定义　崩漏是指经血非时暴下不止或淋漓不尽,前者称崩中或经崩,后者称漏下、经漏。崩与漏出血情况虽不同,但二者大多交替出现,故称崩漏。

病名考证　本证说法较普遍,土家族、汉族和其他民族均有此说,中医的"崩中"、"漏下",西医的"功能性子宫出血"可参此辨治。

1. 血热

（1）虚热

主症　经血非时突然而下,量多势急或量少淋漓,血色鲜红而质稠,心烦潮热,或小便黄少,或大便干结,苔薄黄,脉细快。

辨析　下元阴虚失守,儿肠脉、胞脉不固,阴虚血热,热迫经血,故经血非时乱来。尿黄便结,苔黄,脉快,均为虚热之象。

治法　补阴清热,止血调经。

方药

1）麦冬 10g,天门冬 10g,赶山鞭 10g,老虎姜 15g,酸通杆（地榆）根 15g,南沙参 10g,女儿红 10g,对月草 15g。水煎服,1 日 3 次。

2）胡麻叶四片,炒炭煎水,加入红鸡冠花 50g 同煎。冲红糖水服。

3）地榆（酸通杆）炒炭,毛蜡烛 10g,女儿红 10g,黄酒适量。水煎,冲红糖水服。

4）血当归 15g,土党参 10g,大血藤 15g,水笔子（家种杆米菜有毛）50g。水煎服,1 日 3 次。

（2）实热

主症　经血非时忽然大下,或淋漓日久不净,色深红质稠,口渴烦热,或有发热,或大便干结,苔黄或黄腻,脉急快。

辨析　火热内炽于里,损伤儿肠脉、胞脉,养儿肠热邪沸腾,迫血妄行,故经血大下或淋漓不净。热邪内炽,耗伤津液,故经色深质稠,口渴烦热。苔黄,脉急快,俱是血热之征。若挟有湿邪,则苔黄腻。

治法　清热凉血,止血调经。

方药

1）大苏、小苏（即大、小恶鸡婆）、卷柏、黑老鸦（续断）、陈棕口袋烧灰,陈艾叶烧灰,陈红毡子烧灰各 15～20g,严重的 20～30g。水煎服,1 日 3 次。

2）益母草 10g,大血藤 15g,小血藤 15g,大对月草 15g,小对月草 15g,野黄花脑壳 10g,倒竹花 15g,月月红 7 个为引。水煎服,1 日 3 次。

3）毛蜡烛 15g,飞虎屎 15g,大、小恶鸡婆各 15g,女儿红根 15g,酸通杆根 15g,大血藤 15g。水煎服,1 日 3 次。

2. 腰子虚

（1）下元阳虚

主症　经来无期,出血量或多或淋漓不尽,色淡质清,畏寒肢冷,面色晦暗,腰腿酸软,小便清长,舌质淡,苔薄白,脉沉细。

辨析　下元元气不足,封藏不固。儿肠脉、胞脉失约,故经来无期,量多或淋漓不尽。元阳虚真火不足,经血失煦,故色淡质稀。余证均为阳虚失煦之象。

治法 温阳固脉,止血调经。

方药 三月泡15g,香桂枝10g,金毛狗脊15g,猴姜(骨碎补)10g,黄狗鞭1只,血当归10g,女儿归10g。水煎服,1日3次。

(2)下元阴虚

主症 经乱无期,出血淋漓不尽或量多,色鲜红,质稍稠,头晕耳响,腰膝酸软,或心烦,舌质偏红,苔少,脉细快。

辨析 下元亏耗,儿肠脉、胞脉失约,故经乱无期,淋漓不尽或量多。阴虚血热,则色鲜红,质稍稠。元阴不足,不能上荣于脑,故头晕耳响,精亏则腰肚酸软,水不济火,故心烦舌脉为下元阴亏之象。

治法 滋水益阴,止血调经。

方药

1)竹根七15g,老虎姜15g,野山芋15g,松木薯15g,对月草10g,女儿红10g。水煎服,1日3次。

2)野黄豆15g,老虎姜15g,麦冬10g,月月红10g,酸通杆根15g。水煎服,1日3次。

3)陈棕炭15g,人发炭10g,煎水取汁煮鸡蛋两个顿服。

3. 中元肚肠虚

主症 经血非时而至,崩中继而淋漓,血色淡而较薄,气短神疲,面色㿠白,或面浮肢肿,手足不温,或饮食不佳,舌质淡,苔薄白,脉弱或沉弱。

辨析 中元之气下陷,统摄无权,故忽然暴下,或日久不止,遂成漏下。气虚火不足,故色淡而质薄。中气虚故气短,神疲。中元阳气不振,故四肢不温,纳食不佳,面色苍白。中元肠肚不运水精,可有浮肿。舌脉均为中阳不足之象。

治法 补气摄血,养血调经。

方药

1)土党参15g,野黄豆全草10g,脱力草10g,野山芋15g,岩巴豆15g,黑黄豆10g,对月草10g,水煎服,1日3次。

2)紫草10g,红芭蕉根20g,岩巴豆20g,公猪蹄1只,炖服,吃肉喝汤。

3)贯众50g,将贯众同米等炒黄研末兑酒或醋调服。

4. 血瘀

主症 经血非时而下,时下时止,或淋漓不净,或停闭日久又突然崩中下血,继而淋漓不断,色紫黯有块,小肚疼痛或胀痛,舌质乌黯,苔薄白,脉流不畅。

辨析 养儿肠脉络瘀滞,经血流行不畅,是必经乱无期,离经之血时瘀时流,故经血时来时止。儿肠脉、胞脉阻隔,则经水不至。若经血蓄积而满,新血难安,故血又暴下。血瘀故血色乌黯有块,瘀阻则气血不畅,故作痛。舌质紫黯,苔薄白,脉涩,为有瘀血之征。

治法 赶血化瘀,止血调经。

方药

1)女儿红炭10g,荆芥炭15g,酸通杆炭20g,柏香叶炭10g,陈棕炭10g,大血藤15g,小血藤15g,对月草15g。水煎服,1日3次。

2)木姜子树根皮15g,土三七14g,酸通杆根炒炭20g,大恶鸡婆炒炭15g,小恶鸡婆炒炭15g。水煎服,1日3次。

(十一) 经行奶胀痛

别名 月经痛奶、经来奶痛。

病名考证 本病在湘西、鄂西一带有此说,中医的"经行乳房胀痛",西医的"孕激素分泌失调"可参此辨治。

1. 情志不舒

主症 经前奶房胀痒作痛,胸闷排叉骨胀,精神抑郁,时叹气,苔薄白,脉弦。

辨析 胸、排叉骨、奶房为肝胃二经所布之处,肝郁气滞,克伐肠胃,则奶房胀痒硬痛,胸闷排叉骨胀。肝郁不快,则精神抑郁,时叹气。苔薄白,脉弦,为肝郁之象。

治法 赶气止痛。

方药 狗屎柑壳10g,柴胡10g,橘叶5张。水煎服。

2. 下元阴虚

主症 经期或经后两奶房作胀,腰膝酸软,两目干涩,咽干口燥,五心烦热,舌红少苔,脉细快。

辨析 下元精血不足,孕精不能上荣奶房,故经期或经后两奶房作胀。腰为元阴之府,肝开窍于目,下元精血不足,则腰膝酸软,两目干涩。阴津不足,津液不能上承咽喉,则口燥咽干,阴虚不能敛阳,故五心烦热。舌红少苔,脉快,为下元阴虚之候。

治法 补养下元。

方药 老虎姜15g,天门冬10g,南沙参10g,麦冬10g,赶三鞭10g,路路通10g,水煎服,1日3次。

病例 周某,女,24岁,叙生小孩后连续1年来经期两奶房痒胀疼痛,经后要痛3~5天才好,开始未服药,后痛势越来越重,乃求医诊治。用路路通7个,橘叶10张,黑老鸦10g,老虎姜1蔸,水煎服,3剂而愈。

(十二) 倒经

别名 经行吐红、鼻经、逆经。

定义 每逢经行前后或正值经期,出现有规律的吐血,或鼻子出血者,称"倒经"。

病名考证 黔东南、湘西、鄂西土家族居住地或汉土杂居地均有此说。中医的"经行吐衄",西医的"月经期雌激素紊乱"可参此辨治。特点是每逢月经周期而吐血或鼻出血,经净后便逐渐停止。

1. 肝经郁火

主症 经前或经期吐血、鼻出血,量较多,色鲜红,心烦易怒,或两排叉骨胀痛,口苦咽干,头晕耳响,尿黄便结,月经可提前,量少,甚或不行,舌红,苔黄,脉快。

辨析 肝经郁火,值经前或行经之时,血气挟肝火上犯,灼伤阳络,故吐血,鼻出血。火扰儿肠脉、胞脉,则经期超前,因吐血、鼻出血较多,故经量少,甚或不行,两排叉骨为肝经所过,肝气郁结,则两排叉骨胀痛。肝郁化火,则心烦易怒,口苦咽干,肝火上扰则头晕耳响。热灼阴津,则尿黄便结,舌红,苔黄,脉弦快,为肝热内盛之象。

治法 清肝败火,导血下行。

方药

1) 土牛膝15g,山栀子10g,生地10g,薄荷10g,接骨草10g,黄草10g,苦参10g,白泡刺倒须1蔸。水煎服,1日3次。

2) 小血藤10g,四轮草10g,女儿红10g,红血块瓦5片,木贼10g,月月红9朵,土牛膝10g,水煎服,1日3次。

2. 上(肺)下(腰子)阴虚

主症 经前或经期吐血,鼻出血,量少,色黯红。平素可有头晕耳响,手足心热,两颧潮红,潮热咳嗽,咽干口渴。舌红或绛,苔黄剥或无苔,脉细快。

辨析 上下阴虚,虚火上扰,损伤肺络,故血上出而为吐血,鼻出血,色鲜红。阴虚内热,故头晕耳鸣,手足心热,潮热,两颧潮红。热伤胞脉,故月经先期。火灼肺阴,则见经量少,咽干,口渴,咳嗽。舌红绛,苔黄剥或无苔,脉细快,为阴虚内热之象。

治法 补上下之阴,导血下行。

方药

1)百合 15g,南沙参 10g,麦冬 10g,天冬 10g,土牛膝 10g,赶山鞭 10g,女儿红 10g,小恶鸡婆 10g。水煎服,1 日 3 次。

2)白泡刺倒须 3 蔸,倒竹须 15g,母猪藤 15g,土牛膝 10g。水煎服,1 日 3 次。

病例 陈某,女,18 岁,患倒经病三年,四处医治无效,每次经将来时,口吐少量鲜血,色红,伴口苦口渴。以白泡刺倒须 3 蔸,土牛膝 10g,山栀子 15g,小恶鸡婆 15g,血当归 15g,水煎,连服 16 剂而愈。

(十三)回身前后诸证

别名 绝经前后病。

定义 部分女人在绝经前后出现头晕耳响,烘热汗出,心慌不睡,烦躁易怒,潮热,或面目下肢浮肿,食少,便稀,或月经紊乱,情志不宁等症,称为"回身前后诸证",亦称"经断前后诸证"。

病名考证 本病证在土家居住地均有此说,中医的"绝经前后诸证",西医的"更年期综合征"可参此辨治。

1. 腰子阴虚

主症 头目晕眩耳响,头部面颊阵发性烘热,汗出,五心烦热,腰膝酸疼,或月经先期或先后不定,经色鲜红,量或多或少,或皮肤干燥,瘙痒,口干,大便干结,尿少色黄,舌红,少苔,脉细快。

辨析 腰子阴虚不能上荣于头目,故头目眩晕而耳响,阴不维阳,虚阳上越,故头面烘热,汗出,五心烦热,腰子虚则腰膝酸痛,腰子阴虚,儿肠脉、胞脉失调,则月经先期或先后多少不定。阴虚血燥生风,故皮肤干燥或瘙痒,阴虚内热,故口干便结,尿短赤,舌红,少苔,脉细数快,均为阴虚之象。

治法 大补腰子,益阴敛阳。

方药 老虎姜 30g,无娘藤子 20g,桑泡 15g,天门冬 20g,黑老鸦 20g,野山芋 20g,地枇杷 15g,赶山鞭 15g。水煎服,1 日 3 次。

2. 腰子阳虚

主症 面色晦黯,精神不振,形寒肢冷,腰膝酸冷。食少肚胀,大便稀薄,或经行量多,或崩中暴下,色淡或黯,有块,面浮肢肿,夜尿多或尿无收留,或带下清稀,舌淡或胖嫩,边有齿印,苔薄白,脉沉细无力。

辨析 腰阳虚惫,阳虚火衰,阳气不能外达,经脉失于温煦,故面色晦黯,精神不振,形寒肢冷,腰膝酸冷,腰阳既虚,则不能温煦中阳,肠失健运,故纳少,肚胀,大便稀薄,腰虚,儿肠脉、胞脉不固,则经行量多或崩中暴下,腰阳虚则尿脬气化无力,而水道莫制,故小便多,或夜尿多。面浮肢肿,舌质淡或胖嫩,苔薄白,脉沉细无力,均为腰阳虚之象。

治法 温补腰阳,兼扶中元。

方药 金毛狗脊 20g,香桂枝 15g,黑老鸦 10g,地枇杷 10g,猴姜 10g,杜仲 10g,益母草 10g,黄狗肾 1 具,巴戟 10g,水煎服,1 日 1 次。

病例 张某,女,48 岁,3 年来经期不定时乱来,或 3 个月一来,或 5 个月一至,经来如注,色红有块,头晕眼花,胸闷不适,少瞌睡,一睡着便做梦,腰酸乏力,下肢肿,茶饭不想,肚胀不舒,大便时软时稀,小便不畅,舌尖红,舌苔薄腻,脉沉弦,数度换医治疗无效。以三元皆虚论治而获效,药用松木薯 10g,鸡血藤 10g,柏子仁 10g,野老鸦 10g,合欢花 10g,赶山鞭 10g,地枇杷 15g,石菖蒲 15g,连服 18

剂,诸证平息。

二、带下病

带下病是女人特有的疾病。正常生理女人儿道有少量渗出物。但如果儿道出现多而臭的分泌物则为带下病。带下病的辨证要点,土家医有口诀"带下量多色白稀,必是寒湿肠肚虚;带下色黄臭难闻,必是火热湿毒蕴;带下如注是白崩,肠肚、腰子两亏分;带下臭秽羞门痒,湿热蕴结养儿肠。"

别名　邋遢病、带臭病。

定义　女人儿道分泌物增多,色、质、气味异常,或伴全身,或局部症状者,称为带下病。

病名考证　本病在湘西、鄂西、黔南土家居住地均有此说。中医的"带下病",西医的"阴道炎,宫颈炎,子宫内膜炎,盆腔炎,附件炎"等证均可参此辨治。特点是女人儿道内流出的带下量多绵绵不断,或色、质、气味异常,或伴有全身症状。

1. 中元肚肠虚

主症　带下色白或淡黄,质黏稠,无臭气,绵绵不断,面色㿠白或萎黄,四肢不温,精神疲倦,纳少便稀,两足跗肿,舌淡,苔白或腻,脉缓弱。

辨析　中元虚弱,消磨水谷能力下降,不能运送水湿,水湿之气下陷流入养儿肠而为带下,中阳不振,则面色不荣而见淡白或萎黄,四肢不温,精神疲乏。肠肚虚失运,则食少便稀,两足跗肿。舌淡,苔白或腻,脉浮弱,皆为肚肠虚中阳不振之象。

治法　补益肚肠,升阳除湿。

方药

1）野山芋 20g,党参 15g,毛鸡腿 18g,岩巴豆 15g,藕节 10g,松木薯 15g,南柴胡 10g,升麻 10g。水煎服,1 日 3 次。

2）白扁豆花焙干研末,用炒米煮加入青盐少许。空服 50g。

3）烂棕炭、丝瓜络各 10g,共研细末。米汤送服。

4）莲子 10g,野山芋 10g,老虎姜 10g。水煎服,1 日 3 次。

2. 腰子虚

（1）腰子阳虚

主症　白带清冷,量多,质稀薄,终日淋漓不断,腰酸如断,小肚冷感,尿频数清长,夜间尤甚,大便稀,舌质淡,苔薄白,脉沉慢。

辨析　腰子阳不足,阳虚内寒,腰带脉失约束,儿肠脉不固,故带下清冷,量多,滑脱而下。腰阳不足,元火衰,不能下暖尿脬,故尿频数清长,不能上温中阳,故大便稀。腰子为元阳元阴之府,虚则失养,则腰酸如折。小肚为养儿肠所居之地,胞脉系于腰,腰元阳虚衰,不能温煦养儿肠,则小腹有冷感,舌淡,苔薄白,脉沉迟,亦为腰阳不足之征。

治法　温补腰阳,固湿止带。

方药

1）无娘藤子 15g,金毛狗脊 20g,野黄豆根 15g,野豌豆 15g,杜仲 15g,巴戟 10g,野山芋 15g,水煎服,1 日 3 次。

2）野山芋 150g,伢猪腰子 1 对,杜仲 20g。炖服。

3）芭蕉根 15g,鸡冠花 15g,金毛狗脊 15g,石莲子 15g。水煎服,1 日 3 次。

（2）腰子阴虚

主症　带下赤白,质稍黏无臭,下阴灼热,头昏目眩,或面部烘热,五心烦热,瞌睡少,多梦,大便难,尿黄,舌红少苔,脉细略快。

辨析　腰子阴不足,虚火偏旺,损伤血络,儿肠脉、胞脉失固,故带下赤白,下阴灼热,阴虚不能制阳,虚阳上扰则头昏目眩,面部烘热,五心烦躁,腰之元阴亏损,不能上济于心,则瞌睡少,多梦,大便难,尿黄,舌红少苔,脉细快,均为腰之元阴亏损之象。

治法　补阴增水,清热止带。

方药

1）老虎姜15g,赶山鞭10g,芡实10g,糖罐罐10g,野黄豆根10g,松木薯15g,克马草15g,尿珠子15g。水煎服,1日3次。

2）巴毛根20g,土牛膝15g,野山芋15g,天门冬15g,茅术15g。水煎服,1日3次。

3. 湿热(毒)

（1）湿热

主症　带下量多,色黄或黄白,质黏腻,有臭气,胸闷口腻,饮食较差,或小肚作痛,或带下白,质黏如豆腐渣状,下阴痒等,小便黄少,舌苔黄腻或厚,脉快。

辨析　湿热蕴积于下,损伤胞脉、腰带脉,故带下量多,色黄,质黏腻,有臭气。湿热阻则胸闷口腻,饮食较差。湿热伤津,则小便黄少。舌苔黄腻或厚,脉快,均为湿热之象。偏于湿重者,可见带多色白,质稠如豆腐渣状,阴痒等症。

治法　清利湿热。

方药

1）松木薯15g,茵陈15g,克马草10g,栀子10g,黄柏10g,山栀子10g,芡实10g,木槿白花15g,水煎服,1日3次。

2）木槿白花13朵,克马草3蔸10g,野山芋20g,山栀子15g。水煎服,1日3次。

（2）热毒

主症　带下量多,或赤白相兼,或五色(青、赤、黄、白、黑)杂下,质黏腻,或如脓样,有臭气,或腐臭难闻,小肚作痛,烦热口干,头昏晕,午后尤甚,大便干结或臭秽,尿黄少,舌红,苔黄干,脉快。

辨析　感受湿热,湿热毒邪蕴于下元,故带下量多。热毒损伤儿肠脉络,故带下赤白或五色杂下,气腐臭,热毒伤阴,故烦热口干,头昏晕,午后甚,便干,尿黄少,舌红苔黄脉快亦是热毒伤阴之象。

治法　清热解毒败火。

方药

1）蒲公英15g,金银花15g,野菊花15g,紫花地丁15g,小葵花草15g,山栀子15g,土大黄15g,野胡萝卜子15g。水煎服,1日3次。

2）白花蛇舌草15g,金刚刺根20g,过山龙15g,山栀子15g,水煎服。1日3次。

3）鸡冠花30g,糖罐罐15g,白果子15g,水煎服,1日3次。

4）白果子7~10个去心和豆腐炖服。

病例　王某,女,25岁,带下黄白相兼,秽臭难闻,下阴瘙痒,精神烦躁,舌红,苔黄腻,脉快。以山栀子15g,野胡萝卜子15g,白花蛇舌草15g,野山芋15g,金刚刺15g,苦楝树皮10g,蒲公英15g,8剂而愈。

三、怀　胎　病

怀胎病又称孕病、重身病、喜病、怀子病、胎病。女人在怀孕期间,发生与怀胎有关的疾病,称"怀胎病"。

怀胎病不仅影响女人的健康,还可阻碍胎儿的孕育,甚至导致堕胎、小产,故必须注意预防和调治。怀孕病产生的机理,怀孕后,阴血汇聚养儿肠以养胎,致使母体机体处于阴血偏虚,阳气偏旺的状态,同时随着胎体渐长,往往影响气机的升降,这些孕体变化,多数孕母都能适应,若素有脏器气血偏盛偏衰,或怀孕后又感邪气,则可伤及脏器、气血或儿肠脉、胞脉,从而发生怀孕病。怀孕病的治疗原则,大多是治病与安胎并举。安胎之法,以补腰子健肠胃为主。补腰子为固胎之本,健肠胃乃益精血之源,本固血充,则胎可安,若母体有病,则当先去病,或适当辅以补腰健肠胃,使病去则胎孕可安。若胎元不正,胎堕难留,或胎死腹中者,则安之无宜,宜从速下胎以保母体安康。怀孕期辨证土家医有语曰:"停经思睡爱吃酸,女人怀孕把手搀;呕吐不止是恶阻,不药三月自止住;停经思睡血时来,想必怀的是漏胎;五月肚痛防小产,多用'寄生'把胎安;怀子交合下出红,安胎还需'女儿红'(药名,止血);怀子足月小肚疼,必是儿头已入盆。"

怀孕期间,凡泻下、滑利、赶气、赶血、有毒等药品均应不用或禁用。

(一) 喜病

别名 害喜,子病,病儿,阻病。

定义 怀孕后出现恶心呕吐,头晕厌食,或食入即吐者称为"喜病"。

病名考证 本说法在湘西、鄂西土家族居住地均有此说,中医的"妊娠恶阻",西医的"孕激素失调所引起的受孕综合征"可参此辨治。

1. 肠胃虚弱

主症 怀孕后,恶心呕吐不食,口淡或呕吐清水,神疲爱睡觉,舌淡,苔白润,脉慢滑无力。

辨析 证由肠胃素虚,小孩上身以后血盛于养儿肠以养胎,儿肠脉之气上犯,使胃水谷之气不降,反随上犯之气上冲,则呕恶不食或食入即吐,肠胃虚弱,中阳不振,浊气不降,故呕吐清水,口淡,神疲爱睡觉。舌淡,苔白润,脉慢滑无力,均为肠胃虚弱之征。

治法 补肠和胃,赶气止呕。

方药

1) 土党参 10g,南沙参 10g,松木薯 10g,生姜 10g,清水泡三步跳 3 颗(姜汁炒)。水煎服,1 日 3 次。

2) 三步跳生用 5 颗(清水泡一宿姜汁炒),松木薯 30g,水煎服,1 日 3 次。

3) 三步跳生用 3 颗(清水泡一宿姜汁炒),生姜 5 片,松木薯 20g。水煎服,1 日 3 次。

2. 肝胃不和

主症 怀孕初期,呕吐酸水或苦水,肠满排叉骨痛,叹气打呃,头胀而晕,烦渴口苦,舌淡红,苔微黄,脉弦滑。

辨析 疏肝和胃,降逆止呕。

方药

1) 紫苏叶 15g,黄连 5g,水竹茹 20g,乌梅 10g。水煎服,1 日 3 次。

2) 紫苏叶 10g,黄连 5g,薄荷 5g,生姜 5 片。水煎服,1 日 3 次。

病例 刘某,女,21 岁,初婚 3 个月,经停呕吐,厌食爱打瞌睡,时口苦,吐酸水,爱发脾气,脉弦。治以紫苏叶 1 把,黄连 5g,薄荷 10g,生姜 3 片,3 剂而愈。

(二) 胎漏、儿动不安

别名 胞漏、子动不安(占身)。

定义 怀孕期儿道少量出血,时有时无,而无腰肚痛者称"漏胎"。若怀孕期仅有腰酸或小肚坠胀,或伴有少量儿道出血者,称为"儿动不安"。

病名考证 本病在黔南、彭水、湘西、鄂西土家居住地均有此称谓,中医的"胎漏、胞漏、胎动不安",西医的"先兆流产"可参此辨治。

1. 腰子虚

主症 怀孕期,儿道少量渗血,色淡暗,腰酸肚坠痛,或伴头晕耳响,尿频数,夜尿多甚至失禁,舌淡,苔白,脉沉滑。

辨析 胞脉系于腰,腰子虚,或曾屡次打胎,则儿肠脉、胞脉不固,胎失所系,因而儿道渗血或腰疼,肚坠痛;腰子虚,精血不养脑,故头晕耳响;腰子与尿脬相系,腰子虚则尿脬失养,故尿频数,甚至失禁。舌淡,苔白,脉沉滑均为腰子虚之候。

治法 补腰子固胎,兼养气血。

方药

1) 无娘藤子 20g,桑寄生 15g,黑老鸦 15g,猪皮 100g,党参 10g,小恶鸡婆 10g。水煎服,1 日 3 次,

2) 白术 15g,沙苑子 15g,松木薯 15g,黑老鸦 15g,桑寄生 15g,杜仲 15g。水煎服,1 日 3 次。

3) 猪腰子 1 对,雄鸡公蛋 4 个,桑泡 50g。炖服。

2. 气血虚弱

主症 怀孕期,儿道少量流血,色淡红,质稀薄,或腰肚胀痛或坠胀,伴神疲肢倦,面色淡白,心慌气短,舌质淡,苔薄白,脉细滑。

辨析 气以载胎,血以养胎,气血虚弱,濡养不足,胎气不固,故儿道少量下血或腰肚胀痛。心慌气短,舌淡,苔白,脉细均为气血虚弱之象。

治法 补气养血,补腰固胎。

方药

1) 党参 15g,毛鸡腿 18g,桑寄生 10g,血当归 10g,无娘藤子 15g,松木薯 15g,杜仲 15g。水煎服,1 日 3 次。

2) 野山芋 15g,酸通杆根 15g,松木薯 15g,桑寄生 15g。水煎服,1 日 3 次。

3. 血热

主症 怀孕期儿道出血,血鲜红,或腰肚坠胀作痛。伴心烦不安,手心烦热,口干咽燥,或有潮热,小便短黄,大便干结,舌质红,苔黄而干,脉滑快或弦滑。

辨析 火热内伏儿肠脉、胞脉,迫血妄行,以至养儿肠不固,故儿道出血,血色鲜红,腰杆子、小肚子胀痛。热扰心神,故心烦不安,热伤阴津,故手心烦热或潮热,口干咽燥,小便短黄,而大便干结。苔黄而干,脉滑快或弦滑,均为阴虚血热之象。

治法 滋阴清热,养血安胎。

方药 地枇杷 15g,南沙参 10g,赶山鞭 10g,黄草 10g,桑寄生 10g,松木薯 15g。水煎服,1 日 3 次。

4. 跌仆伤胎

主症 怀孕外伤,腰酸,肚坠胀,或儿道渗血,舌质常,脉滑无力。

辨析 跌仆闪挫或劳力过度,损伤气血,儿肠脉、胞脉、胎气受损,胎系于腰子,腰为禀赋之府,故见腰酸肚坠胀,或儿道渗血。

治法 补气赶血,安胎。

方药 黑老鸦 15g,毛鸡腿 15g,无娘藤子 15g,三月泡 15g,小恶鸡婆 10g,桑寄生 15g。水煎服,1 日 3 次。

5. 惊吓胎动

主症 突受惊恐,胎气躁动,儿道少量出血,舌红,脉细弦。

辨析 怀孕之体,复因素体虚弱,突受惊吓,气血逆乱,胞脉不固,故见胎气躁动,儿道出血。舌红,脉细弦为受惊之征。

治法 赶惊定神,养血安胎。

方药 琥珀末 10g,黄连 3g,薄荷 5g,小恶鸡婆 10g,共为末。米饮送下。

病例 陈某,女,32 岁,怀孕 3 个月后,突然儿道每天少量出血,活动后尤多,脉细快。以气血虚,胎元不固论治,拟党参 15g,白术 10g,松木薯 10g,桑寄生 15g,无娘藤子 15g,黑老鸦 10g,水煎服,5 剂而愈,后足月生一女孩。

(三) 胎掉、小产、滑胎

别名 掉胎、半产、挂不住胎。

定义 孕后前 3 个月突然胎脱落流出者为"胎掉",怀孕 3 个月左右屡怀屡掉者为"滑胎",怀孕 5～6 个月胎落出者为"小产"。

病名考证 本病在土家居住地均有此称谓,中医的"堕胎,小产,滑胎",西医的"早期流产"、"晚期流产"、"早产"、"习惯性流产"可参此辨治。

1. 胎掉,小产

主症 怀孕早期出现儿道流血量多,色红有块,小肚坠胀,或有胎块排出,乃为堕胎之象。怀孕 4～7 个月,出现小肚疼痛,阵阵紧逼,羞门逼胀下坠,或有胎水流出,继而出血,出血量多,甚或大出血,此即小产之兆。两者兼见,气短心慌,或面色苍白,或头晕烦闷,或眼花恶心,脉滑或流不畅,或细快。

辨析 因故伤胎,死胎阻滞养儿肠,新血不循脉道,故流血量多,见下肢疼痛阵阵加剧,胎堕欲出,故羞门坠胀。失血过多,精血亏虚,故心慌气短,面色苍白,头昏眼花,烦闷等症,若脉微涩或虚快,乃阴脱阳微之兆。

治法 赶血赶瘀,养血止血。

方药 土牛膝 15g,土大黄 10g,大血藤 15g,大、小恶鸡婆各 10g,血当归 15g,毛草根 15g,毛蜡烛 15g,水煎服,1 日 3 次。

2. 滑胎

主症 屡孕屡堕,甚或应时而堕,体质纤弱,腰膝酸软,精神委靡,面部黯斑,或心慌气短,月经或有不调,或滑胎后很难再孕,夜尿频多,脉沉弱,舌质淡嫩,苔薄白。

辨析 先天不足,复损于腰元之气,以致不能荣胎系胎;或肠虚中气亏损,化源欠缺,以致不能摄养胎元而滑胎。余证均为中下二元亏损所致。

治法 调补中下二元,养胞脉,固胎气。

方药 无娘藤子 20g,黑老鸦 20g,巴戟 10g,杜仲 15g,桑寄生 15g,血当归 15g,狗肾 1 具,野山芋 15g,松木薯 15g,水煎服,1 日 3 次。

病例 唐某,女,31 岁,教师,有堕胎史。23 岁结婚,婚后连续数次有喜,但每次小孩上身不到 3 个月就掉了,多次求治无效。形胖少气,语音低沉,腰膝酸软,舌质淡,苔薄白,双手脉细弱。证属中下二元亏损,胎气不固,拟松木薯 20g,白术 15g,无娘藤子 20g,三月泡 15g,桑寄生 15g。连续服两个月,第三月有喜。孕至 3 个月,上方追加松木薯 20g,再服 6 剂,胎固未掉,孕足月顺产一男婴,全家欢喜。

（四）孕胎不长

别名 胎不长。

定义 怀孕四至五月后,其母体小肚儿体未在羞骨脐下三指处,而且存活,生长迟缓者,称"胎不长"。

病名考证 本病在土家族居住地有此说,中医的"胎萎不长、妊娠胎萎燥",西医的"胎儿发育不良"可参此辨治,特点是孕儿小于正常孕月,有胎动,别于死胎孕胎不动。

1. 气血虚弱

主症 怀孕四五月后,胎儿存活,而肚形明显小于正常怀孕月份,身体羸弱,面色萎黄或淡白,头晕气短,舌淡嫩少苔,脉细弱无力。

辨析 胎依靠母血所养,血虚气弱,则胎元失养,故胎虽存活,但生长迟缓,而肚形明显小于怀孕月份。血虚脑失所养,则头晕。气虚阳气不布,则气短不足以息。体瘦面色萎黄,舌淡少苔,脉细弱无力,均为气血不足之候。

治法 大补气血养胎。

方药 土党参15g,野山芋15g,松木薯15g,衣胞1个(烘干,研末,与药汁同服),野黄豆杆10g,黑老鸦10g。水煎服,1日3次。

2. 中下二元不足

主症 肚形小于正常怀孕月份,腰部酸冷,食少便稀,或形寒怕冷,手足不温,舌淡苔白,脉沉迟。

辨析 因胞脉系于腰,中下二元不足,精血亏少,则胞脉失养,故胎不长。肠虚失运,故食少便稀。二元脏器阳气虚衰,外府失于温煦,则见腰部冷痛,不能温养胞脉肢体,则见形寒怕冷,手足不温,舌淡,苔白润,脉沉迟,乃为二元不足之候。

治法 温补二元。

方药 巴戟10g,三月泡15g,桑泡15g,党参15g,野山芋15g,松木薯15g。水煎服,1日3次。

病例 陈某,女,27岁,素体虚弱,打胎2次,怀子5个月,儿体在羞骨上3指,体小,不时弹动,家人担心是否怪胎,寻医诊治未见明效。治以松木薯15g,党参15g,三月泡15g,野山芋15g,桑泡20g,糯米炒黄1把,无娘藤子15g,连服15剂,母健胎长,足月顺产九斤七两一男婴。

（五）胎死不下

别名 死胎留着。

定义 胎死肚中,不能自行产出者,称为"死胎不下"。

病名考证 本病在湘、鄂、渝、黔土家居住地均有此称谓,中医的"胎死不下",西医的"胎儿死亡不能自娩"可参此辨治。

1. 气血虚弱

主症 胎死肚中,小肚疼痛或有冷感,精神疲倦,面色苍白,气短懒言,食谷不香,或口有恶臭,舌淡黯,苔白腻,脉虚大而涩。

辨析 因气血虚弱,运行无力,故胎死不能自出。胎死肚中,气机不利,不通则痛,故小肚冷痛或有冷感。胎死日久,腐臭之气上逆,故口出恶臭。阴血不足,不能外荣于面,故面色苍白。中气不足,则神疲气短,气虚不运,中阳不振,则食谷不香而苔腻。舌淡黯,脉虚大而涩,亦为气血虚少,运行不畅之象。

治法 养血赶血,益气下胎。

方药

内治:党参15g,血当归15g,川芎15g,益母草15g,蝉衣15g,臭牡丹10g。水煎服,1日3次。

外治:肚脐洗净,放于少许青盐,用艾柱灸5壮。

2. 血瘀

主症 怀孕胎动停止,儿道流血,色乌黑,口气恶臭,小肚疼痛,面唇色青,舌紫黯,脉沉涩。

辨析 胎死肚中,故小肚疼痛,儿道下乌黑血块,胎死瘀久则口臭。面青唇黯舌紫,脉涩,均为血瘀之征。

治法 益气活血,赶瘀下胎。

方药 血当归18g,大血藤15g,小血藤15g,益母草15g,土牛膝15g,女儿红10g,土大黄15g,蝉衣15g。水煎服,1日3次。

病例 张某,女,28岁,怀孕6个月时,突被撞伤小肚,当即小肚疼痛,儿道来红。4天后突然儿道流血量多,胎动停止,3日后胎死不下,他人用催胎药无效。治以大血藤30g,小血藤15g,白牡丹10g,文术10g,土牛膝15g,蝉衣15g,3剂内服,死胎出,肚痛止。

(六) 怀孕水肿

别名 子肿、子气、皱脚、脆脚、胎肿。

定义 怀孕后,肢体面目发生肿胀者,称为"怀孕水肿"。

病名考证 本病在湘西龙山、桑植、花垣、鄂西的来凤、咸丰、宣恩、鹤峰等地均有此说。中医的"子肿、脆脚",西医的"孕期水液代谢失常",均可参此辨治。其特点是:轻者为小腿及踝部浮肿,休息后能自消;中者,水肿延及大腿、羞门,甚至涉及肚肿;重者全身浮肿,有时伴有肠腔积水。

1. 肠肚虚

主症 怀孕数月,面目四肢浮肿,或遍及全身,肤色淡黄或淡白,皮薄而光亮。胸闷气短,不爱说话,口味不好,茶饭不香,大便稀,舌质胖嫩,苔薄白或薄腻,边有齿痕,脉慢滑无力。

辨析 肠肚主消磨水谷,中元虚,水湿停聚,浸渍四肢肌肉,故面目四肢浮肿。中元气结,故胸闷气短,不爱说话,肠肚消磨失职故口味不好,茶饭不香,大便稀。水停皮下,则皮薄而光亮。肤色淡黄,舌质胖嫩,边有齿痕,苔薄腻或薄白,脉慢滑无力,俱为肠肚虚,中阳不振之候。

治法 补肠肚赶湿浊。

方药 野山芋10g,松木薯15g,克马草15g,水灯草10g,桑寄生15g。水煎服,1日3次。

2. 腰子亏虚

主症 怀孕数月,面浮肢肿,下肢尤甚,按之没指,心悸气短,下肢逆冷,腰酸无力,舌淡,苔白润,脉沉细。

辨析 下元阳不足,上不能温煦肠肚,下不能温运尿脬,则肠肚水湿失健运,尿脬气化不行,水湿不制,泛溢肌肤,故面浮肢肿。阳虚不能外达,故下肢逆冷,水气凌心,故心慌气短。腰子虚,则见腰酸无力。舌淡,苔白润,脉沉细,亦为腰子虚之征。

治法 补虚赶气行水。

方药 干姜10g,香桂枝10g,续随子15g,克马子15g,小灯草10g,松木薯15g。水煎服,1日3次。

3. 气滞

主症 怀孕3~4个月后,先由脚肿,渐及于腿,皮色不变,随按随起,头晕胀痛,胸闷,排叉骨胀,吃饭不香,苔薄腻,脉弦滑。

辨析 证因气机郁滞,升降失职,清阳不升,浊阴下流,故先由脚肿,渐及于腿,此因气滞而非水停,故皮色不变,随按随起。清阳不升,浊阴上扰,故头晕胀痛,气滞不宣,故胸闷、排叉骨胀而吃饭不香。苔薄腻,脉弦滑,均为怀孕气郁之象。

治法 赶气行滞祛湿。

方药 天仙藤10g,橘皮10g,木瓜15g,木姜子根10g,青木香10g,克马草15g。水煎服,1日3次。

病例 吴某,女,24岁,怀孕3个月后开始出现下肢踝部水肿,继而向上至膝,平卧休息肿轻,活动加重,伴食谷不香,大便稀,小便短少,腰酸膝软。以肠肚虚论治,拟野山芋10g,松木薯15g,克马草15g,水灯草10g,桑寄生15g,水煎服,3剂而愈。

(七) 难产

别名 产难。

定义 怀孕足月分娩时,胎儿不能顺利生出,名为"难产"。

病名考证 本病在黔南地区、湘西地区、鄂西地区土家族居住地均有此称谓,中医的"难产",西医的"子宫收缩乏力"、"收缩不协调"、"收缩过强"、"腹压乏力"以及产程超过24小时的"滞产"均可参此辨治。

1. 气血虚弱

主症 临盆产子时,肚痛微弱,玉门不开,儿出时间缓慢,或下血量多,面色淡,面色苍白,神疲肢软,心慌气短,舌淡,脉弱。

辨析 气血都虚,下元之气不催胎儿出,故肚痛弱,玉门不开,儿出缓慢。气不摄血,则下血量多而色淡,血虚上不充荣,故面色苍白。气虚中阳不振,则神疲肢软,心慌气短,舌淡,脉弱,为气虚血弱之征。

治法 大补气血。

方药

1) 野黄豆根30g,党参20g,松木薯15g,毛鸡腿30g,无娘藤子20g。水煎服,1日3次。

2) 团鱼1个,鲤鱼1条,党参50g。炖汤。

2. 气滞血瘀

主症 产儿时肚腹疼痛剧烈,玉门时开时闭,儿出慢,儿道下乌血块,舌质暗红,脉弦大快。

辨析 产时气血流注加快,但素有瘀疾,不通则痛,故腰肚痛剧烈。血瘀阻滞,新血难达玉门,故玉门时开时闭,儿出慢。瘀血外出,故见儿道乌血块。舌质暗红,脉弦大快,均为瘀滞之征。

治法 赶气,赶血,催产。

方药 血当归20g,蝉衣10g,大血藤30g,小白藤15g,续随子15g,水煎服,1日3次。

病例 方某,女,23岁,孕5月时翻车受伤,胎未伤,后足月生产时,腰腹痛甚如断裂,儿不出,早晨发作,下午6时儿未出,儿道有大量血块。死血阻胎,急用大血藤25g,黑老鸦18g,续随子15g,益母草15g,花椒子10g,血当归15g,水煎服,服后亥时胎儿出。

四、产 后 病

女人在生小孩或在"坐月子"期间发生于生孩和"坐月子"相关的疾病,称为"产后病"。女人生子和"坐月"期间,由于气血耗损,脏器功能失调,加之外邪入侵,最易得病。常见的产后病有产后脑壳晕病、产后抽筋病、产后小肚痛、产后恶浊不干、产后发巴、产后大关门、产后小关门、产后虚汗多、产后盗汗、产后身上痛、产后缺奶、产后漏奶等。

产后病的病因病机,一是亡血伤精,变生它病;二是瘀血内停,邪入养儿肠,裹结败血,生腐为病;三是外邪、饮食、房事所伤。产后元气大伤,百节空虚,调理不当,衍生它病。产期病辨证,土家医有语曰:"母生儿女是为产,一睡二忍慢临盆;儿娩出时衣不出,后人不出快揉肚;产后出血须劳记,量多必是儿肠虚;产后恶露不干净,儿肠燥热早安定;产后无奶是血亏,乌鸡白鸽鲤鱼催;女人疾病难开口,三元求解内外走。"产后病的诊断,除常说的看、摸、问、听外,还须注意三问,一问小肚是否疼痛,以便查知恶浊与"后人"娩出情况;二问大便是否通畅,以便了解水津之盛衰;三问奶的多少,以便了解胃的强弱。产后病的治疗,依据亡血伤津、瘀血停留、多虚多瘀的特点,采取虚则补,实则攻,攻补合用,达到病去、人安、正气复的目的。

(一) 产后脑壳晕

别名 产后发黑脑晕。

定义 女人生孩后,突然头晕眼花,不能坐起或心胸满闷,恶心呕吐,痰涌气急,心烦不安,甚则口闭神昏,不省人事,称为"产后脑壳晕"。

病名考证 本病在湘西、鄂西等土家族居住地均有此称谓。中医的"产后血晕"、"郁冒";西医的"产后失血性休克"等可参此辨治,特点是刚生小孩、突然晕厥。

1. 血亏气脱

主症 产后出血过多,突然昏晕,面色苍白,心慌,心中不适,渐至昏不知人,眼闭口开,甚则四肢冰凉,冷汗林漓,舌淡无苔,脉绝或大而虚。

辨析 由于失血过多,则心失所养,故心慌,心中不适,渐至昏不知人,出血多则气随血脱,阳气不能达于四肢,故四肢冰凉,阴不内守,随虚阳外越,则冷汗林漓。舌淡无苔,脉绝或大而虚是血亏气脱之候。

治法 补气固脱。

方药

1)党参 50g,糯米 50g。急煎煮服。

2)党参 20g,毛鸡腿 20g。急煎兑红糖水冲服。

3)党参 15g,毛蜡烛炒炭 10g,小恶鸡婆 10g。水煎服,1 日 3 次。

2. 痰瘀气闭

主症 产后恶浊不下或量少,小肚阵痛怕按,甚则心下急满,出粗气,神昏口闭,不省人事,两手紧握,牙关紧闭,面色青黯,唇舌青紫,脉涩。

辨析 产时受寒,气血凝滞,以致恶浊不下,停积小肚养儿肠,则痛而怕按,甚至心下急满。瘀不去,新血不生,血不上荣上元心肺,故神昏,出粗气。经脉阻滞,故两手紧握,牙关紧闭,面色、唇舌青紫。脉涩亦为瘀阻气滞之征。

治法 赶血赶瘀。

方药

内治:桃仁 10g,党参 10g,土牛膝 15g,水菖蒲 10g,红根刺 18g,木姜子根 15g。水煎服,1 日 3 次。

外治:

1)铁器烧红,放入醋中,以其气熏鼻待其苏醒。

2)针刺人中、眉心、涌泉,或十宣刺破放血。

3)艾灸人中、眉心各 1 壮。

(二) 产后恶浊不净

别名 恶露不净。

定义 产后恶浊21天以上仍漏下不止者,故又称"恶浊不净"。

病名考证 本病在土家族居住地均有此说,中医的"产后恶露不绝"、"恶露不止",西医的"产褥期感染"、"产后子宫复旧不全"、"产妇凝血酶原缺乏症"均可参此辨治。

1. 气虚

主症 产后恶露过期不止,量多,或淋漓不断,色淡红,质稀薄,无臭气,小肚空坠,神倦少语,面色淡白,舌淡,脉缓弱。

辨析 气虚养儿肠失摄,故产后恶露过期不止而量多,气虚则阳气不振,血失温煦,故恶露色淡,质稀无臭气。气虚下陷,故小肚空坠,神疲少语。面色淡白,舌淡,脉缓弱,均为气虚之征。

治法 补气止血。

方药 党参20g,毛鸡腿15g,野黄豆10g,岩巴豆10g,艾叶炭20g,小血藤10g,水煎服,1日3次。

2. 血热

主症 恶露过期不止,量较多,色深红,质稠黏,有臭秽气,面色潮红,口燥咽干,舌淡红,脉虚细而快。

辨析 产后阴液耗损,阴虚生内热,热扰儿肠脉、胞脉,迫血下行,故恶露过期不止而量多,色深红,质稠黏。热邪上扰,面色潮红。热伤阴液,则口燥咽干。舌红,脉虚细而快,均为阴虚血热之征。

治法 养阴赶热止血。

方药

1)赶山鞭20g,地枇杷15g,黄草10g,山栀子15g,大、小恶鸡婆各15g。水煎服,1日3次。

2)茅草根20g,山栀子15g,益母草15g,荆芥炭15g,麦冬10g。水煎服,1日3次。

3)大恶鸡婆15g,酸通杆15g,小恶鸡婆15g,毛蜡烛(炒炭)15g,老虎姜15g,水煎服,1日3次。

3. 血瘀

主症 产后恶露淋漓涩滞不爽,量少,色乌黑挟块,小肚痛怕按,舌青黯,或边有紫点,脉弦涩或沉而有力。

辨析 血瘀胞脉,故产后恶露淋漓不爽。血瘀于内,则色乌黑挟块,小肚疼痛怕按,舌青黯或边有紫点,脉弦涩或沉实有力,为瘀血阻滞之象。

治法 活血赶瘀。

方药 毛蜡烛15g(炒炭),益母草10g,酸通杆根20g(炒炭),大血藤15g,小血藤15g,女儿红10g,香桂枝10g,炮姜15g。水煎服,1日3次。

病例 余某,女,24岁,产后52天,儿道出血,时多时少,一直恶浊不净,漏下不断,血色乌红,小肚疼痛胀坠,身热汗出,食欲欠佳,大便正常,小便短赤,脉沉弦,舌质暗红,苔白。连续五请五换郎中诊治,恶浊不净。后以老虎姜15g,毛鸡腿15g,赶三鞭10g,大恶鸡婆15g,小恶鸡婆15g,益母草15g,大血藤15,人发炭15g,水煎服,6剂恶浊净,食欲渐香。

(三) 产后发巴

别名 产后热。

定义 坐月之中,出现发巴持续不退,或突然高巴寒战,并伴有其他症状者,称为"产后发巴"。

病名考证 本病在湘西的龙山、鄂西的来凤一带有此称谓。中医的"产后发热",西医的"产期感冒"等可参此辨治。

1. 感染邪毒

主症 高热寒战,小肚疼痛怕按,恶露量多或少,色紫黯如败酱,有臭气,烦躁口渴,尿少色黄,大便燥结,舌红苔黄,脉快有力。

辨析 感染邪毒,直犯养儿肠,正邪交争急剧,故高热寒战。邪毒入胞,与瘀血相结,以致小肚疼痛怕按,恶露色紫黯有臭气。热盛于内,灼伤津液,故烦躁口渴,尿少色黄,大便干结。舌红苔黄,脉快有力,均为邪毒感染内热之征。

治法 清热解毒,凉血赶瘀。

方药

1)山栀子10g,金银花20g,蒲公英15g,大恶鸡婆20g,小恶鸡婆15g,土牛膝10g。水煎服,1日3次。

2)大恶鸡婆15g,小恶鸡婆15g,大血藤15g,小血藤15g,白花蛇舌草15g。水煎服,1日3次。

2. 血瘀

主症 寒热时作,恶露不下,或下得很少,色乌黑有块,小肚疼痛怕按,口干不渴饮,舌青有瘀点,脉弦涩。

辨析 由于产后恶露不下或下得不多,以致瘀血内阻。气血失调,故寒热时作,气机不畅,故恶露乌黑有块,小肚疼痛怕按。瘀血内阻,津液不得上承,故口干而不欲饮。舌青有瘀点,脉弦涩,亦为血虚之征。

治法 赶血赶瘀。

方药 大、小血藤各15g,大、小恶鸡婆各15g,炮姜10g,土牛膝15g。水煎服,1日3次。

3. 产后寒

主症 产后恶寒发热,头痛肢体疼痛,无汗,或咳嗽流涕,舌苔薄白,脉浮。

辨析 产后气血虚弱,阳气不外固,风寒乘虚侵袭,正邪交争,则恶寒发热。外邪入侵,首及体表、头面,故头痛,肢体疼痛。寒塞肌表毛孔闭,则无汗。风寒之邪侵肺,肺气失宣,故咳嗽流涕。舌苔薄白,脉浮,均为风寒犯表之征。

治法 养血祛风。

方药

1)血当归15g,紫苏叶15g,荆芥10g,山芹10g,野山芋10g。水煎服,1日3次。

2)水浮瓢10g,荆芥10g,紫苏叶10g,老虎姜10g,笔筒花10g。水煎服,1日3次。

3)金银花20g,薄荷10g,淡竹叶10g,土桔梗10,绿豆芽10g。水煎服,1日3次。

4. 血虚

主症 产后失血过多,身有微热,自汗,头晕目眩,心悸失眠,肚痛绵绵,手足麻木,舌淡红,苔薄,脉虚快。

辨析 产后失血伤津,阴不制阳,虚阳外浮,故身有微热自汗。血虚清窍失养,则头晕目眩,血不养心,则心悸失眠。胞脉失养,肚痛绵绵。血虚不能濡养四肢,则手足麻木。舌淡红,苔薄,脉虚快,为血虚之征。

治法 补益气血滋阴。

方药 血当归10g,老虎姜20g,毛鸡腿10g,赶山鞭10g,地枇杷10g,南柴胡10g,松木薯10g,野山芋10g。水煎服,1日3次。

病例 张某,女,26岁,产后半月,发热怕冷,面色苍白,身体虚弱,头痛眼花,腰杆子痛,心慌没有瞌睡,舌质淡,苔薄白,脉浮细。治以养血滋阴清热,药用血当归10g,老虎姜15g,金银花10g,赶山鞭10g,南柴胡10g,水浮瓢15g,黄草10g,水煎服,3剂而愈。

(四) 产后缺奶

别名 奶借、带奶。

定义　产后乳汁甚少,或全无,称为"产后缺奶"。

病名考证　本病在土家居住地均有此说,中医的"缺乳"、"乳汁不足"、"乳汁不行",西医的"雌激素分泌失调"可参此辨治。

1. 气血虚弱

主症　产后奶少,甚或全无,奶汁清稀,奶房柔软,无胀感,面色少华,神疲食少,舌淡,少苔,脉虚细。

辨析　气虚血少,奶汁化源不足,无奶可供,故奶房柔软,无胀感。气虚血少不能上荣,则面色少华。阳气不振,肠失健运,则神疲食少。舌淡,少苔,脉虚细,均为气虚血少之候。

治法　补气养血,下奶。

方药

1)党参30g,野山芋30g,打碗花根20g,猪蹄1斤,炖服。

2)党参30g,毛鸡腿20g,雄鸡卵1对,米酒1小碗,水煎服,1日3次。

3)雄鸡卵一双,打绒,米酒烧开,冲服。

4)鲤鱼或墨鱼,炖服。

5)留行子10g,蒲公英10g,打碗碗根10g,通草10g,水煎服,1日3次。

2. 肝郁气滞

主症　产后奶汁分泌少,甚或全无,胸、排叉骨胀闷,情志不悦,或有微热,食谷减少。舌正常,苔薄黄,脉弦细或快。

辨析　肝喜条达,产后情志郁结,肝气不行,气机壅滞,影响奶汁运行,故奶房胀满而痛。肝脉走两排叉骨,气滞不宣,则胸排叉骨闷胀。肝气犯胃,则食少。苔薄黄,脉细快,乃肝郁气滞,郁而发热之象。

治法　疏肝解郁,通络下奶。

方药

1)狗屎瓜根15g,通草10g,薄荷10g,留行子10g,血当行10g,打碗花根10g,柴胡10g,香附子10g。水煎服,1日3次。

2)鸡血藤15g,小血藤10g,桑寄生10g,煎水,1日3次。另用穿山甲鳞片(炮),猪蹄1只炖服。

病例　余某,女,32岁,生孩20天后就奶汁不足,渐渐无奶,心情急,越急越无奶。治以打碗花根15g,大血藤15g,蒲公英15g,党参10g,通草15g,香附子10g,煎汤取汁,再与猪蹄一只炖服。头剂奶汁渐增,二剂奶汁足,别无所苦。

(五) 漏奶

别名　漏乳。

定义　产后奶汁不经小孩吮吸而不断自然流出者称"漏奶"。

病名考证　本病在土家居住地均有此说,中医的"乳汁自出"、"乳汁自涌",西医的"激素分泌失调出现的漏乳症"可参此辨治。

主症　乳汁自出,质清稀,奶房柔软无胀感,神疲气短,舌淡,苔薄,脉细弱。

辨析　产后气血虚弱,中气不足,胃气不固,奶汁失约,故奶房柔软,奶汁自出,而质清稀。中气不足,则神疲气短。舌淡,苔薄,脉细弱,均为气血虚弱之征。另有情志不舒,奶汁自出,奶房胀,是肝气不舒,肝气犯胃,而使胃气不固,故奶出。

治法　补气益血,佐以固摄。

方药

1）野山芋 20g,党参 10g,松木薯 10g,薄荷 10g,芡实 10g。水煎服,1 日 3 次。

2）漏芦 10g,煎水取汁,公鸡卵 2 个打绒冲服。

3）野黄豆根 15g,党参 10,菟丝子 15g,五味子 10g。水煎服,1 日 3 次。

病例 陈某,女,28 岁,产后 5 天奶自出,奶始终不胀,有一颗滴一颗,整天前衣不干。治以五味子 10g,野山芋 10g,党参 15g,芡实 10g,漏芦 10g,5 剂而愈,奶房胀,奶汁来,未再漏出。

五、女科杂病

土家女科历来很重视女人杂病的治疗,对女人的癥瘕、不孕、脏躁、脱茄带、下阴痒、羞痒、阴吹等有一定的研究,分别阐述如下。

（一）癥瘕

别名 小肚结块。

定义 女人小肚中有包块,伴有或痛、或胀、或满,甚或出血者,称为"癥瘕"。其中癥者,质地坚硬不移,痛有定处;瘕者,推之可移,痛无定处。癥属血病,瘕属气病。气血相连,彼此难分,故癥瘕合称。

病名考证 本病在部分土家居住地有此称谓,大都以女人儿肠包块论之。中医的"癥瘕",西医的"卵巢囊肿"、"附件囊肿"、"子宫肌瘤"、"子宫后壁囊肿"等均可参此辨治。本病的特点是养儿肠、儿肠脉、胞脉等处结成包块,兼有痛、胀、满等症。影响经、带、胎、产正常生理,发生女科疾病。

1. 气滞

主症 小肚胀满,包块不硬,推之可动,或上或下,痛无定处,苔薄润,脉沉弦。

辨析 小肚有气,气滞则小肚胀满,气聚则成块,气本无实,故推之可动,或上或下,气聚痛发,气散则痛止,故痛无定处,脉沉弦为气机不畅之象。

治法 赶气导滞,活血消癥。

方药

1）青木香 10g,大血藤 15g,土狗儿 5 只,土牛膝 10g,土鳖虫 10g。水煎服,1 日 3 次。

2）母猪藤 15g,大血藤 15g,木姜子树根 15g,土大黄 10g。水煎服,1 日 3 次。

2. 血瘀

主症 养儿肠中积块坚硬,固定不移,疼痛怕按,面色暗,肌肤乏润,月经量多或经期拖后,口干不欲饮,舌边瘀点,脉沉涩。

辨析 血瘀不行,气机被阻,积结成癥,故积块坚硬不移,痛而怕按。脉络不通,血运失常,上不荣面,外不荣肌肤,故面色晦黯,肌肤不润,瘀血内阻,儿肠脉、胞脉失调,故月经量多或经期延后。津液不能上承,故口干不欲饮。舌边瘀点,其脉沉涩,均属瘀血内阻之征。

治法 赶血散结,破瘀消癥。

方药

1）冰球子 15g,大血藤 10g,红藤根 15g,红根刺 15g。水煎服,1 日 3 次。

2）红根刺 18g,地鳖虫 15g,地牯牛 6 只(烤研细冲服),益母草 10g,夏枯草 10g,山栀子 10g,冰球子 10g。水煎服,1 日 3 次。

3）蜈蚣 1 条,壁虎 1 只,土狗儿 5 只,虫蟛 5 条,推屎爬 2 只,土鳖虫 3 只。全部烤干焙焦研末,女儿红 1 把,煎水冲服。

3. 青痕

定义 该病之原因,为妇人新生未满 10 日,以汤浣洗太早,阴阳虚。又当风睡卧及居地潮湿,风湿阻滞胞脉,能令恶血不除,结而不得散,则生青瘕。

病名考证 本病可参考"双侧附件炎"辨证。

主症 左右少腹有块,喜睡,不可多食,体倦,精神恍惚善梦,手足肿,面色黄,大小便难,令人少子。

辨析 妇人生产当风受湿,损伤胞宫,累及脾肾,伤及心神,故见纳差,多梦,手足肿,面色黄,大小便难,肾亏则无子。

治法 赶湿赶瘀。

方药 戎盐150g,皂荚(炙去皮)15g,细辛78g,烘干,研末,做丸如指大,塞入阴道,次日血瘕而下,青如葵汁。

4. 养儿肠石瘕

别名 石瘕。

定义 养儿肠管壁中长出规则或不规则小疙瘩,伴月经不规则,小肚子疼痛的病证。

病名考证 本病在湘西及鄂西南之地有此称谓,相当于中医的"癥瘕",西医的"子宫肌瘤"、"子宫后壁囊肿"、"卵巢囊肿"、"空囊孕"。

主症 月经量多,经来小肚子疼痛,拒按,夹有瘀块,黄带量多,小腹按摸可摸到包块,经来两奶胀痛,烦躁失眠,性急易怒,饮食减,两肋不舒,形体消瘦,舌淡红,脉弦涩。

辨析 本病多为经期感寒,寒入养儿肠损伤下元所致。寒气由儿道口直逼养儿肠,导致血与寒结,停留养儿肠,血流不畅,日久成积结块,阻碍气的畅通,故按而疼痛,可摸到包块。气机受损,损伤肝气流畅,故见性情急躁易怒、乳房胀痛、失眠。气机不畅中元肚肠不利,可见饮食减少,形体消瘦,带下色黄量多。

治法 通经消瘀。

方药 山慈菇18g,地鳖虫10g,牛蚊子4只(焙干),夏枯球10g。水煎服,1日3次。

病例 吴某,女,43岁,患养儿肠石瘕半年,多次易医不效,小肚子包块摸起如蛋大,压痛,形体消瘦,饮食无味,经量多,经期延长,遂以山慈菇20g,地鳖虫10g,牛蚊子5个(焙干研末分次与药汁服),夏枯球10g,大血藤15g,连服40剂而愈。

(二) 脱茄

别名 吊茄带、女人翻花。

定义 女人养儿肠吊出儿道口,或儿道壁翻出儿道口称"脱茄"。

病名考证 本病在土家居住地均有此称谓,中医的"阴挺"、"阴脱"、"产肠不收",西医的"子宫脱垂"可参此辨治。

1. 气虚

主症 养儿肠吊出儿道口外,咳嗽,动则加剧,小肚下坠,四肢无力,少气懒言,尿多,带下量多,质稀色白,舌淡,苔薄,脉虚细。

辨析 肠肚居中元,中元虚则中气不足而下陷,故肚下坠,养儿肠吊出。中阳不振,则四肢无力,少气懒言。下元气虚则尿脬失约,故尿多。肠虚不能磨化水谷,湿浊下注,则带下量多,质清稀。舌淡,苔薄,脉虚细,均为气虚之象。

治法 补气,升提。

方药

内治:

1)党参10g,南柴胡10g,升麻10g,毛鸡腿10g,平地木10g,野山芋10g,岩巴豆10g,水煎服,1日

3 次。

2）金刚刺 10g,团鱼头 2 个,虫蟮 10g,党参 10g,铁打杵 10g,水煎服,1 日 3 次。

3）升麻根 50g,黑老鸦 50g,团鱼 1 个。炖服。

外治：

1）红石白鹤。磨水擦或外敷茄带。

2）金刚刺 30g,蒲公英 10g,山栀子 10g。煎水洗茄带。

2. 腰子虚

主症 养儿肠下脱,腰酸腿软,小肚下坠,尿多,夜间尤甚,头晕耳响,舌淡红,脉沉弱。

辨析 腰为养儿肠之根,藏孕精而系胞络,腰子虚则儿肠脉失养、胞脉不固,带脉失约而致养儿肠脱出儿道口,腰酸腿软,小肚下坠。腰与尿脬相表里,腰虚尿脬气化失司,故小便多,夜间尤甚,孕精不足,脑窍失养,故头晕耳响。舌淡红,脉沉弱,均为腰子虚所致。

治法 补腰固脱。

方药

内治：

1）黑老鸦 20g,无娘藤子 15g,糖罐罐 15g,芡实 10g,人衣胞 1 个,黄狗肾 1 具。水煎服,1 日 3 次。

2）糖罐罐根 100g,杜仲 10g,黑老鸦 20g。水煎服,1 日 3 次。

3）棉花根 60g,狗屎棋 10g,野豌豆 10g。水煎服,1 日 3 次。

4）党参 20g,毛鸡腿 15g,杜仲 15g,团鱼一个,雄鸡卵 4 个,黄狗肾 1 个。炖服。

外治：

1）灸法,用艾柱灸小肚两侧儿肠脉。

2）灸养儿肠脉交骨上正中一横指,艾灸 3 壮。

3）野胡萝卜子 15g,山栀子 15g。煎水外洗。

4）金银花藤 20g,华口尖 10g,蒲公英 20g,苦参 20g。煎水坐浴。

病例 陈某,女,22 岁,初产,产程过长,且坐月期间急于下地劳作,后因受寒连续咳嗽,不久,养儿肠外露儿道口,逐渐加重。治以党参 18g,升麻 15g,毛鸡腿 18g,人衣胞一个,平地木 20g,水煎服,6 剂病愈。

（三）不喜

别名 不怀儿、无子、"断香火"。

定义 女子婚后两年以上不怀儿者称"不喜"。

病名考证 本病在黔南、湘西、鄂西等土家族居住地均有此称谓,中医的"不孕症"、"断绪",西医的"原发性不孕症"、"继发性不孕症",均可参此辨治。

1. 腰子虚不喜

（1）偏阳虚

主症 婚久不喜,月经拖后,量少色淡,或月经稀发,闭经,面色黑,腰酸腿软,不愿交合,尿清长,大便不实,舌淡,苔白,脉沉细或沉慢。

辨析 腰子虚,儿肠脉、胞脉失养,养儿肠孕精不充,故婚久不喜,月经拖后,量少,色淡,或月经稀发,闭经。腰为孕精之根,元阳不足,故面色黑,腰酸腿软,不愿交合。腰阳虚衰,上不能暖肠胃,下不能温化尿脬,则大便不实,尿清长。舌淡,苔白,脉沉细或沉慢,均为腰阳虚衰之象。

治法 温补精气血,调养儿肠。

方药

1) 党参 15g,松木薯 20g,无娘藤子 20g,韭菜子 15g,三月泡 15g,花椒子 10g,黑老鸦 15g。用无根水煎服(注:无根水取荷叶上的露水)。

2) 阴阳草一把,无娘藤子一把。水煎服,1 日 3 次。

3) 女人娘家新鸡母生的头生蛋一个,男家的红花 1g,将鸡蛋打破与红花搅和蒸服,1 日 1 个,连吃 9 个,然后到下一月经干后一天再服,连吃 3 ~ 4 个月经期。

4) 无花果 3 个,无娘藤子 30g,韭子 10g,三月泡 20g,麦门冬 10g,水煎服,1 日 3 次。

(2) 偏阴虚

主症 婚久不孕,月经提前,量少、色红无血块,或月经尚正常,但形体消瘦,腰腿酸软,头昏眼花,心慌少瞌睡,性情急躁,口干,五心烦热,手足低热,舌质偏红,苔少,脉细快。

辨析 阴血亏虚,导致阳气偏旺,养儿肠蕴热,故婚久不孕,月经提前;精血亏少,故月经量少。精血虚损,肢体失荣,故形体消瘦,阴血不足,心肝失养则头昏眼花,心慌少瞌睡。腰为孕精之根,孕精不足,腰腿失养,故腰腿酸软。阴血亏虚,相火旺,则心情急躁,五心烦热,午后低烧。舌红,苔少,脉细快,均为阴虚火旺之象。

治法 补阴血,养胞脉。

方药

1) 当归 10g,白芍 10g,熟地 10g,枣皮 10g,旱莲草 10g,无娘藤子 10g。水煎服,1 日 3 次。

2) 和笋 30g,麻雀蛋 7 个。煮服。

3) 赶山鞭 15g,毛鸡腿 15g,松木薯 15g,百合 15g。水煎服,1 日 3 次。

2. 情志不舒

主症 多年不喜,经期先后不定,经来肚痛,行血不畅,量少色黑,有小血块,经前奶房胀痛,精神抑郁,烦躁易怒,舌正常或黯红,苔薄白,脉弦。

辨析 情志不舒,则肝失调达,气血失调,儿肠脉、胞脉不能相资,故多年不喜。肝郁气滞,血行不畅,故经前奶房胀,经行量少,色黑有块。肝郁则情志抑郁,郁而化火,则烦躁易怒。疏泄失常,则经行先后不定。舌质黯红,苔薄白,脉弦,均为肝郁之象。

治法 调理情志,养血种子。

方药

1) 松木薯 15g,香附 10g,丹皮 10g,花粉 15g,韭子 10g,薄荷 10g,忘忧草 10g。水煎服,1 日 3 次。

2) 狗屎壳根 15g,赶山鞭 15g,无娘藤子 15g,苏子 15g,三月泡 15g。水煎服,1 日 3 次。

3) 合欢皮 10g,地骨皮 10g,桑白皮 10g,丹皮 10g,白杨树皮 10g。水煎服,1 日 3 次。

3. 痰湿不喜

主症 婚后久不怀子,形体肥胖,经行拖后,甚或闭经,带来量多,质黏稠,面色淡白,头晕心慌,胸闷泛恶,苔白腻,脉滑。

辨析 形体肥胖为痰湿不孕的特征,痰湿壅阻气机,胞脉闭塞,不能摄精成孕,故婚久不孕,月经拖后,甚或闭经。痰湿壅阻,升降失调,清阳不升,故面多淡白,头晕心悸,胸闷泛恶。肠虚湿困,湿浊下注,故带下量多,质黏稠。苔白腻,脉滑,亦为痰湿内蕴之征。

治法 赶湿化痰,理气调经。

方药

1) 清半夏 15g,苍术 10g,松木薯 15g,蛇苞谷 10g,糖壳藤 10g,石菖蒲 10g,郁金 10g。水煎服,1 日 3 次。

2) 牙皂 5g,清半夏 10g,柚子叶 10g,土牛膝 10g,土大黄 10g,水煎服,1 日 3 次。

4. 儿肠瘀血

主症 经期外伤小肚,婚后久不见喜,月经后期量少,色青黑,有块,或痛经,平时小肚作痛,痛时怕按,舌质乌黑,边有血点,脉细弦。

辨析 瘀血阻于胞络,故婚后久不见喜,月经后期量少,或痛经。瘀血随经血下泄则经色紫黑,有血块。瘀阻不畅,则肚痛怕按。舌青有紫点,脉细弦,为血瘀之征。

治法 赶血赶瘀,调经种子。

方药

1)大血藤15g,小血藤15g,土牛膝10g,土鳖10g,血当归10g,虫蟮10g。水煎服,1日3次。

2)大血藤15g,赤芍10g,土牛膝15g,黑老鸦15g,铁打杵15g。水煎服,1日3次。

病例 粟某,女,26岁,结婚5年未孕,形体消瘦,面色无华,饮食不香,月经拖后,量少,色淡,脉细弱,曾数次更医诊治无效。后以肠胃虚、孕精不足论治,药用毛鸡腿15g,野黄豆根10g,血当归10g,党参10g,鸡嗉包10g,无娘藤子15g,野豌豆10g,岩巴豆15g,三月泡20g,桑泡10g,连服半年,病愈怀子。

(四) 羞痒

别名 瘙痒病。

定义 儿道口及羞门瘙痒难忍,伴带下增多者称为"羞痒"。

辨析 本病是土家族女人普遍的称谓,中医的"阴痒"、"阴门瘙痒",西医的"滴虫性阴道炎"、"外阴感染性接触性皮炎",均可参此辨治。

1. 湿热火毒

主症 羞门瘙痒,甚则痒痛,喜抓搓,坐卧不安,带下量多,色黄如脓,或呈现泡沫米汤样,腥臭难闻,心烦少瞌睡,口苦而腻,胸闷不适,纳谷不香,舌苔黄腻,脉弦快。

辨析 素体多火,爱吃麻辣味,肠中聚湿,肝气郁热,湿热下注,或因虫侵扰羞门儿道,则羞门瘙痒,甚则痒痛。坐卧不安。湿热困聚养儿肠,损伤胞脉,秽液下流儿道,则带下量多,色黄如脓,或泡沫米汤样,腥臭难闻,心烦少瞌睡,坐卧不安。湿热火毒阻于中元,则口苦而腻,肠闷不适,纳谷不香。苔黄腻,脉弦快,为湿热火毒下注所致。

治法 赶火败毒。

方药

内治:

1)山栀子15g,尿珠子15g,过山龙15g,野胡萝卜20g。水煎服,1日3次。

2)白鲜皮10g,鹤虱10g,百部10g,山栀子15g,过山龙10g。水煎服,1日3次。

3)野棉花根5g,蒲公英15g,野胡萝卜子10g。水煎服,1日3次。

外治:

1)蛇床子30g,花椒30g,枯矾50g,苦参50g。煎水先熏后坐浴。

2)叶下珠100g,麻柳叶30g,野棉花叶10g。煎水取汁浸土布条塞儿道。

3)麻柳叶1把,苦参1把,核桃树叶1把,桃树叶1把。煎水先熏后坐浴。

4)苦参100g,百部100g,蒲公英15g,蛇床子100g。水煎取汁外擦羞门。

2. 下元阴虚

主症 儿道灼热瘙痒,或带下量少色黄,甚则如血样,五心烦热,头晕目眩,腰疼耳鸣,舌红,少苔,脉细快无力。

辨析 下元阴亏,精血不足,血虚生风化火灼阴,则儿道干涩,灼热瘙痒,带下量少色黄,甚则如血样。下元虚,儿肠脉失约,胞脉失固,阴虚生内热,则带下量少色黄,甚则如血样。脏器阴伤,则见五心烦热,头晕目眩。下元亏则见腰酸耳响。舌红,少苔,脉细快而无力,均为下元阴虚之象。

治法　养阴赶火,补益下元。

方药

1）赶山鞭 15g,老虎姜 15g,血当归 10g,麦冬 10g,过山龙 15g,狗屎瓜 10g,土牛膝 12g,水煎服,1日 3次。

2）天门冬 10g,麦门冬 10g,赶山鞭 10g,苦参 10g,野山芋 10g,黑老鸦 10g。水煎服,1日 3次。

病例　杜某,女,23岁,结婚一年,阴痒难忍,为此常与丈夫争吵,坐卧不安,心烦气躁,不时抓搓下部,白带量多,腥臭难闻,舌红,苔黄腻,脉弦数。治以苦参 10g,水菖蒲 10g,野胡萝卜子 10g,土茯苓 10g,白花蛇舌草 15g,水煎内服。外用叶下珠全草 1把,麻柳叶 1把,桃树叶 1把,苦参 1把,煎水熏洗下阴,用此法医治 1个月而病愈。

（五）养儿肠痈

别名　养儿肠邋遢病。

定义　女人养儿肠下的玉门处生痈长疮一类的病证称为"养儿肠痈"。

病名考证　本病是土家女人常见病之一,湘、鄂土家居住地均有此称谓,中医的"小肚内痈",西医的"子宫癌"、"子宫肌瘤"、"宫颈癌",可参此辨治。

主症　女人或胖或瘦,带下赤白相兼,秽臭难闻。烦躁口苦,小肚疼痛,舌红,苔白或黄,脉细快。

辨析　素体阳热内盛,积热于养儿肠。儿肠气血壅聚,化腐为痈,故带下赤白相兼,秽臭难闻。血瘀气滞,气血不通,故小肚疼痛。舌红,苔白或黄,脉细快,均为热壅气血留滞之征。

治法　败火凉血,解毒止痛。

方药

1）白花蛇舌草 50g,败酱草 50g,土茯苓 50g。水煎服,1日 3次。

2）野烟 15g,白花蛇舌草 15g,半枝莲 10g,排风藤 15g。水煎服,1日 3次。

3）山栀子 15g,白花蛇舌草 30g,野茄藤 20g,蒲公英 15g。1日 3次。

第三节　女科预防与保健

由于女人有经、孕、产、乳等生理特点,就特别注重经期、孕期、产褥期、哺乳期及绝经前后期的卫生,从而达到预防和减少疾病的发生,保护女人健康的目的。

（一）经期卫生

女人经期玉门大开,儿道畅通,寒、火、湿最易侵犯,所以应注意保持外阴清洁。不宜过度劳作,抵御外邪,不渗水、食饮有节,调和情志,忌交合。土家医对此期的保健总结有语曰:"女人来红经期到,身体莫在水里泡;要干净莫邋遢,节制饮食防饥饱;多欢笑、少近郎,做活路时莫过劳。"

（二）孕期卫生

土家族非常注重女人怀孕期的卫生,土家医总结有语:"女人孕,远男人;早早起,看园庭(花园);少劳作,莫称能;慎饮食,调味品;讲稳重,心要静;勤提奶(奶头),腹要运(摸腹);准备摇窝把儿生。"

（三）产褥期卫生

由于生儿时大量损伤出血,以至阴血突空,最易得病。土家族尤其注重这期间的保养,接生婆说:"女人坐月,男人服侍,会服侍的服侍一个月子,不会服侍的服侍一辈子。"意思是说,女人初产一个月里的饮食起居,二便恶露护理十分重要,男人要精心护理,使其恢复健康,以后就不会患疾病,家庭会幸福一辈子。

(四) 哺期卫生

土家族非常注重母奶喂养,也注意奶头卫生,讲究按时喂奶。

(五) 绝经期卫生

土家女人在绝经期由于生理上的原因,常出现口角争斗,土家医主张克制情绪,在日常生活中去寻找快乐:"绝经脸黄皮打皱,心烦吵闹把郎凶。天有阴云月不全,星移斗转岁月穷。天地轮回是常事,养子抱孙乐其中。"

第十三章 儿 科

第一节 概 述

一、土家医儿科研究范围

土家医儿科是以土家医学理论为基础,充分利用当地丰富的药用资源,经过长期临床实践形成的,对小儿常见疾病进行诊治和预防的一门学科。

二、小儿生理病理特点

(一) 小儿生理特点

一是身体正气不足,抵御外来邪气的能力较低;二是容易感受病邪,特别是外感流行性疾病。小儿消化功能不足,摄入不当,则容易引起中元的疾病。另外,由于先天性的一些因素,如母体体质因素和分娩不顺产生一些特殊的疾病。小儿虽脏器柔弱,容易发病,且变化迅速,但小儿处于生长发育阶段,生机蓬勃,病后若及时治疗,容易恢复。

(二) 小儿病因病理特点

1. 病因特点

(1) 瘟气

风分为热风、冷风、内风。主要导致七十二风症和七十二惊症。热风多引发火风、热风、漆风、肚脐风等症;冷风多导致赶脚风等症;内风可引发内节风、抽风、歪口风等症。

寒分为外寒、内寒。外寒多侵犯肢节、筋脉,易引发发热、脑壳痛、怕冷;内寒多侵犯三元脏器,如侵袭肚肠则出现呕吐、屙肚子等症。

湿分为风湿、寒湿两类。风湿多侵袭皮肤导致小儿风疹、颅癣;寒湿多侵犯肌肉和中下元,导致水肿、肚子痛、屙等病症。

火分为外火、火毒、三元内火。外火易导致高热、烦渴、便结、溲赤等。火毒多伤及皮肉。三元内火多因小儿脏器本身功能失调而产生。上元心火表现为心烦,肺火表现为咳喘、咯血;中元肚肠火,表现为屙稀、肚痛等。

(2) 饮食:小儿自身控制能力和抵抗力较弱,容易患病。一是饮食过量、过冷、或过热,导致中元脏器功能紊乱和虚衰而致病;二是偏食导致营养不均衡而致病;三是食入不洁净的食物,导致肚子痛、呕吐、屙肚子等。

(3) 惹因:小儿体质娇弱,与外界直接接触易惹来疾病。如起居不慎惹来红眼病,瘟疫互相招惹引来出肤子等。

另外,胎产损伤也是引发小儿疾病的一个危险因素。

2. 病理特点

(1) 气血失调:气是人体生命活动的动力,血是人体营养的源泉,气血充足生命力旺盛,气血失调百病丛生。

气的病理:包括气亏、气阻、气逆。气亏指三元之气不足,小儿的脏器全靠三元之气灌注,若气亏则三元脏器的功能受到影响。气逆则出现咳喘、呃逆、嗳气、呕吐等。

血的病理:小儿多见血亏和出血。血亏是因人体产血不足或出血过多,造成血液减少,表现为面色、唇色苍白。出血是由筋脉受损,血液溢出脉外,通过十窍排出人体外,表现为咯血、呕血、鼻血等。

气血可相互促进,相互转化,在病理上不可截然分开。

(2)冷热失衡

冷的病理:上元心肺冷,则咯吐稀白痰涎清水,肢体清冷;中元肚肠冷,则见肚腹痛,呕吐清水,屙肚子。冷入肢节则见骨节冷痛。

热的病理:上元心肺热,则心胸烦闷,咳痰黄稠,舌红等;中元肚肠热,则多食消瘦,便结臭秽等。十窍热证常见,为目红赤,口苦,口舌生疮。

冷热可相互转化,治疗时要善于辨别。

第二节 儿科常见病证

一、小儿白口疮

别名 雪口。

定义 小儿白口疮是指口中和舌上布满一层白色黏膜,刮之不去,其状如鹅口,色白如雪,重者可出血。

病名考证 多见于初生儿或早产儿;属中医"鹅口疮"范畴,现代医学研究为白色念珠菌感染所致。

主症 口中或舌尖出现粟米大小的白色小疮。初起多见于舌尖,或口两侧,四五天后散布全口,可融合成片。重者可向咽喉处蔓延,小儿不吃奶,吃奶后干呕,哭啼不休,烦躁。舌苔白腻,指纹淡。

辨析 小儿正气不足,寒气入口,与口中浊腐混杂,则出现小疮,扩展融合成片,溃烂,流水。故小儿不吃奶,烦躁,哭啼不休。寒气入肚,影响肚肠功能,导致吃奶后干呕。口中浊腐混杂,则舌苔白腻;寒气入内,则指纹淡。

治法 赶寒败毒。

方药

内治:

1)白芷、钩藤各10g,水煎服,每日3次。

2)海金沙根8g,麦冬10g,三月泡叶8g,苏叶5g,地虱母8个,水煎服,每日3次。

外治:

1)满天星5g,地虱母10个,焙干,研细末,用小纸筒一端放少量药粉,医生用口从另一端将药吹到患处,每日2~4次。

2)细鱼辣树叶5g,麻柳树叶5g,五爪龙5g,大路黄5g,铁马鞭5g,白蒿5g,三月泡汁5g,韭菜蔸5g,焙干,研细末,加梅片3g,适量吹入患处,每日3次。

3)鲜药克马草、水蒿、三月泡叶各10g,捣烂,贴敷后颈窝,每日1次。

4)天青地白小草20g,捣绒,与淘米水浸泡,擦疮面。

5)板蓝根15g,煎水,反复涂搽患处。

6)獐子皮毛,烧成细灰后撒患处。

7)经霜之茄叶,烧灰,研末,撒患处。

病例　程某,女,6岁,咸丰界坪村七组,患白口疮3天,曾在某医院治疗无效。经检查,患者口腔内、牙床、唇舌等已满布白籽,不敢进热水、热饭。稍一不慎,饮食碰到白籽时即疼痛难忍,难下咽,甚为痛苦。诊为湿气、火毒上蒸口舌。用海金沙根10g,麦冬15g,三月泡根8g,蒲火5g,苏叶5g,地虱母8个,炒黄煎水服,每日4次。另用满天星5g,地虱母10个,焙干,研细末,撒患处。方用2剂,白籽消退,能进食。3剂痊愈。

二、抱 耳 风

别名　蛤蟆瘟,鸬鹚瘟,寸耳风。

定义　抱耳风是一种以发热,耳下腮部漫肿疼痛为主的病症。多发生于冬春季节,好发于3~5岁小儿。

病名考证　因其长于双耳下得名,中医学称为"痄腮",现代医学称为"流行性腮腺炎"。

主症　患儿有高热,头痛,呕吐,瞌睡多,饮食少,甚或厌食,腮巴子开始长硬块疼痛,红肿,压之有弹性及疼痛。通常先发一侧,继则发另一侧。舌质红,指纹红。

辨析　风瘟邪毒从口窍而入,侵犯肌肉,火毒伤及阴脉,导致筋脉阻滞,气血相搏于头,故有两腮的红肿、疼痛。火毒之邪入侵肚肠,故出现高烧,呕吐。本病因瘟气之毒所犯,所以多有传染性和季节性。风瘟入里,故舌质红。

治法　赶火败毒,消肿。

方药

内治:

1)全蝎,研末,每次1.5g,冲服。

2)板蓝根20g,水煎服,每日3次。

3)野菊花、七叶一枝花、六棱草各10g,水煎服,每日3次。

4)鲜干粒老鼠屎(肺筋草),适量,煮鸡蛋,吃鸡蛋。

外治:

1)鲜蒲公英20g,捣碎如泥,加鸡蛋1个,调匀外敷,每日1次。

2)生半夏、乌毒各1个,加桐油,磨汁,用鸡毛涂擦患处。

3)芙蓉叶、积雪草,等份,捣烂,敷患处。

4)八角莲,适量,捣烂,外敷患处。

5)山慈菇(葱果七),适量,醋磨成糊状,加酒少许,涂搽患处。

6)下山虎,捣烂,外敷患处。

7)阴沟污泥,敷患处。

8)飞蛾七、蛇苞叶、五爪龙,适量,捣烂,外敷患处。

9)仙人掌,捣烂,取汁,涂搽患处。

10)青木香根、青山虎根,适量,加白酒,研磨成浆,内服,每次2g,每日2次。外敷,每日数次。

病例　王某,男,4岁,利川毛坝人,1999年3月15日就诊,其母诉:小儿在3天前开始出现不明原因的低热,时感脑部闷痛、烦躁,不想吃饭,第2天出现左侧耳下腮巴子处一硬块,压之疼痛,眼睛可见红肿,未用药,第3天开始右侧也出现硬块,发热加重,而来我处诊治。诊断为抱耳风,遂用野菊花、七叶一枝花、六棱草各10g,水煎服,外用生半夏、乌毒各1个在桐油中磨汁,用鸡毛擦肿处,用药2天后症状明显减轻,用药4天双侧肿块消失,烧退痊愈。

三、锁 喉 风

别名 喉蛾,快蛾子。

定义 锁喉风是一种以喉咙肿大,疼痛,出气困难为主症的疾病。

病名考证 因喉咙肿大影响出气、吃东西而得名。现代医学的"急性扁桃体炎"可参考治疗。

主症 喉咙红肿,疼痛,吃东西困难,甚则出气困难,说话困难,发声困难,或伴发热,怕冷,头痛,身疼等症状。舌质暗红,脉快大。

辨析 痰热火毒或瘟毒聚结咽喉,气血凝滞,筋脉不通,气道不畅,则喉咙肿痛,吞东西困难,出气困难,说话困难。若火毒伤及全身,则出现发热,怕冷,头痛,身疼等症状。舌质暗红,脉快大均是火毒蕴结的征象。

治法 赶火败毒消肿。

方药

内治:

1)开喉箭 12g,灰包菌 10g,上搜山虎 10g,甘草 3g,润喉草 15g,见风消 10g,四两麻 5g,三颗针 10g,黄珠子 10g,山豆根 10g。水煎服,每日 3 次。

2)鱼腥草 30g,肺心草 10g,黄连 10g,虎杖 10g。水煎服,每日 3 次。

3)一枝黄花 10g,一点红 10g,鸭跖草 10g。水煎服,每日 3 次。

外治:

蛇皮 5g,满天星 8g,焙干,加入梅片 1g,研细末,用稻草筒将药吹入患处,每日 3~4 次。

病例 崔某,男,6 岁,利川建南人,因淋雨受凉,第二天开始出现喉咙疼痛,红肿,吞咽困难,只能进少许冷水,在当地诊所就诊,给予消炎治疗,其症不见好转。就诊时除前症外,还见语言困难,口水较多,小溲黄色。诊为锁喉风,乃痰热火毒炽盛,结聚咽喉,气血凝滞所致。处方,开喉箭 10g,灰包菌 8g,上搜山虎 10g,甘草 3g,润喉草 15g,见风消 10g,三颗针 10g,黄珠子 10g,山豆根 10g,1 剂 3 服后症状减轻,3 剂而愈。

四、鸡 咳

别名 鸬鹚咳,顿咳。

定义 鸡咳是一种一阵一阵咳嗽,咳时弯腰伸颈,咳后喉中发出鸡鸣一样的声音,直到痰吐出才停止的病症。

病名考证 因咳后喉中发出鸡鸣声得名。中医学称为"顿咳",现代医学的"百日咳"可参考治疗。一年四季均可发生,以冬春多见,5 岁以下儿量多见。

主症 阵发性咳嗽,咳后喉中鸡鸣样声音,反复发作,缠绵难愈,流清涎,痰少,流泪,小便自出,食欲减退,病甚者眼肿。舌白,指纹淡。

辨析 小儿脏器娇嫩,风寒侵袭,导致肺虚,则咳嗽,阵发性发作,流清涎。久咳伤及机体,导致气机失常,咳时可流泪,小便自出。久咳损伤肚肠,则食欲减退。

治法 赶寒,补肺。

方药

内治:

1)虎耳草 10g,克马草 10g,马蹄香 3g,岩防风 10g,紫苏叶 10g,小人参 10g,水煎服,每日 3 次。

2)地胡椒 50g,煎水,冲白糖服,每日 3 次。

3）蒲公英 10g，黄连 5g，猪苦胆 1 个，水煎服，每日 3 次。

4）鲜水竹 5～9 根，将水竹砍成 3 尺长，中间用火烧，两头用碗接流出的汁液，口服，每次 5ml，每日 3 次。

5）土牛膝、鹅不食草、泥鳅，各 10g，加米酒煮，口服，每日 3 次。

6）鲜菜子七根 8g，水煎服，每日 3 次。

外治：硼砂、枯矾、冬花、石膏、甘草，研末，用竹筒吹于喉中。

病例 李某，男，4 岁，咸丰甲马池街上。2003 年 3 月患儿因受凉出现咳嗽，10 余日未见好转。其母代诉：病初起时，鼻塞流涕，打喷嚏，当时以为感冒未引起注意，而后咳嗽加重，一阵阵连咳，夜间重，白天稍轻，经服止咳的药物无效，后来发展到阵咳加剧，咳时弯腰伸颈，咳时喉中发出鸡叫一样的声音，咳流清涎，痰少，皮泡眼肿。诊为鸡咳，治以虎耳草 12g，克马草 12g，马蹄香 3g，岩防风 10g，紫苏叶 10g，小人参 10g，3 剂煎水服，每日 4 次。3 剂药后咳明显减轻，精神好转。再施以 3 剂药，咳停止。

五、长 鹅 子

别名 白喉。

定义 长鹅子是以喉咙起灰白色伪膜，吞咽、出气困难为主要表现的病症。具有较强的传染性。

病名考证 因咽喉部起灰白色膜得名。现代医学的"白喉"可参考治疗。

主症 喉咙周围长一层白色伪膜，逐渐增厚，肿痛，声音嘶哑，流清涎不止，不能进食，烦躁不安，吞咽困难，气促。舌质紫黯。

辨析 瘟毒入内，聚集喉咙，寒与瘟毒相结，在喉咙周围形成一层白膜，肿痛。白膜压迫声门，则声音嘶哑。喉咙肿痛，则小儿不吃奶，啼哭，气促。白膜增厚，则小儿吃不下东西，出气困难。若不及时治疗，可一昼夜封喉，阻塞气道，导致死亡。

治法 清瘟败毒，止痛。

方药

内治：

1）薄荷、芦根、银花、连翘、黄芩、生地、麦冬各 10g，水煎服，每日 3 次。

2）山豆根 10g，射干 5g，川贝 5g，党参 10g，五味子 10g，麦冬 10g，水煎服，每日 3 次。

3）鲜波风（波草、蛇泡草）20g，洗净，捣烂成泥，加入 2 倍量冷水浸泡 4～6 小时，过滤成浸剂，加糖调味，每日 4 次，每次 10～30ml。

4）土牛膝根 10g，山大颜根 10g，木鳖子根 10g，切片，加水 2500ml，煎至 1000ml，加糖适量。每日用量：1～2 岁，服 200ml；3～6 岁，服 250ml；7～12 岁，服 400～600ml。

5）火炭田鲜叶 20g，蜂蜜 5ml。鲜叶捣烂，取汁 20ml，加蜂蜜兑服，每日 6 次。

6）鲜瘦风轮全草 20g，洗净，捣烂，纱布滤汁备用，每次服 5～30ml。

外治：

1）刺黄连 10g，蜂窝球 10g，地牯牛 10g，梅片 2g，前三味药焙干，研末，加梅片研粉，吹入患处，每日 3～4 次。

2）马蹄香 5g，麝香 5 分，青黛粉 3g，焙干，研末，吹患处，每日 3～4 次。

3）地虱母 6 个，三两金、人指甲各 3g，开喉箭 6g，焙干，加入冰片，研细末，吹入患处，每日 4～6 次。

4）九龙胆 1 份，山岩瓜 1 份，七叶一枝花 3 份，洗净，切片，晒干，加入冰片、青黛适量，混匀后研细末，吹入患处，每日 3～6 次。

病例 王某,女,6岁,2000年春天小儿晨起突感喉咙疼痛,声音嘶哑,吞咽困难,烦躁不安,出气不畅。其父用一木块压舌,见喉咙周围有一层白膜,感觉到事情严重,紧急求治。诊见喉咙周围有一层灰白色的白膜,擦之不去,出血,遂诊为白喉。急用刺黄连10g,蜂窝球10g,地枯牛10g,焙干研末后再用梅片研粉,用稻草筒吹入患处。同时用山豆根10g,射干5g,川贝5g,党参10g,五味10g,麦冬10g,生地10g,煎水服,一天4次。并且嘱咐将小儿留在余处,密切观察病情变化。用药一天后症状缓解未见发展,2天后症状明显好转,连续用药5天后患儿痊愈。

六、疳 证

别名 隔食病,走胎。

定义 疳证是一种由喂养不当,或其他疾病后导致肚肠功能受损,气、精亏虚的一种病症。

病名考证 因身体枯瘦而得名。中医学称为"疳证",属现代医学"消化不良"、"营养不良"范畴。

主症 小儿身体枯瘦,毛发干枯,头大颈细,肚腹胀大,大便不调,有气无力,有的甚或口舌生疮,眼睛视物不清,重者耳后筋脉有一个"Y"形。舌质淡,指纹淡。

辨析 疳证主要是由于喂养不当造成的。饮食无节制,饥饱失常,导致中元脏器功能紊乱,食积日久成疳,小儿营养严重不良导致身体枯瘦如柴,毛发干枯,头大颈细,肚腹胀大,口舌生疮,视物不清。舌质淡,指纹淡,为内虚的征象。

治法 消积,补气血。

方药

1）胡黄连粉1份,鸡合子粉2份,混匀,每次2g,每日3次。

2）鸡肝1具,苍术6g,水煮熟,吃肝喝汤,主治眼疳。

3）大麦半斤,肥肉4两,煮后,用盆装一起,让其长蛆,将蛆用火焙干,研细末,拌饭喂养,每次1~3g。

4）铁仓金枝叶,水煎服,每日3次。

5）四块瓦、郁金、夜关门草、木香、厚朴、白术各5g,水煎服,每日4次。

6）隔山消6g,细辛1g,大黄5g,干姜3g,白术5g,水煎服,每日3次。

7）一窝蛆,钓鱼竿,满天星,棕树上的毛衣,打粉后蒸干,内服,每日1次,每次1~3g。

8）地胡椒根,钓鱼竿根,研末,取3g,兑瘦肉30g,捣成肉浆,蒸丸内服。

9）满天星、半边莲、叶下珍珠各10g,切碎,胡椒1粒,研末,取药末约1~3g,鸡蛋1个,调后服,每日2次。

10）隔山消、草果苑、棕树根、茅草根、泥鳅各15g,水煎服,每日3次。

病例 贺某,男,3岁,利川团堡人,其母诉夏日好吃土豆,喜欢喝冷水,不多久就出现肚子胀大如鼓,肢体消瘦,不吃饭,有时喜欢吃冷饭、冷粥,久治不愈,吃了半年的药不见好转,身体枯瘦如柴。余用隔山消10g,细辛1g,酒军3g,鸡合子10g,干姜5g,四块瓦10g,每天1剂药,煎水服4次,吃药6剂而愈。

七、厌 食 症

定义 厌食症是以长期厌恶进食,食量减少为特征的病症。

病名考证 以小儿厌食为主要临床表现,中医学称为"厌食",现代医学由于消化道或全身性疾病等引起的厌食症可参考治疗。

主症　不思饮食,甚或厌恶进食,懒言,无精打采,面色萎黄,大便中夹食物残渣。舌质淡,脉细慢。

辨析　小儿由于喂养失当或先天禀赋不足导致中元肚、肠功能运化失司,水谷精微化生不足,不能运行全身,故脸色萎黄。中元肚肠功能失调,故大便中夹食物残渣。

治法　调补中元,理气化食。

方药

内治:

1)苍术、山楂各 10g,陈皮、鸡合子各 6g,水煎服,每日 3 次。

2)隔山消晒干,研细末,每日 3 次,每次 4 ~ 6g。

外治:槟榔 2g,良姜 1g。共为细末,用白醋调湿填脐中,以纱布盖好,用胶布固定。

八、屙　　稀

别名　泄泻。

定义　屙稀是指小儿因各种原因引起的大便次数增多,粪质稀或呈水样的一种病症。

病名考证　因大便稀溏如水得名。中医学称为"泄泻",现代医学"腹泻"可参考治疗。

主症　大便次数增多,粪质稀薄如水,或有乳瓣,食物不化,有的或伴有呕吐、肚痛、发热等症。舌质淡,脉慢。

辨析　寒气侵袭中元脏器,肚肠功能受影响,或因感受夏季暑湿,邪气入侵,引起肚肠功能失衡,导致大便次数增加,粪质稀薄如水,甚则呕吐、肚痛。

治法　赶寒湿,调中元,止屙。

方药

内治:

1)地锦草,茶叶,适量,水煎服,每日 3 次。

2)苍术 10g,山楂 10g,研末,每次 2g,冲服,每日 3 次。

3)山药,研末,每次 20g,调成奶糕状,每日 4 次。

4)石榴皮 10g,加红糖,水煎服,每日 3 次。

外治:

1)吴茱萸 30g,公丁香 2g,胡椒 30 粒,研末,取药末 1.5g,醋或食用油调成糊状,敷于脐部,纱布固定,每日换 1 次。

2)鬼针草一把(干品 3 ~ 5 株),加水浸泡,煎浓汁,熏洗患儿双脚。

3)独根草适量,开水浸泡,熏洗患儿双脚。

病例　张某,男,8 个月,利川汪营人,小儿于 1999 年 5 月间来诊,据其家长诉:小儿 6 个月即拉肚子,每日 3 ~ 4 次,大便淡青色,伴有乳片,味酸臭,身热不欲吃奶。大便次数逐日增多,一天 5 ~ 6 次。住院治疗 50 余天,效果不显。诊见小儿初起是感受湿邪和伤乳食致泻,现已成虚寒之象。给予党参 10g,白术 8g,干姜 3g,吴茱萸 5g,禹余粮 8g,1 剂,水煎服。同时用吴茱萸 30g,公丁香 2g,胡椒30 粒,研末,用醋调成糊状,每次用 2g 敷脐。用药第 2 天拉肚子就减少到每天 3 次,继续用前法治疗,3 剂药后小儿大便次数正常,吃奶较好。

九、风　　疹

别名　瘾疹。

定义 风疹是以全身出现疹点,伴瘙痒为主症的一种病症,是小儿常见的传染病,得病后 1～2 天出疹,3～4 天内消退。

病名考证 因其初起怕风,有疹点而得名。中医学称为"风疹"、"瘾疹",现代医学称为"荨麻疹"。

主症 初起怕风,轻微发热,打喷嚏,流清涕,咳嗽,眼睛红。发热后 1～2 天,全身出现疹点,最先见于脸部、躯干,随即遍及四肢,多数 1 天内疹点遍及全身,但手脚心没有,疹子颜色浅红,疹点细小,稀疏,并发痒。舌质紫暗,指纹青紫。

辨析 瘟气之风邪侵入上元,导致阳气受损,则出现怕风,发热,打喷嚏,流清涕,咳嗽等症。瘟气入里与气血相争,导致邪从皮肤窜出为疹。气血运行不畅则舌质紫暗,指纹青紫。

治法 赶风,清热,败毒。

方药

1）苏梗、升麻、丹皮、银花,各 5g,水煎服,每日 3 次。

2）贯众 3g,蒲公英 10g,白茅根 2g,水煎服,每日 3 次。

3）荆芥 5g,防风 3g,牛子 3g,升麻 5g,甘草 3g,连翘 5g,赤芍 5g,山楂 3g,水煎服,每日 3 次。

4）薄荷 5g,桑叶 3g,甘草 2g,连翘 3g,银花 5g,蝉蜕 3g,牛子 6g,赤芍 3g,紫花地丁 2g,红花 2g,黄连 1g,水煎服,每日 3 次。

病例 张某,男,2 岁,于 2002 年 5 月因感冒出现疹子就诊。其母代诉:2 天前小儿因受凉后出现发热、咳、怕冷、流清鼻涕、眼睛发红,给了一些治感冒的药吃后无好转,到第 2 天,脸部、四肢出现浅红色的小疹子,喜用手抓,诊断为风疹。用荆芥 6g,防风 3g,牛子 5g,升麻 5g,甘草 3g,连翘 3g,山楂 3g,白茅根 10g,水煎服,连用 4 剂,所有症状消退,痊愈。

十、出 痘 痘

别名 水痘,岩痘,珍珠痘,高粱痘。

定义 出痘痘是以发热,皮肤分批出现红色疱疹,结痂为特征的一种病症。

病名考证 因疱疹内含水液,形态椭圆,状如豆粒,中医学、现代医学均称为"水痘"。

主症 低热,皮肤 1～2 天出疹,疹色红润,泡浆清亮,根盘红晕不明显,稀疏见于躯干。舌质红,脉浮数。

辨析 风毒伤及上元气道,筋脉汗窍失司,则见低热。风毒入内,影响水液运行,风毒挟湿泛于体表,疹出如豆。

治法 赶风,赶火,败毒。

方药

内治:

1）芫荽菜 10g,鱼腥草根 10g,小金刚草 5g,三、五爪风各 10g,克马草 10g,水煎服,每日 3 次。

2）鸳鸯花 10g,千里明 10g,土豆根 5 根,隔山消 10g,甘草 5g,水煎服,每日 3 次。

3）蜡梅花 5g,连翘、银花、菊花、赤芍、木通、紫花地丁各 9g,板蓝根 15g,蝉蜕、甘草各 3g,黄连 1.5g,水煎服,每日 3 次。

4）桑皮、菊花、芦根、防风、升麻、柴胡、荆芥穗、南沙参、西河柳各 10g,水煎服,每日 3 次。

外治:苦参、芒硝各 30g,浮萍 15g,煎水外洗,每日 2 次。

病例 某男,4 岁,2001 年 5 月因受凉而出现发热、头闷、疼、咳、打喷嚏、流清鼻涕,烦躁不安,不吃饭。初起认为是感冒而未在意。2 天后在脸上、耳边出现形如米粒大小的红色疹子,摸起有碍手的感觉,3 天出现全身有疹子,疹子的中央有小水疱,诊为出痘痘。嘱其好好在家调养,并处以芫荽菜 10g,鱼腥草根 10g,小金刚草 5g,三、五爪风各 10g,克马草 10g,水煎服。5 剂药后痘子消失,其他症状消除而痊愈。

十一、惊 风

别名 抽痉。

定义 惊风分为"急惊风"和"慢惊风",是以小儿抽搐、昏迷不醒为主要症状的一种危重症。

病名考证 以抽痉为主,中医学称为"惊风",现代医学的"小儿惊厥"可参考治疗。

(一) 急惊风

主症 高热不退,面色鲜红,口、鼻出气较热,眼睛直视或斜视不动,呼之不应,掐之不动,牙齿紧咬,口噤不开,喉中痰鸣,颈项强直,角弓反张,手足抽搐颤动,大便结、小便溲赤。

辨析 由于痰热火毒或瘟毒之气侵入体内未能及时排出体外,从而入内,三元脏器的功能失调,火毒扰乱神明,故眼睛直视或斜视,呼之不答。热灼筋脉而生风,故牙齿紧咬,喉中痰鸣,颈项强直,抽痉。火毒引发表闭、窍闭、腑闭而出现高烧不退,大便不通,舌质红,脉快紧等症。

治法 赶火,排痰,镇惊,息风。

方药

(1) 利用针推法

1) 牙齿紧咬、不省人事可掐人中;如不醒,可再掐地仓、承浆;再不醒,继掐中冲、少商及对拿威灵、精灵;如果较重,仍不醒者再掐涌泉。

2) 待小儿醒,哭后退六腑,清天河水,顺运内八卦,平肝,清肺,清补脾,清胃,揉小天心、一窝风。

(2) 鲜地龙捣烂为泥,加适量的蜂蜜敷于纱布上,盖贴囟门以解痉定惊。

(3) 鲜吴耳草捣烂温热敷肘膝的四大关节。

(4) 鲜小钩藤根,去皮后捆于内关穴上,男左女右。

(二) 慢惊风

主症 枯瘦如柴,脸色苍白,无精打采,瞌睡多,甚或睡觉时眼睛睁开,抽痉无力,时发时止,无高烧,喉咙中时有痰鸣,有鼾声,四肢发冷,后期杂着呕、屙稀等表现,脉细。

辨析 久病或高热不愈,耗伤小儿正气、津液,则出现枯瘦如柴,面色苍白,无精打采之表现。久病则精血亏损阴阳失调而至风从内生,所以导致肢体震颤抽搐,颈项强直。气血虚弱,故见肢体疲惫,精神不振,四肢发冷等表现。

治法 滋补精血,祛风止痉。

方药

1) 蕲蛇,研细末,吞服,每次 1.5g,每日 2 次。

2) 地龙 5g,僵蚕 5g,乌梢蛇 1 条,当归、木瓜、鸡血藤各 15g,水煎服,每日 3 次。

3) 金钩莲 12g,小远志草 10g,水灯草 1g,七叶一枝花 5g,水煎服,每日 3 次。

4) 铁剑风 6g,钩藤 10g,水煎服,每日 3 次。

5) 惊风草 20g,炮姜适量,水煎服,每日 3 次。

病例 1 王某,女,1 个月,利川谋道人,2002 年春天,突然发生抽痉,夜间,其父即抱来就诊。患儿已昏厥,双目上吊,发高热,头顶后仰强直,两手紧握,口有白沫,不省人事。首先掐其中冲、少商,并对拿精灵、威灵约 20 分钟,小患儿即稍哭出声,但未苏醒。遂又继掐人中、承浆,不到 10 分钟小儿即哭声大作,并出大汗,头已能活动,眼睁开。然后选用六腑,三关,分阴阳,顺运内八卦,小天心,天河水。翌日复诊,小儿恢复正常,加补肾水以祛痰,揉涌泉以引热痰下行,共施术 2 次未再抽搐,然后再用中药喂服而痊愈。

病例 2 李某,女,2 岁,利川汪营人,1998 年 5 月间,其父抱来就诊。据诉,在患儿生下 6 个月时即得病,睡觉不好,经常哭闹,饮食差,曾到医院检查为缺钙。经检查,患儿面黄肌瘦,形容憔悴,精神不振,出气粗浅,四肢冷,不时可见抽搐。诊其为先天气血不足,予以党参 6g,黄芪 6g,白术 6g,甘草、白芍、陈皮、半夏、天麻各 7g,红枣 5 枚,煎水服,同时用党参、黄芪、白术、甘草、白芍、陈皮、半夏、天麻、川乌、全蝎、天南星、丁香各 6g,朱砂 1g,生姜 3g,红枣 6 枚,熨脐部,每日 1 次,守上法治疗 10 余天,病情得以控制,逐渐恢复。

十二、奶　　哭

别名　哭夜、夜啼。

定义　奶哭是以小儿夜间高声啼哭不已,白天则如常人为特征的病症。

病名考证　因在夜间突然啼哭不止故名。多出现在 1～3 岁的婴幼儿。

主症　小儿入夜后突发啼哭,或睡梦中突然惊醒而啼哭,哭时面红或面色青白,手冷,腰曲额汗,眼中无泪,有的睡中突然大哭,舌质红,指纹青。

辨析　小儿由于喂养不当或先天禀赋因素至中元失运,或因突受外来因素的惊吓,邪气侵入肚、肠,从而导致小儿气血不和,气不固摄,出现夜哭。舌质红,指纹青是邪入肚肠。

治法　赶风,镇痛,补中元。

方药

内治:

1）千日红花序 1 朵,蝉衣 3 个,白菊花 3 朵,水煎服,每日 3 次。

2）一枝黄花草 3g,铁马鞭 3g,蛇含草 3g,土远志 3g,夜交藤 3g,矮地茶 3g,钩藤 3g,水煎服,每日 3 次。

3）水灯草。文火水煎服。

4）广木香、艾叶各 3g,水煎服。

5）蚯蚓 2～3 条。①洗净水煎服;②用活蚯蚓捣烂敷在脐上。

6）僵蚕 4g,水煎服。

7）青黛 5g,温开水冲服。

8）桃尖 7 节,水煎服。

9）白芍 6g,甘草 3g,水煎服。

10）蝉蜕 7 个(去头足,取下半截炒),薄荷 3g,水煎服。

11）蝉蜕 20 个,茯神 10g,水煎服。

12）蝉蜕 7 个,凤凰衣 1 个。共研为末,冲水服。

外治:

1）五倍子 6g,烧存性研末,用母奶、口水调成饼,外用贴小儿肚脐,以布缚定。

2）黑丑(黑牵牛),研末清水调敷脐上。

病例　蒋某,男,2 岁,喜吃生冷食物,于 2000 年 5 月 2 日晚开始每到深夜 12 点左右开始从睡中醒来啼哭不已,每夜要哭 1～2 个小时,闹得全家不得安宁。其母代诉,小儿啼哭时肚胀、面青白、腰曲、无泪。诊为夜哭,乃由饮食起居引起。给予中药一枝黄花草 5g,铁马鞭 5g,蛇含草 3g,土远志 3g,夜交藤 5g,矮地茶 5g,钩藤 4g,茯神 5g,白术 6g,3 剂,煎水服。同时用黑丑研末,清水调和,敷肚脐上,一日一换。4 剂药后夜间患儿再不啼哭,睡觉正常。

十三、走 尿

别名 尿床、梦尿。

定义 走尿主要指3岁以上的儿童在睡梦中小便自遗,醒后方觉的一种病症。

病名考证 属中医的"遗尿"。

主症 一般指3岁以上的小儿在睡觉时不自觉地将尿屙在床上,醒后方才知道。病情严重的还可见面色苍白,四肢发冷,无精神等表现,舌质淡,脉细弱。

辨析 小儿由于先天生长发育不全,腰子气虚不能约束而出现走尿,腰子气不足而出现面色苍白,四肢发冷,无精神。小儿同时气虚导致中气下陷,统摄失常。舌质淡,脉细弱是小儿腰子之气虚弱的表现。

治法 补中元,补腰子,止尿。

方药

1)饭巴托15g,糖罐罐20g,仙茅12g,桑蛸12g,水煎服。

2)蒲公英,清洁猪肠4寸,洗净加糖蒸热口服。

3)益智仁15~50g,炖肉,吃肉喝汤。

4)胭脂花根100g,刀口肉少许,用胭脂花根炖刀口肉,吃肉喝汤。

5)豆瓣七根,甜酒少许。上味加水煎服,每日3次。

病例 张某,男,8岁,小儿在4岁时即患尿床,直到8岁,经多家医院治疗均无效,每夜睡卧中尿床达3~4次之多,在睡中怎么叫他也不醒,白天小溲也多,不想吃饭,且面色和嘴唇苍白,连走路都无力。诊为先天身体虚弱,给予饭巴托20g,糖罐罐20g,仙茅15g,桑蛸12g,杜仲10g,3剂水煎服。同时吩咐用益智仁30g,炖肉吃,连吃15天。用药10剂,小儿尿床得以控制。

第十四章 外伤科

第一节 概　述

一、土家医外伤科研究的范围

土家人多聚居于山峦密布、沟壑纵横之地,自然环境恶劣。在长期的生产实践中,创造了土家医药。由于特殊的居住环境,土家人在生产劳动中,不可避免地易受到外界创伤,故在土家医药中,外伤疾病更有其独特的一面。土家医外科疾病病种较多,因机体外部皮肤组织及筋骨肉受外部意外因素伤害皆属于此类。临床中可见骨折、跌打损伤、虫兽咬伤、水火烫伤、疔、疮、疱、疖、痈、疽、癣等病证。

二、外伤科病因病理特点

骨伤及外部肌肉组织的损伤是因机体直接受外界暴力的作用,如跌闪、击打、挤压、刀具、子弹等作用,造成的骨头的断裂、皮肤肌肉破裂、出血疼痛、局部肿胀、青紫瘀血,重则运动丧失、出血不止,甚至危及生命。

水火烫伤是因沸水、火直接接触机体皮肤,轻者导致皮肤及浅表肌肉出现局部肿胀,水泡破溃流清水,疼痛,重者则表现皮肤烧焦、肌肉坏死,甚或津枯液竭,三元之气、血、精大伤而危及生命。

虫兽咬伤是指虫兽直接咬伤人体局部,毒液经创口内侵,轻者出现局部的肿胀、青紫、疼痛,重者毒液随血脉内攻三元内脏,出现高热、抽搐、神昏狂语等危急症状。

疱疖痈疽疔疮及常见的皮肤病的发生,其主要因素在于三元之气失和,气血运行不畅所致,主要有内因和外因两个方面。内因包括:情志不舒,劳倦内伤,饮食不节,三元之气不和,体质虚弱,气血不足,易招致邪毒乘虚而入,阻遏气血运行,破坏局部组织而发病。外因包括:外感邪毒,邪毒蕴结,郁而生热化火,灼伤血脉,瘀阻肌肤而发病。

外科(皮肤)病与气血的关系:气与血并行,周流全身,运而不息,这种功能一旦被破坏,气血运行失常,致使气血凝滞,邪毒阻于肌肉、筋骨而发生痈肿、疼痛,郁久则生热化火,导致血肉腐败而化脓。气血的盛衰可直接影响病程的长短。气血充足,则病程短,伤处易于痊愈。疱疖痈疽疔疮易于起发消散,破溃后也易于生肌收口长肉愈合。反之,则病程长,不易愈合及消散。

三、外伤科病的辨治特点

外科病的辨证必须通过看、听、摸、触全方位综合分析疾病的症状、体征及结合发病部位,以获得对疾病的全面了解,从而作出正确的诊断,并采取科学合理的治疗。

外伤科病的治疗分为内治法、外治法、内外合治法三种。

(一) 内治法

内治法是药物经口内服达到治疗目的的方法。土家医在长期的临床实践中总结了采用赶病法及补益法来治疗外科疾病,并取得了满意的疗效。赶病法可分赶风、赶湿、赶热、赶火、赶气、赶瘀、赶寒之法,采用祛风除湿、清热解毒泻火、理气消肿活血止痛、祛寒的药物,以祛除机体感受的风、寒、湿、热、毒、火等邪及病理产物;补益法是用补益三元气血的药物,增强机体的抗病能力,从而祛除病邪,以促进机体的康复。

(二) 外治法

土家医将外治法又分药物外治、器械外治、手法外治、固定外治几类。

1. 药物外治

药物外治指利用某些药物,直接涂擦、敷贴、洗浴、搓揉患者的皮肤组织,达到清热除火解毒、消肿止痛、活血化瘀之目的的治疗方法。

2. 器械外治

器械外治是利用某些器具直接作用于患处,治疗气滞血瘀的病证的治疗方法,如放血法、拔罐法。

3. 手法外治

手法外治指对骨折、脱位之病证进行摸揉、挤捏、摇拐、抵崴达到复位目的的方法。

4. 固定外治

固定外治指对复位的患处利用夹板固定,防止再次错位,促进伤处愈合的方法。

(三) 内外合治法

内外合治法是指内治和外治同时运用到病人身上的一种综合治法,将两者相结合,利用各自疗法的优势,合理的结合在一起,以充分增强其疗效。

第二节 外伤科常见病证

一、骨 折

定义 骨折是指外在暴力直接或间接作用于机体,造成的骨头断裂或破裂。

病名考证 根据骨折部位的不同,其名称各异,如马鞭子骨(脊椎骨)、翻上骨(锁骨)、手膀子骨(肱骨、尺桡骨)、大腿骨(股骨)、小腿骨(胫腓骨)、螺丝骨(踝骨)等,均为土家医最常用的名称。

主症与辨析 对骨折病情的诊断,土家医常以摸、捏、听、看来综合判断有无骨折和骨折具体位置。触摸骨折断端边缘,捏摸骨折对位情况,听骨折端相互间骨擦音,看其骨折部形态改变及功能活动情况。病情轻者,表现为骨折部疼痛较轻,肿胀不严重,骨折多呈破裂状,损伤较小;病情重者,表现为骨折处疼痛较重,肿胀十分明显,伴青紫瘀斑严重,骨折多呈断裂状,肢体功能严重丧失,舌质淡暗,苔薄白,脉紧或弱。

治法 外治复位固定,内治益气补血、祛瘀生新。

方药

外治:

1) 八角枫5~8g,甜酒1小碗,煮沸5分钟,1次服下(止痛、松弛肌肉),半小时后,采用牵拉、摇拐、推捏等手法复位,再将外用药敷上,用夹板或新鲜杉树皮(即粗皮)固定包扎。

2) 独正岗、五加皮、刺老苞根皮适量捣烂,复位后,敷于骨折处,3~5日换1次。

3）子鸡(去毛)、螃蟹、杉树炭、红糖适量、马蹄香、钻岩金根皮捣烂,复位后,敷于骨折处,3~5日换1次。

4）三百棒、土田七、接骨木、接骨草适量、子鸡1只,共捣烂,骨折复位后,敷于骨折处,3~5日换1次。

5）接骨丹、狗骨头树皮、蛇泡草、梧桐树根皮适量,子鸡1只,共捣烂外敷(对位固定包扎方法同上),3~5日换1次。

6）一字草、鹅肠、酸味草、土田七、大小血通、钻岩金各适量加酒捣烂,复位固定包扎,3~5日换1次。

7）红刺苞头根、五加皮、接骨丹、苎麻根适量捣烂,加熟糯米粉250g,冰片3g,蛋黄1个,醋少许搅拌调匀外敷,3~5日换1次。

8）生大黄、鲜山萝卜、鸟不踏根皮、巴岩姜、自然铜、五加皮适量,加甜酒汁捣烂,外敷固定,1周换1次。

内治:

1）接骨止痛方:血蜈蚣10g、红嘴气10g、红牛克膝10g、六林麻10g、茗叶细辛5g、大血藤10g、骨碎补15g、当归10g、黄花10g、田七5g、杜仲10g,煎服。1日1剂。

2）接骨丹、八棱麻、土田七、马蹄香各适量,八角枫根少许煎服(加白酒适量),1日1剂。

3）骨碎补100g、续断、白三七、七层楼各30g,水酒各半煎服,1日1剂。

4）了哥王、草血竭、狭叶巴岩屯各50g,水煎服,1日1剂。

二、跌打损伤

定义　跌打损伤是指因跌仆、钝器击打、碾压、挤压所致的闭合性软组织损伤。

病名考证　跌打损伤土家医又称瘀肿伤。中医学亦称跌打损伤,现代医学之软组织损伤、闭合性损伤、瘀血、血肿、青紫伤可参考辨治。

主症　损伤局部肌肉组织肿胀、疼痛、血肿或青紫,损伤严重者可出现肢体功能障碍,活动不便、舌紫暗有瘀斑,脉涩。

辨析　气血瘀阻,运行失常,故有肿胀疼痛、血不循脉道,故出现瘀血、青紫之象,血行瘀阻、脉气不利,导致功能活动不便。

治法　活血散瘀,赶气止痛,消肿。

方药

外治:

1）半截烂、白四块瓦适量捣烂外敷。

2）白冷麻、抱石莲各等分捣烂外敷。

3）五加皮、接骨草、红牛膝、木瓜、甜酒汁,捣烂外敷。

4）一枝黄花、丁茄、七层楼、土田七、钻岩金皮,捣烂,新近伤加醋,3日以上加白酒少许,外敷。

内治:

1）血蜈蚣、海螺七、九子还阳草各30g,水煎服。

2）震天雷、千打锤、三百棒、半截烂、一口黄、白里箭、一口血、六棱麻、八角莲各30g泡酒服,或水煎服。

3）飞蛾七、红麻七、鸭尾七、白三七、牛尾七各30g,水煎服,或泡酒服。

4）麻布七、牛尾七、杜仲、红牛膝、野木瓜、川续断、香血莲、六月雪、三步两搭桥,痛甚加五加皮各30g,水煎服,或泡酒服。

5）血见飞、三月泡根、九龙盘、三百棒各 30g,水煎服。

6）大鹅儿肠、大米、洋参、土三七、乌金七、八棱麻各 30g 水煎服。

7）五爪龙、柞酱菜、铜钱、胡豆七、景天三七各等分,水煎服,1 日 3 次。

三、瘀 气（扭伤）

定义 瘀气是指机体肌肉、关节、筋骨闪挫所造成的一种疼痛病证。

病名考证 本病名在湘、鄂、渝地区普遍流传。中医学称扭伤,现代医学之软组织损伤可参考辨治。

主症 损伤局部疼痛肿胀,甚则红肿热痛,功能活动轻度障碍,严重者可出现瘀血、青紫等,功能活动完全丧失。舌质淡红或暗红,苔白,脉弦涩。

辨析 肌肉、筋骨、关节因闪挫致筋脉受损气血不畅,故胀痛,血出脉外,故见瘀血或青紫,三元气血不活,故导致功能障碍。

治法 赶气散血,化瘀,消肿止痛。

方药

外治:

1）紫背天葵、连钱草、小救驾,捣烂加酒调敷。

2）土大黄、穿破石、韩信草、苎麻根,捣烂外敷。

3）铜锤玉带草、黄药子、钻岩金根,捣烂,加白酒少许外敷。

内治:

1）白三七、土三七、朱砂根、八棱麻各 30g,水酒各半煎服,1 日 1 剂。

2）骨碎补、南五加、续断各 50g,土细辛 10g,水煎服,1 日 1 剂。

3）千层塔、百两金、八角莲、土细辛、血当归各 50g,酒泡服,1 日 1 剂。

四、刀 伤

定义 因各种刀具、锐利物品刺破皮肤而致局部出血的病证。

主症 表皮穿破,出血,伤口整齐或错乱,裂口或深或浅,易血肉腐败。舌淡红,苔薄白,脉细弱。

治法 止血生肌。

方药

1）毛蜡烛（蒲黄）适量,塞于伤口包扎止血,愈合后结痂自行脱落。

2）八角枫叶、苦蘵捣烂外敷,加压包扎。

3）旱莲草、草血竭、盐肤木叶、钻岩金叶,焙干,研细粉备用（适用于伤口较大,出血不止）。以白酒调成糊状,加压包扎。

4）沸甲草、七叶一枝花、半枝莲、钻岩金根皮,焙干,研细粉备用。用虎杖、刺黄柏根煎水清洗伤口,撒上药粉包扎,1 日更换 1 次。

五、子 弹 伤

定义 子弹伤是指猎枪子弹射入皮肤肌肉所致之病证。

主症 损伤局部创口出血,红肿疼痛,可出现机体发热、烦躁、面色苍白等症,子弹穿皮入内者,可导致三元内窍大量出血,须及时救治。舌淡红,苔薄白,脉细弱或微快。

治法 清除火毒,拨出子弹。

方药

1) 老南瓜瓤适量敷伤口,2～3 日后可拨出子弹。

2) 蝼蛄(土狗子)数个,加豇豆子适量,捣烂,或焙干研末,醋调敷伤口(亦可拨出子弹)。

六、水火烫伤

定义 水火烫伤是指开水或明火直接灼伤肌表皮肤组织而造成的一种损伤病证。

主症与辨析 开水烫伤或火烧伤,临床中根据受伤面积和深浅度分为一、二、三度。

一度(红斑性):仅表皮红肿、红斑,无水泡,无全身反应。

二度(水疱性):有浅二度:真皮浅层肿胀疼痛明显,发红,潮湿,水疱;深二度:真皮深层,皮肤苍白,红斑,水泡,疼痛,麻木,全身反应明显。

三度(焦痂性):皮肤全层或皮下组织,甚则可达肌肉骨骼,皮肤焦红,肿胀,干燥,碳化,疼痛,麻木,焦痂下坏死,组织液化。全身反应严重,出现燥热,烦躁,口渴喜饮,大便结,小便短赤,舌红,苔少,脉快,乃至神昏抽搐,小便不通,津枯血脱之危象。

治法 清除水火热毒,消肿止痛、生肌。

方药

1) 先用清洁冷水浸泡半个时辰。

2) 飞化石炭 500g,冷开水 1 碗,搅拌澄清,取上清液加煎开后冷却后的小麻油搅拌 5～10 分钟,即成白色乳膏。涂擦患处,一日 4～5 次(适用于一、二度水火烫伤)。

3) 女真子树(冬用皮,春用叶)焙干研细粉,菜油调敷患处。

4) 铺地蜈蚣、见肿消焙干研细粉,油调敷患处。

5) 鸟不踏根皮、土大黄适量,研末,桐油调敷。

6) 七叶一枝花、地丁、雄黄连、半枝莲、车前草各 15g,水煎服,1 日 3 次。适用于浅二度和三度水火烫伤,有明显全身症状者。

7) 紫草、虎杖、地榆、刺黄柏、山黄连各 100g。小麻油 500g 烧开后先将紫草炸成焦黑,滤出渣,再将其他药入锅炸至焦黄去渣。将油熬沸到 310℃,然后迅速冷却到 60℃加冰片 3g,密封备用。使用时取出适量调敷损伤局部。适用于二、三度水火烫伤,其优点是愈合快,感染概率少,痊愈后瘢痕小。

七、毒蛇咬伤

定义 毒蛇咬伤是指机体被有毒蛇咬伤,毒液损害机体的一种病证。

病名考证 在鄂西、湘西、川东地区,山高密林,溪谷交错,有利于蛇类生存。蛇分为有毒蛇和无毒蛇,并且有毒蛇种类多,如眼镜蛇、青竹镖、五步蛇、鸡公花蛇等,有毒蛇类牙齿中有一种致人死亡的毒液,一旦人体被咬伤后,毒液侵袭机体,救治十分困难,严重地威胁着人们的生命。

主症 毒蛇咬伤乃凶险之症,轻者,局部红肿疼痛,麻木,出血,继而可出现头晕眼花,恶心呕吐,视物模糊,局部肿胀蔓延;严重者,可表现为全身多处出血、便血,呼吸减弱、四肢冰凉,神志昏迷,极短时间就会导致死亡。

辨析 毒液伤及血脉,随血液运行,伤及三元脏器。

治法 清解蛇毒,宁神益气。

方药

外治:

1) 迅速,用冷水冲洗伤口,或用利刀片迅速将伤口切开成"#"形,加速局部毒血的外排,然后用七叶一枝花、白矾煎水冲洗。

2) 雄黄连、七层楼、蛇总管捣烂如泥加醋少许外敷,1~2日更换1次。

3) 鱼腥草煎水清洗伤口,另以铁打苔、半边莲、万年青、八角莲捣烂外敷,1~2日更换1次。

4) 急解索、七叶一枝花、魔芋叶捣烂如泥外敷,1~2日更换1次。

内治:

1) 青木香、八爪金龙、竹叶菜、蛇莓各15g,水煎服,1日3次。

2) 开喉箭、八角莲、雄黄连、山花生各15g,水煎服,1日3次。

3) 九斤蔸、避蛇参、七叶一枝花、山苦瓜、山扁豆、瓜子金、雄黄连、急解索(鹅不食草)、血蜈蚣各500g,水煎服,1日1剂。或上方各焙干研细粉,每次口服10g(用蜂糖水吞服)。

4) 白茅根、半边莲、散血丹、水牛角、丹皮、茜草、生蒲黄各15g,水煎化茶饮,1日3次。

八、痈疽疔疮疱疖

定义 泛指发生于皮肤表层或肌肉的深浅不一、大小不等的化脓性肿块或疮疡。

病名考证 本病名是一个广义上的统称病名。在土家族聚居区,根据发病的不同部位及临床症状,病名各异。长在腹部,大而深,顶端平坦者称"肚痈";病发于肌肉与骨骼之间,初起顶部无脓疱,皮肤颜色无改变者称"疽",好发于颜面或手足,形小、坚硬、疼痛剧烈者的称"疔",出现在手上,小而深者,叫"指疔";好发于头部,大而表浅者,称"稀疱"。

主症

痈:临床中可见局部红肿热痛甚,尖软无头,范围较大,部位深,发病迅速,易肿胀,化脓破溃,治疗较易收口,舌红苔黄,脉数。发生于腹部者,称"肚痈";发生于乳房者,称"乳痈";发生于背部,称"背痈";起病于腋窝部,称"腋窝痈";好发于腹股沟部,称"腹股沟痈"。

疽:分有头疽和无头疽。有头疽,初起皮肤上即出现粟粒样脓头,焮热红肿疼痛;无头疽,初起多无头,漫肿皮色不变,疼痛剧烈,难消、难溃、难敛。舌红,苔白腻,脉滑数。发生于脑后正中,与口部相对应,称"对口疽"。

疔:形小,疼痛剧烈,坚硬根深,状如钉子,舌红,苔薄黄,脉滑数。

疮:浅而多个或集簇成片,中心顶端初起有细小脓性水疱,舌红,苔黄,脉快。

疱疖:初起局部红肿,肿块小而浅,中心顶部有化脓性小水疱。舌红,苔黄,脉快。

辨析 痈疽发于内,疔疮疱疖始生于外。多因感受湿热毒邪,郁于肌腠,瘀久化火,或由外表皮肤所生,损伤脉络,致血腐肉败而成脓。

治法 清热利湿,泻火解毒,化瘀散结,托脓生新。

1. 痈疽

方药

内治:

1) 一枝黄花、五行草、血通、半枝莲各30g,水煎服。

2) 半枝莲、半边莲、血通、野菊花、假苦瓜各30g,水煎服。

3) 七叶一枝花30g,紫花地丁50g,人字草50g,三叉苦30g,水煎服。

外治:

1) 蒲公英、小地虎等分,捣烂,外敷。(适用乳痈)同时用生半夏捣烂布包,左乳痈塞左鼻,右乳痈塞右鼻。

2）夏枯草、雨点草、匍地虎等分,捣烂外敷。(适用于肚痈)

3）细白腊树叶2.5kg,水煎熬成膏外敷。(适用于乳痈、九子羊)

4）夏枯草、红百合等分,加甜酒汁外敷。(适用背痈)

5）仙鹤草、三角枫、五角枫、搜山虎、白及等分,共捣烂外敷。(适用于腹股沟、腋窝痈)

6）黄花菜、土大黄、野菊花、千里光各等分,捣烂,加红醋少许调敷。(适用于各种疽)

7）大四棱草、雨点草等分,捣烂,加酒少许外敷。(适用于对口疽)

8）黄瓜香、夏枯草、铧口尖、见肿消等分,捣烂外敷。(适用于对口疽)

9）生大黄、生栀子、黄瓜香、对口草、铜钱草、鱼腥草、五倍子、刺黄柏、山黄连等分,焙干研细粉,用时兑甜酒汁调敷。(适用于各种痈疽)

10）半截烂、川乌、草乌叶尖各100g,生半夏、生南星、地丁、苎麻根各200g,焙干研成细末,将红醋、苞谷酒各半,加温开水调匀外敷。(适用于各种痈疽)

2. 疔疮

方药

内治:

1）鱼腥草、挖耳草、野菊花、九里光、地丁各30g,水煎服。(适用于疔、疮初期)

2）土茯苓、一枝黄花、黑玄参、野薄荷水各30g,煎服。(适用于各种疮疡)

3）隔山香、木芙蓉叶、黄花龙舌草、糯米蓬、徐长卿各30g,水煎服。(适用疔、疮)

4）青牛胆、金不换、透骨草、千斤拔、地丁、醉鱼草、白英各等分,焙干研粉,每服15～20g,1日1次。(适用于疔、疮)

外治:

外用药物剂量根据患处面积大小而定。

1）魔芋叶、野油菜叶、地钱草等分,捣烂外敷。(适用于疔疮)

2）山豆根、青四块瓦、身杆等分,捣烂外敷。(适用于疔)

3）避蛇参、蛇泡草等分,捣烂外敷。(适用于疔、疮)

4）桐油汁、雄黄少许,调匀外敷。(适用于疮)

5）五爪龙、山乌龟、断肠草、铁旱菜等分,焙干研细粉。先将疔疮脓液用虎杖、苦参洗净,再涂粉包扎。(适用溃烂后的疔、疮)

3. 疱疖

方药

内治:

治疗同痈疽,见痈疽内治。

外治:

1）紫花地丁、一点红、七叶一枝花、红藤、抱石莲,捣烂,加醋少许外敷。

2）夏枯草、铧口尖、两点草、斑鸠窝草共捣烂外敷。

3）五爪龙、黄瓜香捣烂加猪胆汁少许调匀外敷。

4）冬汗菜、老鸦蒜、蒲公英、魔芋叶、苎麻根,捣烂如泥,外敷。

九、发 风 赤

定义 发风赤是指局部或全身皮肤骤然间出现密集粟粒状或云片状或水泡样丘疹,瘙痒难忍,大多呈红色,故名"发风赤"。

病名考证 本病各地都有,但在土家族民间根据发病时的不同的临床症状,其名称各异。有如青草风、秧风、茶风、冷风赤、指甲风、日光风赤、药毒风等。中医学称之为瘾疹。现代医学之荨麻疹、接触性皮炎、过敏性湿疹、冷性荨麻疹、压迫性荨麻疹、丘疹性荨麻疹、皮肤划痕症(人工荨麻疹)等可以参考辨治。

主症 青草风、秧风、茶风:这些"风赤"是在花草中、森林里、稻田、茶园劳作或穿行后所发生的全身或皮肤暴露部位所发生的丘疹,舌质淡红,苔白,脉弦。

冷风赤:遇冷水、冷风发生于全身或局部皮肤发生的风疹或风团,舌淡,苔白,脉紧。

指甲风:是皮肤受到摩擦或搔抓,局部皮肤发生的风团或痒疹,舌淡红,苔白,脉紧。

日光风赤:皮肤暴露部位在日光照射后所发生的痒疹,舌红,苔白,脉弦。

药毒风:是指服用某些药物或接触某些药物后所发生的皮肤痒疹或风团,舌淡红,苔白,脉弦。

还有一些不明原因所引发的痒疹或风团,均称为"发风赤"。

辨析 发风赤无论何种原因均由于风热毒邪侵袭于内,透发于外所致。

治法 清热败毒,祛风止痒消疹。

方药

1)苍耳子15g,苦参20g,蝉衣10g,水煎服,1日1剂。另以猪秧秧捣烂布包挤汁擦患处。(适用于青草风、秧风、茶风)

2)一枝黄花30g,假甘草20g,积雪草20g,徐长卿30g,三角枫30g,水煎服,1日1剂。(适用于各种风赤,皮肤划痕症)

3)碎米子树60g,野薄荷、野荆芥、马蹄香各15g,淫羊藿60g,煎水服,1日1剂。(适用于冷风赤、指甲风、药毒风)

4)土茯苓30g,鹅不食草50g,山芝麻15g,水煎服,1日1剂。另以枫杨树、艾叶煎水外洗。(适用于日光风赤、药毒风赤)

十、赤 游 火 丹

定义 赤游火丹是发生于面部或下肢的一侧或双侧红色或紫红,或青紫斑片状的一种病证。

病名考证 本病名各地流传亦有流火、火丹之称谓。中医称丹毒或赤游丹,现代医学之丹毒,类丹毒可参考辨治。

主症 本病起病迅速,局部皮肤掀红灼热,肿胀边缘高于皮肤,受损害皮肤一般不化脓。明显肿胀,表皮发亮,有时可有水疱或脓疱,或伴高热,一阵阵畏寒,全身不适,严重者可致人死亡。舌质红赤,苔黄,脉快。

辨析 此多为感受火热毒邪,熏灼肌肤,故掀红灼热,肿胀。来势迅猛,正邪相争,故有全身一阵阵寒热不适。

治法 赶火败毒,清热消肿。

方药

内治:

1)蛇舌草、元宝草、七叶一枝花、半边莲、石膏各30g,水煎服,1日1剂。

2)五爪龙、紫花地丁、三叉苦、刺黄芩、短萼黄连、四叶金水,水煎服,1日1剂。

3)蛇葡萄、鱼腥草、三月泡、雄黄连各30g,水煎服,1日1剂。

外治:

1)四叶金、状元红、七叶一枝花,捣烂加醋外敷,1~2日更换1次。

2）雄黄连、朱砂莲、青牛胆适量,加醋研磨成浓汁,时时外涂患处。

3）金钱吊乌龟、节节红、了哥王,捣烂,敷于患处,1～2日更换1次。

十一、蛇 斑 疮

定义 蛇斑疮是因感受湿热毒邪,发于局部皮肤,呈集簇性水痘样疱疹的一种病证。

病名考证 蛇斑疮病名各地流传,亦有称鱼籽丹、飞蛇丹、转蛇丹等,中医学称缠蛇火丹,现代医学之带状疱疹可参考辨治。

主症 本病初起局部皮肤敏感,神经痛,常伴有低热、全身不适等前驱症状,亦可骤然起病,患部皮肤潮红,继而出现集簇性绿豆大小不等水痘样疱疹,迅速变化为水疱,疱壁紧张,内含透明液体,并逐步变混浊,疱周红晕,极少融合,其疼痛异常,好发于胸腹腰背。发于颈、头面部者,其病情险恶。舌质红,苔黄,脉快。

辨析 感受湿热毒邪,滞留于肌腠,熏蒸肌肤,透发为本病。

治法 清热解毒,利湿退疹。

方药

外治:

1）杠板归、半边莲、山乌龟捣烂外敷。

2）仙人掌、还阳草(马齿苋)捣烂外敷。

3）猎瓜草(杠板归)、五爪龙、大蒜、雄黄共捣烂外敷。(初起可在疱疹中心和两头烧灯火)

4）朱砂莲,醋磨浓汁,频频涂擦患处。

内治:

1）狗肝草、蒲公英、三叉苦、蛇舌草各30g,水煎服。

2）半枝莲、朱砂莲、野菊花各30g,水煎服。

3）天泡草、鹅不食草、白英各30g,水煎服。

十二、黄 水 疮

定义 黄水疮是局部皮肤生出红色丘疹,瘙痒,并逐渐融合成片,破裂后流出黄水或清水的一种急慢性皮肤病。

病名考证 本病名流传较广,亦有称"清水疮"、"旋耳疮",中医学名"浸淫疮",现代医学之急慢性湿疹可参考辨治。

主症 本病初起皮肤出现多数密集点状红斑、片状栗粒大小的皮肤丘疹和小水泡,其基底部潮红,轻度浮肿,融合破裂后,流出黄色或清稀黏液性水,奇痒,多对称分布,好发于头部、腋窝、阴部及四肢伸侧,舌质红,苔腻,脉快。

辨析 感受湿热风毒之邪,郁于肌腠,浸淫于肌表,发为本证。

治法 清热利湿,祛风止痒。

方药

1）挖耳草、牛舌头、土茯苓、九里光、土荆芥、一枝黄花各30g,水煎服。外治另以苦参、五爪龙、花椒叶、硫黄熬水等分外洗,再以五爪龙、猫爪草等分焙干研细粉,加醋调匀细末后外敷患处;已流水者,直接采用干粉外撒。

2）二叶红薯、飞扬草、山芝麻、苦参、虎杖、苍耳子各30g,水煎服。外治另以虎杖、薇菜、花椒叶等分煎水外洗,再以五爪龙、九里光、虎杖、钩吻等分熬成浓汁,加桐油、硫黄适量,熬成膏状涂擦。

3）喜树皮、鸡矢藤、徐长卿、艾叶各 30g,水煎服。外治另以哥兰叶根、野菊花、苍耳草、盐肤木叶,熬膏外敷。

十三、癣 疮

定义 癣疮是由湿热毒邪蕴结皮肤所致的多种皮肤病。

病名考证 本病名民间普遍流传。根据不同的临床症状及体征,民间则分为发癣、癞子头、铜钱癣、汗斑、牛皮癣、鹅掌风、脚气、灰指(趾)甲等名称。中医学也有牛皮癣、圆癣、鹅掌风、脚气病、灰指(趾)甲等称谓。现代医学之白癣、黄癣、体癣、花斑癣、手足癣、银屑病、甲癣可参考辨治。

主症

发癣:头皮毛发处发生大小不等,数目不一的圆形,椭圆形斑块,表皮有灰白鳞屑,头发干燥无光泽,发根外周绕以白屑,舌质淡红,苔腻,脉滑。

癞子头:斑片状黄痂为本病特有损害,痂紧贴于头皮,有鼠尿样臭味,毛囊被破坏,而形成永久性脱发,舌质淡红,苔腻,脉滑。

铜钱癣:发生于躯干体表任何部位,初起红色扁平丘疹,渐渐为浅红斑块,表面有少许白色鳞屑,边界清楚,周边略隆起,有小丘疹和水泡,多呈圆形故名为铜钱癣,舌质红,苔黄,脉快。

汗斑:好发于躯干皮肤,初起为黄豆大小的圆形斑疹,浅黄至浅褐色,表面覆盖有糠状样鳞屑,出汗后有轻度痒感,仅损害真皮层,冬季白色糠状样鳞屑大量脱落,故名为汗斑,舌质红,苔黄腻,脉滑而快。

鹅掌风:多发于手、足掌,有深在性小水泡剧痒,皮肤多有糜烂,皲裂,舌质淡红,苔腻,脉滑。

牛皮癣:本病好发于全身躯干及手前臂足下肢,初起为点状红斑丘疹,表面覆盖较厚一层云母样鳞屑或鳞痂,刮去后,会出现点状出血,瘙痒,散在分布或大片存在,故名牛皮癣。本病原因常不明,虽名为"癣",其实并非"癣",舌质红,苔黄腻,脉滑。

辨析 多因风邪外袭皮肤,郁久生风,化燥,肌肤失养所致。

治法 杀虫,祛风,止痒。

方药

1）飞扬草、徐长卿、白花蛇舌草、一枝黄花、土茯苓、何首乌各 30g,水煎服,1 日 1 剂,另以黄花泡酒涂擦患处。(适用于发癣、癞子头、铜钱癣、牛皮癣)

2）见肿消、攀枝花各 30g,水煎服,1 日 3 次,再以花椒 150g,大恶鸡婆 200g,硫黄 50g,刺黄柏皮 150g,桐油煎熬成膏。用苦参、古山龙、羊耳菊煎水外洗后,涂膏,1 日 3 次。

3）菝葜、野荆芥各 30g,水煎服,1 日 3 次,再以苦楝树皮 50g,野棉花根 30g,煎水洗净创面,另以七姊妹辣椒(形态小而尖的辣椒)30g,焙干,研细粉布包,待水干后,扑撒患处。(适用于癞子头)

4）先用何柳叶、蓼辣、土大黄熬水外洗患部,后用醋泡土槿皮、苦参、黄花的药液外擦患处。(适用于手、足癣)

5）密陀僧碾细粉,黄瓜半截,沾粉擦患处。(适用于汗斑)

6）古山龙(黄藤)、羊耳菊、白花败酱、桐油熬膏。另以羊蹄蹄煎水洗净,再涂药膏。(适用于发癣、癞子头、鹅掌风)

7）旱连木、白雪花、何柳叶熬膏涂患处。(适用于牛皮癣、铜钱癣、癞子头、发癣)

8）土大黄、羊蹄蹄各 200g,白酒浸泡 1 周外擦患处。(适用于发癣、铜钱癣、鹅掌风)

十四、漆 疮

定义 漆疮是因接触生漆所产生的一种皮肤丘疹,瘙痒难忍的一种病证。

病名考证 本病民间普遍称漆疮,中医学称漆风疮。现代医学之接触性皮炎、过敏性皮炎可参考辨治。

主症 全身或局部皮肤突然出现密集红色丘疹,轻度水肿,自觉瘙痒难忍,舌红,苔白,脉快。

辨析 漆之风毒,侵袭于内,透发于外,故出疹瘙痒。

治法 清热、祛风、止痒。

方药

内治:飞扬草、野鸦椿、野荆芥、徐长卿各30g,水煎服。

外治:

1)八树、野菊花、野鸦椿煎水外洗。

2)油菜叶、杠板归叶上火上烤蔫捣烂布包,挤汁外涂,1日数次。

3)河螃蟹1个或多个,韭菜1把,共捣烂,取汁外擦。先用白果叶、荷叶煎水外洗。

十五、大 粪 疮

定义 大粪疮是指在生产劳动中,手足接触农家肥(大粪)后,长出一种硬性水疱,同时伴奇痒难耐的一种病证。

病名考证 大粪疮又称"大粪毒",民间广泛流传,中医学称"粪毒",现代医学钩虫感染可参考辨治。

主症及辨析 在施用农家肥(大粪)的农田、菜地劳作后,数小时或次日手足出现苍白色硬性水泡,奇痒难忍,舌质淡红,苔白,脉滑。

辨析 粪毒浸淫肌肤所致。

治法 除毒,杀虫,止痒。

方药

内治:

1)钩虫草(藜科土荆芥)、一枝黄花各15g,煎水服。

2)葫芦茶100g,文火煎水200ml,分2次早晚空服。

外治:大粪草、野烟适量,在火上烤蔫,在患处反复揉搓,直致药汁干涸,1日3次。

十六、痔 疮

定义 痔疮是肛门直肠下端和肛管的脉管丛曲张、弯曲而形成的单个或多个脉管团。

病名考证 民间有"十男九痔"之说,说明其发病较普遍,男性多于女性,土家族个别地区又称"老鼠爬粪门",中医学和现代医学均称痔疮、痔核、痔漏。

主症 痔疮有内痔、外痔、混合痔三种类型。内痔初期尚小,肛门检查可见齿线上方有多个或单个紫红色的黏膜隆起,痔核扩大,大便时可脱出,发生肿胀,疼痛,出血。外痔一般自觉症状轻,如脉管破裂,可形成血栓,则肿胀剧痛。混合痔又称花圈痔,具备内外痔共同特点。

辨析 本病多因过食辛辣,过量饮酒,久坐或久行久立,妊娠,长期便秘或腹泻,湿热内生,气血不调,经络受阻,瘀血浊气下注所致。

治法 活血化瘀,利湿消肿止痛。

方药

内治:

1)槐花20g,灶心土100g,煎水澄清服。

2）山芝麻、鸟不踏根皮、槐树根皮、地丁各30g,水煎服。

3）白背黄花、白花苦菜、土大黄、地胆草、地石榴、血蜈蚣各30g,水煎服。

4）鱼腥草、旱莲草、朱砂莲、千层塔、金石榴各30g,水煎服。

外治：

1）无花果、鱼腥草、虎杖煎水坐浴,1日1次。

2）铁扫把、杠板归、川花椒、三白草煎水坐浴。

十七、翻 脏

定义 翻脏是指肛门外翻,直肠脱出,不能自行回纳的一种病证。

病名考证 本病名流传于湘、鄂、渝地区,民间又称粪门脱出。中医学及现代医学均称脱肛。

主症 在体力劳动中或解大便后,直肠脱出而不能自行还纳,经久不愈,甚则肿胀疼痛,舌质淡红,苔薄白,脉细弱。

辨析 素体虚弱,中元之气下陷,肛门失约所致肛肠脱出不能自行回复。

治法 补益中气,升陷固脱。

方药

内治：

1）土党参、大叶骨碎补、七姐妹(蔷薇)、川续断、茅瓜各30g,水煎服。

2）天仙果、勾儿茶、地炼根、牛尾参各30g,水煎服。

3）五指山参(秋葵)、墨饭草、盐肤木、油麻藤各30g,水煎服。

4）甲鱼头(打烂)一个,血藤30g,土茯苓50g,白芍、陈皮各20g,水煎服。

外治：

1）石榴皮、白矾煎水坐浴,1日1次。

2）五加皮、韭菜蔸、五倍子煎水,便后坐浴。

3）蓖麻杆、槐树根皮煎水坐浴。另用蓖麻子1小撮捣烂如泥,敷贴于百会穴。

4）五倍子、苦参、杠板归煎水坐浴,1日1次。

十八、瘊 子

定义 瘊子是生长于手指、手背、足背、面部及男女阴部、肛周的一种灰褐色豌豆大小,表面如花蕊状或刺状的皮肤病。

病名考证 瘊子病名各地流传。其种类多样,名称各异,有刺瘊、水瘊子、阴瘊子。中医学称千日疮、鼠乳、青年疣、湿疣。现代医学之寻常疣、扁平疣、传染性软疣、尖锐湿疣,可参考辨治。

主症

刺瘊:多个参差不齐柔软丝状突起,针帽如豌豆大小,灰褐色花蕊状或刺状,数目单个或多个,好发于头面,手、足背部,舌质淡红,苔腻,脉滑。

青年瘊:多发于颜面、手背、前臂。骤然发生,褐色扁平,多散在分布,偶有微痒,舌质淡红,苔腻,脉滑。

水瘊:传染性软疣,多见于儿童及青年。初为粟粒大至绿豆大的半圆形丘疹,呈灰白、乳白,表面光泽,中央有脐窝,可挤出白色乳酪状物质。好发于躯干,四肢,眼睑,舌质红,苔黄腻,脉弦滑。

阴瘊:本病好发于外阴(男性阴茎的冠状沟、包皮内及女性阴部的大小阴唇等),初发为少数微小淡红色丘疹,逐渐增大增多,形成乳头状、蕈状、鸡冠样,或菜花状,表面湿润糜烂,舌质红,苔黄腻,脉滑快。

辨析 此多为感受湿热毒邪,透发于肌肤所致。

治法 清热利湿,败毒除瘊。

方药

内治:土茯苓、鹅不食草、半枝莲、七叶一枝花各 30g,黄藤 10g,水煎服,1 日 3 次。(适用于软疣、湿疣)。

外治:

1) 生石灰 500g,草木炭 500g(土碱),加水 1 碗捣拌,澄清,取上清液加糯米适量,泡成糊状,加鸦胆子粉混合,敷于瘊体上,1 周即可脱落。(适用于寻常疣、扁平疣、湿疣)。

2) 木贼草、香附子、山豆根、板蓝根等分,水煎趁热洗。(适用于扁平疣、传染性软疣)。

3) 雪上一枝蒿(云南一枝蒿),醋磨成糊状,涂于瘊体(先用黄屯煎水洗)上,一周即可脱落。(适用寻常瘊疣、尖锐湿疣)

4) 半夏捣烂外敷。(适用于寻常疣、扁平疣)

十九、鬼 剃 头

定义 鬼剃头是毛发一夜之间或突然发生全部脱落或斑片状脱落的一种病证。

病名考证 鬼剃头病名在全国各地流传,中医学称油风或斑秃,现代医学圆形脱发或斑秃可参考辨治。

主症 头部毛发一夜之间或突然一处或多处呈圆形或椭圆形斑状脱落,边界清楚,无自觉不适,常在无意中发现,脱发区皮肤光滑,毛孔不清,脱落的毛发上粗下细,毛球显著萎缩。病情进展时,整个头发松动易脱落,严重者可致眉毛、胡须、阴毛、腋毛均脱落,舌质淡红,苔薄白,脉细弱。

辨析 本病多为肾虚血亏,感受风邪,风胜血燥,毛发失去濡养,或情志郁结,肝郁血虚,"发为血之余",血虚毛发失荣,故松动脱落。

治法 补肾祛风,舒肝解郁,活血养血。

方药

1) 豨莶草 20g,南瓜叶、丝瓜叶、苦参、升麻各 30g,水煎服。另以豨莶草捣烂,白酒调敷。

2) 箭叶秋葵、何首乌、土荆芥、马鞭草、血当归各 200g,加水 8kg,煮去渣,加白糖 1kg 熬成约 3kg 的膏状,每次口服 30g,1 日 3 次。另以马蹄香 50g,侧柏叶 100g,故纸 50g,白酒浸泡 1 周,去渣,擦患处。

二十、长 羊 子

定义 本病主要为颈部、腋下、腹股沟、锁骨窝等生长指头大小,单个或多个椭圆形包块。

病名考证 本病名流行于湘、鄂西的民间,因其病形状如羊睾丸故得名。根据其不同临床表现分为"行羊子"、"火羊子"、"九子羊"等名称。中医学称"瘰疬"。现代医学之淋巴结结核、急性淋巴结炎可参考辨治。

主症 颈部、腋窝、腹股沟等处长出如指头大小,单个或多个硬性包块。局部无明显红肿热痛,呈慢性肿大者,为"行羊子";局部红肿热痛、急性肿大者为"火羊子";红肿疼痛不显,呈串珠状分布者,称"九子羊"。舌质红,苔少,脉快。

辨析 长羊子多由其他相关疾病而来。如咽喉肿痛,乳蛾肿大,则导致颈部长羊子;如手足生疮,则导致腋下、腹股沟长羊子;如肺部病变则锁骨窝长羊子。此多为痰火热毒郁于肌腠,滞留筋脉发为本病。

治法　清火解毒,化痰散结。

方药

1. 火羊子

外治:

1) 钻岩金、黄药子适量,捣烂外敷。

2) 山慈菇(葱果七)、七叶一枝花,醋磨成糊状,加酒少许,1日涂擦患部数次。

3) 飞蛾七、花泽兰,捣烂外敷。

4) 老鸦蒜、仙人掌,共捣烂外敷。

内治:

1) 夏枯草、肝火草、地丁、穿心莲、香泽兰各50g,水煎服。

2) 土茯苓、蒲公英、香附子、野羊藿根各50g,水煎服。

3) 夏枯草50g,蛇莓30g,凤尾草、排风屯、天葵子、黄精各25g,碎米柴20g,扁竹兰10g,水煎汁,冲服研细的水红子末10g,1日1剂。

2. 行羊子

外治:见火羊子。

内治:

1) 夏枯草100g,昆布50g,黑玄参50g,川贝30g,牡蛎50g,水煎服,1日1剂。

2) 八月札壳100g,水煎服,1日1剂。

3) 羊菠萝根100g,鸡蛋1个同煎,吃蛋喝汤。

3. 九子羊

外治:

1) 见肿消、野百合、钻岩金等分捣烂外敷,2～3日更换1次。

2) 七叶一枝花、石仙桃、石蒜等分捣烂外敷,2～3日更换1次。

3) 野芹菜、白马骨、白花丹、钻岩金根皮各等分焙干研末,醋调外敷,2～3日更换1次。

内治:

1) 果上叶、土茯苓、草河车、凤尾草、百部各50g,水煎服,1日1剂。

2) 山芝麻、七叶一枝花、抱石莲、紫背天葵、山乌龟各50g,水煎服,1日1剂。

3) 丁葵草、半枝莲、兰花参、铁包金、夏枯草各50g,水煎服,1日1剂。

二十一、巴骨流痰

定义　巴骨流痰是肌肉与骨之间产生的肿块,初起肿胀疼痛,日久化脓,或造成骨质损害的一种病证。

病名考证　本病名各地流传,又称骨疽或附骨疽等,中医学称流痰,现代医学之骨结核、骨髓炎、骨膜炎可参考辨治。

主症　本病初期仅骨与肌肉组织间肿胀疼痛,经过一段时间后,肿胀疼痛逐渐加重,皮肤表面颜色多无改变,但深部组织渐渐化脓,相应部位骨质受到损害,经久则穿破皮肤流脓,部分患者伴有低热、盗汗、消瘦等全身症状。舌质淡红,苔腻,脉滑。

辨析　寒湿毒邪郁于骨与肌腠之间,气血不行,壅阻脉道,蕴久化热,伤及筋骨血脉,致骨肉腐败而成脓。

治法 清热解毒,化瘀消肿,生肌祛腐,托脓排毒。

方药

外治:

1)断肠草根皮、南五味子根皮、雷公藤、苎麻根适量,酒糟1撮,共捣烂外敷,2~3日更换1次。

2)糯米屯、木姜子、细肥猪叶、雷公藤叶适量,捣烂外敷,2~3日更换1次。

3)用老南瓜瓤外敷,将脓拨出,用银花、甘草煎水冲洗脓腔。再用龙骨、牡蛎、冰片、红粉研细粉,敷于脓腔内,1日1次。

4)草河车(七叶一枝花)、魔芋(烧半熟)、钻岩叶适量,捣烂外敷,2~3日更换1次。

内治:

1)天仙果、土茯苓、半枝莲、紫背天葵、石瓜子各30g,水煎服,1日1剂。

2)金鸡脚、金锦香、柘树刺根皮、鹅不食草30g,水煎服,1日1剂。

3)常青藤(巴岩香)、蛇葡萄、香血藤、勾儿茶、半枝莲各30g,水煎服。

4)齐头蒿100g,水煎服,1日1剂。另以小白龙须、大母猪藤、野麻根捣烂外敷。

5)天丁、地丁、土茯苓、蒲公英、银花各30g,水煎服,1日1剂。

第十五章 七 窍 病

第一节 概 述

一、土家医七窍病研究的范围

七窍病是眼、耳、鼻、口腔疾病的总称。

土家医医生将人体孔窍概括为十窍或者十孔,孔窍又分为九大窍和一小窍,九大窍即眼二窍、耳二窍、鼻二窍、口一窍、肛门一窍、尿孔一窍,一小窍是皮肤汗孔等,共计十窍,又称为十孔。而在某一孔窍发生病变,则叫做某窍病,故总称为孔窍病。本章只探讨孔窍病中的头部七窍病。

二、七窍的生理病理特点

七窍,即眼、鼻、耳、口腔,在人体日常生命活动中起着重要的作用。如眼窍具有观察万物、辨别五色的作用。眼窍有病,较轻的视物模糊不清,流泪,夜间眼屎封眼,颜色不辨;严重的则导致失明。鼻窍主要是司嗅味觉与进出气,如有病变则鼻塞、流涕、鼻痒、鼻孔红烂、流鼻血、气味不辨、影响呼吸。耳主听声音,病则耳鸣如蝉声、耳塞、耳胀、耳痛、耳内流脓甚至耳聋。口主言语,说话,纳吐,口腔患病则不能吃东西,喉咙红肿、吞咽痛、牙痛,讲话困难,甚至嘶哑无声。

孔窍与人体内脏紧密相连,眼与肝通,耳与腰子相通,鼻与肺腔相通,口与胃相通。所以土家族医生认为孔窍与三元脏器同自然界息息相通,内脏患有什么病,便可从孔窍上反映出来。

七窍病,是因自然界中的毒气侵袭人体孔窍而引起功能失调,或孔窍自身功能失调而出现的一系列病变。现就其病理特点归纳如下。

(一) 毒气入侵

毒气包括瘟毒、火热毒、风毒、湿毒、寒毒等。毒气入喉,则可长白喉;入目则致火巴眼、火翳、红翅锁边、血灌瞳仁、白衣包珠、白云窜珠、白衣推山、风眼、冰翳等;入口则患锁喉风、白口疮、风牙、火牙、单蛾子、双蛾子、牙环等;入耳则有灌蚕耳、银疔、耳心暴痛等。

(二) 孔窍功能失调

精血不能养耳,则患耳聋、翻背瞳仁;血不养目,患鸡摸眼、白云窜珠;上元肺虚,水津气血不足,患白喉等。

(三) 虫蚁进入七窍

损伤七窍脉络气血,郁滞不通而致病。如入耳,耳听话功能受损,则患诱耳虫症;入喉,虫毒损伤咽喉肌膜,易患喉蚁症;入鼻,影响进出气道,则患鼻蚕症等。

(四) 外伤致病

伤目,目珠挡血,则患刷翳,重伤眼珠,则致失明;伤耳,可致耳膜穿孔出血、耳聋、灌蚕耳;伤及鼻,则致鼻出血。

第二节 七窍常见病证

一、长 挑 针

定义 长挑针是指眼睛皮边缘长出疖肿,形似麦粒,很容易灌脓的眼病。

病名考证 本病川湘鄂黔四省边区民间都称长挑针,中医学称偷针、土疳、土疡、针眼。现代医学的睑腺炎可参此治疗。

主症 开始眼睛皮痒痛,继而红肿成局限性硬结,并有压痛,如长在两眼角则疼痛较剧,灌脓后脓出肿消而愈,舌红,苔黄,脉快。

辨析 风火热毒上冲,聚于眼睛皮处而成,故眼睛皮痒痛,形成局限性硬结,压之则痛,如热毒腐肉则灌脓。舌红、苔黄、脉快乃热毒内盛之征。

治法 赶火消肿,排脓止痛。

方药

内治:黄苏子 10g,黄茅草根 30g,鲜紫苏叶 10g,满天星 10g,蜂窝草 10g,玄参 10g。水煎服,1 日 3 次。

外治:

1)取耳朵对折后耳尖,用缝衣针消毒后点刺对折后的耳尖,让其出血 2~4 滴血,一般 1 次可愈。

2)在背连骨上寻找红点 1 个或数个,用消毒缝衣针挑破,挤出血或黏液少许,只 1 次可愈。

3)如已灌脓,直接用消毒缝衣针挑破脓点,挤脓。

4)未灌脓者,用七叶一枝花用醋磨汁敷患处,1 日 4 次。

5)用生地、生天南星各半捣碎贴患处。

6)用蛇蜕皮贴患处。

7)猪精肉贴患处。

8)积雪草,全草捣烂外敷。

9)蜂窝草嫩叶捣烂外敷。

病例 江某,男,5 岁,右下眼皮长出绿豆大小红点,疼痛,诊断为挑针。点刺耳尖,出血 2 滴,次日红点消失,病已愈。

二、风 眼

定义 风眼是指感受冷热风邪致眼皮浮肿,时肿时消,胀痒难忍,迎风流泪,见风眯眼的眼疾。

病名考证 中医学之流泪症与此相似,分迎风冷泪、迎风热泪、无时冷泪、无时热泪,现代医学之睑缘位置异常,泪道系统阻塞或排泄功能不全所引起的泪溢症,多见于老年人。

主症 眼皮浮肿,时肿时消,胀痒难忍,迎风流泪,见风眼睛眯着,伴头晕乏力,舌淡红,苔白厚,脉细弱。

辨析 多因体衰,或妇女坐月时辛劳过度、精血亏损,或外出受风而致,风气侵入眼目,故而眼浮肿,或时肿时消,眼皮痒胀,迎风流泪,遇风眼睛眯着,头晕乏力。舌淡红,苔白厚,脉细弱乃三元亏虚之征。

治法 赶风、止泪,补三元之气。

方药

1）枫树球 15g,倒钩藤 15g,蜂窝球 15g,野菊花 5g,桑叶 15g,爬岩姜 10g,岩风藤 15g,山胡椒 10g,八角枫 10g,双花 10g。水煎,1 日 1 剂,分 3 次内服。

2）克马草 15g,蓑衣藤 15g,黑木耳 10g,黑黄豆 30g,鸡鸭屎 6g。上药水煎,待黄豆与黑木耳煮软,去掉克马草、蓑衣藤、鸡鸭屎,吃黑木耳、黑黄豆与药液,1 日 2 次,两天 1 剂。

病例 王某,男,60 岁,因于热,双眼睛浮肿,流泪,胀痒难受,诊为风眼。治以赶风、败毒。药用枫树球 15 个,倒钩藤 15g,蜂窝球 15g,野菊花 5g,桑叶 15g,爬岩姜 10g,岩风藤 15g,山胡椒 10g,八角枫 10g,双花 10g,水煎服,服 2 剂后愈。

三、火 巴 眼

定义 火巴眼是指感受风热火毒之邪,突然眼睛红肿或痒痛,或胀痛,或刺痛,或涩痛,多泪,怕光,生眼屎的一种急性传染性并引起广泛流行的眼病。该病常发于夏秋之季。

病名考证 火巴眼俗称火眼、红眼、红眼病。中医学称为天行赤眼,又名天行赤热、天行暴赤。现代医学急性传染性结膜可参此辨证用药。

主症 单侧或累及双白睛红肿,布满血丝,或胀痛,或刺痛,或涩痛,或痒痛,多泪,生眼屎,怕光,口干,心烦,眼皮微肿,舌红,苔黄,脉弦滑。

辨析 因感受风热火毒之邪,上熏于眼珠而不走散,伤及血络,血出于血脉之外,则眼珠红肿,布满血丝。风火相搏,则眼痛、痒、涩、泪多、生眼屎。口干、心烦、舌红、苔黄、脉弦滑为风火毒邪内结之征象。

治法 赶火,败毒,明目。

方药

内治:

1）野菊花 10g,千里光 30g,夏枯草 10g,满天星 10g,九月花 10g。水煎 1 日 1 剂,每次服 100ml,1 日 3 次。同时用野菊花 30g,薄荷叶 10g,煎水熏洗眼睛,1 日 6 次。

2）蚕豆七 10g,节节草 10g,田皂角 10g,水芙蓉花或根 10g。水煎服,1 日 3 次。

3）蒲公英 10g,野菊花 10g,满天星 10g,金银花 10g,千里光 10g。水煎服,亦可外洗,每日 3 ~ 4 次。

4）星星草 60g。水煎服,1 日 3 次。

5）野菊花 15g,犁头尖 15g,苦麻菜 15g,汁儿根 15g,鸡苦胆 1 个,三颗针 10g。水煎,1 日 1 剂,分 3 次服,鸡苦胆烘干作药引。

6）绿豆 50g,鸡蛋 1 个。将绿豆煮软,鸡蛋 1 个,打入绿豆内调匀至熟,内服日 1 剂,分 2 次吃完。

7）蜂窝草 15g,野菊花 15g。水煎,内服,外洗。

8）狗尾巴草 30g,满天星 30g。水煎服。

9）夏枯草 15g,野菊花 15g。水煎,1 日 2 次,内服外敷。

外治:

1）地麻黄、千里光适量。捣烂,塞鼻。

2）点眼法:用满天星点眼液点眼。满天星点眼液制法及用法:将鲜药满天星 30g,红铧口尖 30g,水杨梅 20g,千把刀 30g,水灵芝 30g,先用 75% 的乙醇浸洗待干后,共捣烂取汁过滤,无沉淀物后置于冰箱低温保存,用时每次 2 ~ 3 滴,滴入眼中,每日 6 次。

3）满天星 30g,红铧口尖 30g,水杨梅 20g,千把刀 30g,水灵芝 30g。捣烂,外敷患眼,屡用屡验。

4）菖蒲适量。捣碎绒，塞对侧鼻孔。

5）黄瓜香、满天星各适量，鸡蛋清1个。将两药洗干净，稍干水气，捣烂，加鸡蛋清，先用温开水洗眼，然后将药贴敷在眼睛上，1日换1次。

6）金盆草12g，马尾莲3g，北三七1g。以开水浸泡，取汁点眼。

病例 张某，男，16岁，9个月前突患眼病，红肿胀痛，奇痒无比，多泪且眼屎多，诊为火巴眼。治法为赶火、败毒，拟蒲公英、野菊花、金银花、薄荷、千里光各15g，内服外洗；并给予满天星点眼液。5日而愈。

四、眼 睛 痒

定义 眼睛痒是以眼睛发痒难受为主要症状的眼病。

病名考证 本病在湘鄂土家族聚居地普遍称为眼睛痒，中医学称为目痒，有"目痒极难忍"、"痒若虫行"之说，与现代医学春季卡他性结膜炎相似，故可参照治疗。

主症 眼睛部位发痒难受或痒如虫行，或奇痒无比，但视力尚可。

辨析 一般为风气侵袭上元，或中元浊气上冲，聚于眼睛部位，因风善行多变，故眼睛发痒难受，或痒如虫行。舌淡红，苔薄白，脉弦，乃风邪侵袭之征。

治法 散风，止痒。

方药

内治：

1）龙胆草10g，防风10g，细辛1g，甘草3g。水煎内服，或以内服药渣煎水熏洗患眼。

2）苍耳子10g，防风10g，藁本10g，满天星20g，白蒺藜10g。水煎内服。

外治：

点眼法：满天星点眼液（见"火巴眼"病）点眼。

病例 张某，女，68岁，自述双目奇痒无比，舌淡红，苔白，脉弦。用满天星点眼液点眼，龙胆草10g，防风10g，细辛1g，甘草3g，水煎，1日1剂，分3次服。3剂而愈。

五、飞 蛾 症

定义 飞蛾症是指眼睛外观完好，自觉眼前好像有蚊子、蝇蛾或云雾样黑影飞来飞去，甚至视物昏矇的眼病。

病名考证 本病在湘、鄂、渝、黔土家族聚居地称飞蛾证，中医学称蝇翅黑花，又叫云雾移眼，相当于现代医学之玻璃体混浊，可参照治疗。

主症 自觉眼前有蚊蝇蛾或云雾样黑影飞来飞去，甚至视物昏矇。舌淡红，苔白，脉细弱。

辨析 多为脏器三元亏虚，气血不足，肝脾腰子气虚，双眼无精血滋养，故自觉蚊蝇蛾或云雾样黑影飞来飞去，甚至视物昏矇。舌淡苔白脉细弱乃三元亏虚之象。

治法 补三元之气，明目。

方药 青葙子10g，枸杞子10g，车前子10g，女贞子10g，菊花10g，山茱萸10g，山药10g，茯苓10g，泽泻10g，丹皮10g，生地10g，覆盆子10g。水煎服，1日1剂。

病例 李某，女，68岁，自觉眼前昏花，时有蚊蝇或云雾样物在眼前来回飞舞，甚感不适，诊断为眼飞蛾症。治以补三元之气明目为法，给予青葙子10g，枸杞子10g，车前子10g，女贞子10g，菊花10g，山茱萸10g，山药10g，茯苓10g，泽泻10g，丹皮10g，生地10g，覆盆子10g，水煎服。两周后病愈。

六、鸡 摸 眼

定义 鸡摸眼是指入暮则眼前一片模糊,视物不见,好比鸡雀鸟一样,至黄昏则不见物的眼病。

病名考证 本病在川湘鄂黔四省边区又称鸡蒙眼、鸡目眼、鸡关门、夜盲症,中医学称雀目、鸡盲、疳积上目,多为虫症、营养不良、消耗性疾病所致,与现代医学的视网膜色素变性相似。

主症 两眼发病,初症轻,多见夜盲,眼珠干涩羞明,频频眨眼。继而白睛萎黄,眼珠转动时,白睛表层环绕黑睛处呈晕状皱起,黑睛失泽,视觉减退。严重时,羞明显著,白睛粗厚如皮肤,黑睛知觉丧失,愈后对视力影响很大。舌淡红,苔白,脉弦快。

辨析 因虫症、营养不良等消耗性病变,导致精血亏损,血不能滋养眼目,故视力减退,甚而出现夜盲,眼珠干涩羞明,频频眨眼等症。舌脉乃三元亏虚之征。

治法 填精养血,杀虫明目。

方药

1)星星草 10g,猪肝 100g。用星星草下猪肝汤吃,每日 1 次,连用 3~5 天。

2)苍术粉 10g,猪肝 100g。用米汤煮熟吃,每日 1 剂。

3)木鳖子 1 粒,猪肝 150g。木鳖子去壳,切成小片,将木鳖子放在猪肝上蒸后,去木鳖子,吃猪肝,1 日 1 次。

4)木鳖子 5g,笔筒草 10g,香叶树 10g,猪肝草 10g,四块瓦 10g,娘儿红果 15g,土沙参 15g。水煎,1 日 1 剂,分 2 次内服。

5)鲜松针 15~25g,水煎,加白糖兑服,1 日 3 次。

病例 唐某,男,7 岁,平素饮食不佳,近 1 周来每天至天黑时眼睛视物模糊,逐渐视物不见,诊断为鸡摸眼。给予星星草下猪肝汤吃,每日 2 次,吃药第三天,天黑时视物清晰而愈。随访 3 月未复发。

七、长 翳 子

定义 长翳子是外感疫病毒邪,黑睛白色翳斑,视物不清,畏光,多泪,眼睑红肿疼痛的一种眼病。

病名考证 长翳子在湘、鄂、渝、黔交界地区俗称翳子、云翳,又名占翳、火翳、翳疔、刷翳、土翳、筒翳、水翳、虱风翳,有一条杠为刷翳,有一筒状为筒翳。有的土家医生认为,翳子色黄为土翳,色白透明者为冰翳,色亮为水翳,色淡红色为火翳。中医学称天行赤眼暴翳,与现代医学的角膜生翳、流行性结膜角膜炎相似,故可参照诊治。

主症 黑睛白色翳斑,畏光,多泪,眼屎少,眼睑红肿疼痛,舌红,苔白厚,脉弦滑。

辨析 本病由多种原因引起,一是火毒入侵导致三元功能失调,内外合邪,气血逆乱上冲于眼而致病;二是外伤直接损于眼珠,未及时治疗而致本病;三是腰子气虚,虚火上冲于目而致病,以上原因都可导致气血阻于眼。故见黑睛白色翳斑,畏光,多泪,眼屎少,眼睑红肿疼痛。舌红,苔白厚,脉弦滑,为湿热内蕴之征。

治法 赶火散毒,明目止痛。

方药

内治:

1)板蓝根 30g,金银花 20g,连翘 10g,桑叶 10g,野菊花 10g,桔梗 10g,黄芪 10g。水煎 2 次,取汁混合,分 3 次温服,10 天为 1 疗程。

2)天上针(朝天一树香)10g。水煎,1 日 1 剂,分 3 次内服。

外治:

1）大血藤(藤中间是空心)30g。水煎,对着患眼吹气,每日早晨 1 次。

2）点眼法:用满天星点眼液(见"火巴眼"病)点眼。

3）树豆根籽 3g,人奶汁 2ml。用树豆根籽与人奶一起磨,用磨得之汁滴入患侧眼内,1 日 4 次。

4）雨点荨、鹅不食草各 10g,鲜药捣烂,塞进健侧鼻孔。

病例 钱某,夏天气候炎热,用眼过度,右侧黑睛白色翳斑,视物不清、怕光、多泪、胞睑红肿,诊断为长翳子。治法:赶火、败毒、明目,给予满天星点眼液点眼,且拟板蓝根 15g,金银花 20g,连翘 10g,桑叶 10g,野菊花 10g,桔梗 10g,黄芩 10g,水煎服,1 日 1 剂,3 剂而愈。

八、烂 耳 朵

定义 烂耳朵是指围绕耳部周围生疮糜烂的耳病。

病名考证 本病湘、鄂、渝、黔边区土家称烂耳朵,与中医学的耳疖、耳疮及旋耳疮相似,又称黄水疮、月蚀疮,与现代医学的外耳湿疹及外耳道炎相似,可参照治疗。

主症 耳部红肿、潮红、灼热、瘙痒、水泡、腐烂、渗液结痂,舌红,苔腻,脉滑。

辨析 湿热蕴结,聚于耳部,致耳部红肿、潮红、灼热、瘙痒、水泡、腐烂、渗液、结痂。湿热内结,则见舌红,苔腻,脉滑。

治疗 赶火败毒。

方药

内治:满天星 10g,刺黄连 10g,蜂窝球 10g,蒲公英 3g,野菊花 10g。水煎服,1 日 1 剂。

外治:

1）地口袋少许研粉,冰片少许,茶树油少许调搽患处。

2）用黄瓜藤烧炭存性,香油调涂患处。

病例 向某,女,6 岁,1995 年 6 月 3 日就诊,左侧耳朵周围红肿糜烂、流黄水,诊断为烂耳朵(耳部湿疹)。用地口袋、冰片各少许,研末,用茶树油调搽患处,3 日即结痂而愈。

九、灌 蚕 耳

定义 灌蚕耳是以耳内流脓为主要特征的耳病,又名灌聤耳,是耳科常见病、多发病,尤多发于小儿。

病名考证 灌蚕耳之病名在湘、鄂、渝、黔一带流传,中医学称脓耳,现代医学相当于化脓性中耳炎,故可参照治疗。

主症 一侧或两侧耳朵内流脓,有腥臭味,耳内痒、微痛,重者耳部肿痛,听力减退,甚至耳聋,舌淡红,苔白,脉滑。

辨析 由于洗澡或淋雨,水或虫蚁入耳内,毒气内侵致耳内气血壅结,久而化腐成脓,故见耳内流脓,腥臭。瘀血阻滞耳道,故耳肿痒、痛,听力减退或消失。

治法 败毒排脓。

方药

内治:野菊花 15g,蛇泡草 10g,汁耳根 20g,蜂窝球 15g,枇杷树根 15g,黄瓜香 15g,刺黄连 10g。水煎服,1 日 1 剂,日 3 次。

外治:

1）地散珠 10g,麝香 0.3g,将地散珠捣烂成粉,加入麝香,拌匀,用一小棉花球蘸上药粉,放于患耳内,1日1次。

2)蛇皮烧成灰后,取少许加适量冰片吹入耳内。

3)陈猪脚爪烧成灰,取少许加适量冰片吹入耳内。

4)将四季葱捣烂后加少许蜂蜜塞于耳内。

5)将雄鸡冠血滴入耳内两滴。

6)将芭蕉树截断后取汁少许滴入耳内。

7)马钱子磨水滴于耳内。

8)佛耳草全草捣烂取汁,滴于耳中。

9)芫荽子略炒,樟脑冰片少许,研细末,每次用少许吹入耳内。

10)紫藤嫩根100g,95%乙醇溶液200ml。将药洗净,切片晒干,放酒精中浸泡,用茶叶水清洁耳道后,滴入药液2~4滴,日3次。

11)金丝荷叶100g,洗净晾干,用消毒纱布包裹,绞取其汁,加冰片1g调和,将脓性分泌物清洗干净后,滴药3滴,日4次。

12)紫草3g,芝麻油40g,将药放油中炸焦后去渣滤液,用过氧化氢溶液洗净拭干脓耳,滴入紫草油3滴,日3次,7天为1疗程,用药1~2疗程。

13)鲜蒲公英全草7~10株,清水洗净,晾干后切碎,置盆内捣成糊状,用消毒纱布包拧其汁,用滴管吸取药液滴患耳中3~5滴,日3次。

14)鲜仙人掌(去皮刺)、鲜蒲公英各50g,用清水洗净,切碎捣烂,用消毒纱布包拧其汁,用3%过氧化氢棉球擦净耳内分泌物后,滴入药液3滴,日3次。

15)蛇蜕30g,枯矾4.5g,将蛇蜕放碗内明火烧存性,加枯矾共研细末,拭净患耳脓液后吹敷药粉,日1次。

16)冰片3g,人工麝香1g,猪苦胆1个,药研细末加胆汁调和,洗净患耳分泌物后,滴药3~5滴,日3次。

17)鸡蛋白1个,香油10g,取蛋白与香油充分搅匀,清除脓液后滴入耳道5滴,日1次,经济安全,尤其适用于小儿患者。

18)酸茄子1个,用消毒纱布包拧,滤取汁液,滴入患耳后,侧身睡卧1小时,日3次。

19)鲜鸡胆刺破,用毛管吸取胆汁滴入患耳中,每次两滴,日3次。

20)活蚯蚓40条,白糖50g,将蚯蚓抹净泥土,加糖搅拌,30分钟后用纱布滤液,清洗脓液后,滴药3滴。

病例 王某,女,20岁,于2003年6月2日下河游泳,次日出现左耳痒、微痛,继而有脓性分泌物溢出。将陈猪脚爪烧成灰,取少许加适量冰片吹入耳内,1天见效,2天痊愈。

十、耳鸣耳聋

定义 耳鸣、耳聋是指不同程度的耳内如蝉鸣或其他声响,听力减退,甚至失听的耳病。

病名考证 耳鸣、耳聋中医学亦有其病名,又分为劳聋、风聋、虚聋、火聋、厥聋、暴聋、卒聋、欠聋、气聋、湿聋、阴聋、阳聋、痰聋、躺聋等多种名称。应排除耵聍异物、脓耳等所致耳聋,现代医学中包括功能性耳聋和神经性耳聋,而排除化脓性中耳炎所致耳聋。

主症 以耳内如蝉鸣或其他声响,听力减退,甚至两耳听不见响声为主,舌淡红,苔白,脉细弱。

辨析 外邪上犯,多从口鼻而入,但因七窍内通,相互影响,若风邪聚耳,则致耳窍发生病变,耳鸣如蝉声,耳部经气痞塞不得宣通;或因腰子精血亏虚,耳失精养则听力减退,甚至耳聋。腰虚者则有舌淡,苔白,脉细。

治法 开窍聪耳,辅以或驱邪,或补精血。

方药

内治:

1) 蝉衣 10g。研粉冲服,1 日 2 次。

2) 熟地 10g,山药 10g,山茱萸 10g,茯苓 10g,泽泻 10g,丹皮 10g,虫退 5g,地桐子 10g,磁石 15g。水煎服,1 日 1 剂。

外治:

1) 鲜菖蒲捣汁,滴耳,每次 1~2 滴,日 3~4 次。

2) 芭蕉树捣汁、滴耳,每次 1~2 滴,日 3~4 次。

3) 柑子树叶一片卷成筒放入耳内,每晚换 1 次。

病例 李某,男,30 岁,于 2000 年 10 月 5 日因受凉出现两耳听不见声音,伴鼻塞,流清涕,诊断为感冒致耳聋。用柑子树叶一片卷成筒放入耳内,每晚换 1 次,2 日而愈。

十一、猴 儿 疱

定义 猴儿疱是具有急性流行传染性耳后突然肿胀疼痛的一种病证,又名抱耳风。

病名考证 猴儿疱病名在湘、鄂、渝地区普遍流传,又名耳风疮。中医的痄腮,现代医学的急性腮腺炎可参考辨治。

主症 春秋季突然耳后腮帮之间肿胀疼痛,伴轻度头痛发热,亦有仅局部疼痛而无发热头痛者,舌红,苔黄,脉快。此症以儿童多见。

辨析 感受风热之邪,郁滞于耳后腮腺,瘀久化热,故局部肿胀热痛,因感受风热邪毒故有头痛发热,舌红,苔黄,脉快。

治法 赶火,败毒,消肿,止痛。

方药

内治:

1) 鱼腥草、犁头草、蒲公英水煎服,1 日 3 次,另以芙蓉叶、积雪草各等分捣烂外敷。

2) 蓝靛根 50g,土茯苓 9g,灰包 3g,水煎服。

外治:

1) 生半夏、乌毒各 1 个在桐油中磨汁,用鸡毛涂入患处,1 日 3 次。另外野菊花、七叶一枝花、六棱草各等分水煎服,1 日 3 次。(仅用于抱耳风初期)

2) 八角莲捣烂外敷。

3) 山慈菇(葱果七)醋磨成糊状,加酒少许敷患处。

4) 木芙蓉花或叶、蜂窝球各适量,加鸡蛋清捣烂外敷。

5) 鲜地龙、白糖各等量,将地龙洗净,加入白糖拌匀,约半小时后成糊状,然后涂在纱布上,贴敷患处,用胶布固定,每隔 4 小时换药 1 次,连续用 3~4 天。

6) 烧灯火。将耳对折,耳尖后对照之角孙穴为治疗点。用一根灯芯草醮食油后,使含油适量,点燃之后,对准患处之角孙穴用灯火一灸,只一灸便够,往往另一侧便不发病,而且疼痛减轻较快。若两侧齐发,则每侧角孙穴各一灸。加服中草药亦易治愈。亦可用三棱针挑刺角孙穴,放血少许,效果亦佳。

病例 李某,男,5 岁,于 2002 年 3 月 5 日突然耳后腮帮之间肿胀疼痛,伴轻度头痛发热(T 38.6℃),给予芙蓉叶、积雪草各等分捣烂处敷患处,另以鱼腥草、犁头草、蒲公英水煎服,1 日 3 次。3 天后肿胀疼痛消失,体温降至正常。

十二、红 鼻 子

定义 红鼻子是指鼻子发红的一种鼻病。因皮肤充血,表面不平,形似酒糟渣而又俗称酒渣鼻。

病名考证 红鼻子在湘、鄂、渝、黔地区甚多,中医学称酒皶鼻、酒糟鼻,又称赤鼻、鼻齇,现代医学亦称酒渣鼻。

主症 鼻部皮肤发红,有的红紫色,但无其他不适症状。

辨证 本病多因嗜酒,过食辛辣食物,土家族人有嗜辣、饮酒的习惯,故其病多发、或因习惯性便秘、更年期发怒或螨虫寄生,致热毒上熏鼻窍,血瘀肌肤,故成红鼻子。

治法 散血除瘀。

方药

内治:

1)当归 10g,桑白皮 10g,桃仁 10g,红花 10g,牡丹皮 10g,赤芍 10g,生姜 10g。水煎服,1 日 3 次。

2)桔梗 10g,白芷 10g,连翘 10g,黄芩 10g,川芎 10g,枳壳 10g,山栀子 10g,荆芥 6g,黄连 6g,甘草 6g。水煎服,1 日 3 次。

外治:

1)蛤粉 15g,煅石膏 15g,黄柏 7.5g,轻粉 7.5g,青黛 4.5g,共研细末,加麻油 100ml 调成软膏状,洗净患处后,把药膏涂患鼻处,1 日两次,10 天为 1 个疗程。

2)百部 100g,95% 乙醇溶液 200ml。将药浸泡半月后,用棉花涂患鼻,1 日 3 次,1 个月为 1 疗程。

3)生大黄 50g,百部 50g,轻粉 15g,硫黄 15g,95% 乙醇溶液 300ml。上药酒浸泡半月,然后用棉签蘸药涂抹患处,日 3 次,1 个月为 1 个疗程。

病例 姚某,男,39 岁,自幼患红鼻子,于 1990 年 10 月 5 日就诊,给予内服内服方:当归 10g,桑白皮 10g,桃仁 10g,红花 10g,牡丹皮 10g,赤芍 10g,生姜 10g。水煎服,1 日 3 次。外用外用方:百部 100g,95% 乙醇溶液 200ml。将药浸泡半月后,用棉花涂患鼻,1 日 3 次,1 个月为 1 疗程。药后 3 月,红色消退。

十三、鼻 塞

定义 鼻塞即鼻塞不通,流清涕,从口中出气。

病名考证 中医学的伤风鼻塞,现代医学的急性鼻炎可参考辨治。

主症 鼻塞不通,流清涕,从口中出气,伴咯,头胀痛,怕冷,四肢关节酸痛。饮食无味,舌淡红,苔白,脉紧。

辨析 风寒病气,入于鼻窍,阻塞鼻道气血运行,故见鼻塞不通,流清涕,从口中出气。风寒入肌肤,故见怕冷,四肢关节酸痛,风寒上扰头部,故见头痛。舌淡红,苔白,脉紧为寒侵之象。

治法 赶寒通窍。

方药

内治:

1)土荆条 10g,生姜 3 片,猫儿头 10g,风球 10g,苏叶 15g,苍耳子 10g,小杆子 10g,野茄子 15g,水煎,日 1 剂,分 2 次内服。

2)辣椒、花椒、生姜各适量。切成细末,放入锅内,加 1 碗水(约 300ml),煮沸后,趁热将汤 1 次服完,日 1 次。

外治：

1）鹅不食草 120g，薄荷 60g，冰片 15g，凡士林适量，药研细末，加凡士林调成软膏，每取适量，涂敷患鼻中，日 3 次，3 天为 1 疗程。

2）小金刚草全草适量，捣烂塞于鼻内。

3）山薄荷 9g，樟脑冰片 1.2g，共研细末，取少许吸入鼻孔内，1 日 3 次。

病例 王某，男，28 岁，于 2003 年 12 月 3 日受凉后出现鼻塞不通，流清涕，伴头胀痛，无发热恶寒。给予土荆条 10g，生姜 3 片，猫儿头 10g，风球 10g，苏叶 15g，苍耳子 10g，小杆子 10g，野茄子 15g，水煎，日 1 剂，分 2 次内服，1 剂好转，2 剂痊愈。

十四、流 鼻 血

定义 流鼻血即鼻中出血，是多种疾病常见的症状。

病名考证 中医学的鼻衄，现代医学的鼻出血可参考辨治。

主症 一侧或两侧鼻孔经常反复出血，量时多时少，在晒太阳或过食辛辣之物后复发或加剧，有时发痒，伴头昏，四肢无力，舌淡，苔白，脉细。

辨析 肺气亏损，火气旺盛，内外火相结，上冲于鼻而致鼻内细小脉管破裂，故见鼻流血。太阳晒或过食辛辣之物，使火更旺，故在晒太阳或食辛辣之物后复发或加剧。火热损伤精血，故见鼻中干燥，有时痒。虚火上冲见头晕，四肢无力。舌淡红，苔白，脉细为失血之象。

治法 赶火益气止血。

方药

内治：

1）路边黄 15g，土浆树 20g，奶浆藤 15g，毛蜡烛 10g，丝茅根 15g，过岗龙 10g，打火草 10g，娘儿红根 15g，水煎，日 1 剂，分 3 次内服。

2）生地 60g，新鲜健康童尿 30ml，生地加水浓煎，取液 100ml，与童尿混合，分两次服，用药 1～3 天。

3）丝茅根、巴毛草根、毛草果各 30g，水煎，内服。

4）鲜丝茅根 100g，茅花 50g，煮瘦肉食。

5）牛血莲 15g，散血莲 9g，共研末，甜酒冲服。

6）血当归 50g，捣汁兑酒服。

7）鲜打火草、生荷叶、土丹皮各 15g，水煎内服。

8）锯子草根 15g，水高粱根 9g，丝茅根 9g，水煎服。

9）墨斗草 50g，丝茅根 9g，茅草根 15g，水煎服。

10）丝瓜叶适量捣烂后，兑冷开水服。

11）仙桃草 12g，巴岩姜 9g，水煎兑甜酒服。

12）毛蜡烛水煎服。

13）大风藤全株水煎服。

14）黄珠子（炒黑）6g，丝茅根 9g，水煎内服。

15）分葱，童便，锅烟墨，混合捣烂，内服。

外治：

1）铁蒿子适量，将铁蒿子在手中揉搓，然后塞于鼻腔内，再用手蘸凉水在颈项、头额部拍打数次，一般 1 次可止血，未止血者可重复 1 次。

2）枯矾 10g，药研细末，用脱脂棉球蘸清水润湿，再沾药物少许，塞于鼻内。

3）芦荟研细末,每取 1g,加温开水 100ml 搅匀,仰面滴鼻 2 滴,1 日 3～5 次。

4）鲜旱莲草 1 把,将药洗净,捣烂取汁,用消毒药棉浸入药液内,吸透后取出晒干,反复浸晒 5 次,出血时取一药棉球塞于患鼻内。

5）大蒜 1 枚,去皮捣烂如泥,作饼如币大,左鼻出血贴左脚心,右病贴右,贴药 1 次,血止去药。

6）龙骨 1g,药研极细末,用纸筒盛药吹入患鼻中。

7）将患者手足浸泡于尿内,以淹没手掌为度,每次浸 10 分钟～2 小时。

8）耳治疗法:令患者端坐,头稍后仰,术者用双手将耳道口张开,吸足气,缓慢向耳道内连吹 3 口气,左右耳各 1 次,若血仍未止,间隔 1 分钟后再吹 1 次,施治 1～3 次。

9）海带 50g,先用冷水浸泡洗净,切细,水煎,加白糖适量,分 4 次服,服用期间忌食辛燥、煎炸食物,服用 2～7 天。

10）鼻出血时,用麻线 1 根,捆扎中指第二节,左鼻出血扎右手,右鼻出血扎左手。

11）马粪包 1 小块,塞鼻孔。

12）山栀炭末 10g,香墨块末 10g,枯明矾末 10g,白及粉 15g,以上 4 味粉末合匀,临床用时,先用脱脂棉蘸上药末塞入鼻孔,鼻血即止。

13）冷敷法:医者令其患者仰靠在背椅上,取极冷的泉水或井水,用两条毛巾浸其冷水交换垫在后颈项下数分钟。

十五、口 角 糜 烂

定义 口角糜烂是指口角生细粒小疮,糜烂,时流黄水,或疼痛,或口角干燥,张口易出血的口腔病。

病名考证 口角糜烂在民间广泛流传,中医学称为口丫疮、口吻疮、燕口疮、燕儿口,亦称烂嘴丫子,现代医学之维生素 B_2 缺乏与之相似。

主症 口角生细粒小疮,糜烂,时流黄水,疼痛,或口角干燥,张口易出血,舌红,苔白,脉滑。

辨析 多为中元湿热或湿浊不化,郁而化热,上攻口唇,故口角生细小烂疮,糜烂、流黄水,疼痛或干燥易出血。舌红,苔白,脉滑为湿热内盛之征。

治法 败毒,祛湿,生肌。

方药

1）鲜芭蕉叶 3～5 片。取芭蕉叶适量放炭火上烤热,贴敷口角患处,日 3 次。

2）胆矾、冰片、细辛各 10g,延胡、川芎、甘草各 5g。各药研末混匀,用棉签蘸药粉涂敷患处,日 2 次。

3）黄柏 10g,野蔷薇 10g。研末,白开水调敷患处。

病例 唐某,男,4 岁,口角米粒大小疮,糜烂,流黄水,色红,苔白,脉滑,诊为口角糜烂。给予黄柏 10g,野蔷薇 10g,共研末外用,3 天而愈。

十六、口 糜 烂

定义 口糜烂是指口腔肌膜糜烂成片如糜粥样,有特殊气味的疾病。

病名考证 中医的口糜,现代医学的口腔溃疡可参考辨治。

主症 本病可发生在口腔的任何部位,一般多发于舌、颊、软腭、口底。初起,患处稍红肿,出现白色斑点,略为凸起,斑点逐渐扩大联合成片,表面有白腐膜状物,如糜粥样,红肿作痛,白腐物不易拭除,强行拭去则出血,随后又生,影响饮食,小儿吮乳不便,拒食或进食时啼哭,唾液减少,口腔干燥,灼热感,有甜味和口臭。病变可扩展至整个口腔,甚至蔓延至咽喉,引起呼吸不利,吮乳困难,痰涎壅盛,面青唇紫等症状。全身可见发热,头痛,食欲不振,大便秘结,小便短赤,苔黄腻,脉数等症。

辨析 湿热上熏口腔,灼损肌膜,气血滞留,而成红肿溃烂,湿与热交蒸,故溃烂成片,白腐物多如糜粥样。肌膜溃烂或疼痛,妨碍饮食,津液受蒸,则唾液减少,口腔干燥。邪毒壅盛,气道受阻,则呼吸不利,痰涎壅盛,面青唇紫等。发热,头痛,食欲不振,大便秘结,小便短赤,苔黄腻均属湿热内盛之征。

治法 赶火败毒,利湿,祛腐生肌。

方药
内治:

1)火炭母草 30g,人地金牛 30g,金银花 30g,木槿根 15g,水煎服。

2)小罗伞根、木槿根、岗梅根、山栀根、塘边藕各 15g,水煎服。

3)金银花、连翘各 20g,射干、生地各 15g,丹皮 10g,黄连、升麻、当归各 6g,日 1 剂,水煎 2 次,去渣取液 300ml,每取少许药液含漱,每次 1~2 分钟,日 3~5 次,余药内服,用药 3~9 天。

4)板蓝根 30g(鲜品 60g),加水浓煎 2 次,取液混合,用 1/3 分 8 次涂擦患处,2/3 分 2 次内服,连续用药 3 天。

5)决明子 25g,加水 500ml,浓煎成糊状,每取适量先涂抹,含漱,再咽下,日 4 次。轻症用药 3 天,重症用药 5~7 天。

6)白术、猪苓、泽泻、木通、生地、黄芩(成人各 10g,小孩各 3g),肉桂、甘草(成人各 6g,小孩各 1.5g),水煎内服。

外治:

1)细辛 5g,黄连 3g,药研细末加陈醋适量调成糊状,贴敷脐孔,纱布包扎,日换 1 次,治小儿口腔溃疡。敷脐 3 次为 1 疗程。

2)桂花 5 朵,晾干后研成极细末,每取少许,吹入溃疡患处。轻症用药 1~2 次,重症 3~4 次。

3)细辛 15g,药研细末加蜂蜜适量调成糊状,摊于 7cm² 纱布上,贴敷脐部,胶布固定,3 天换药 1 次。

4)优质蜂蜜 50g,用洁净筷子蘸蜂蜜 1~3 滴,点涂溃疡患处,日 3~5 次。

5)治复发性口腔溃疡:青黛 60g,冰片 12g,薄荷脑 2.4g,药研末混匀,用棉签蘸药末少许,涂敷于溃疡处,日 5 次,用药 3 天为 1 疗程。

6)煅人中白 7.5g,灯草炭、朱砂各 6g,生石膏、青黛各 5g,甘草 1.5g,冰片 1g,各药研末混匀,用棉签沾药末涂抹患处,日 3~5 次。

7)女贞树鲜嫩叶 5 片,用凉开水洗净后放口中嚼烂,含漱后咽下,日 3 次,用于复发性口腔溃疡。

8)青黛 40g,硼砂、决明粉各 14g,炉甘石、煅石膏各 10g,雄黄 6g,冰片 4g,麝香 2g,药研末混匀,用棉签蘸药粉撒敷患处,日 2 次。

9)白矾 6g,白糖 4g,药放容器内,用火加热熔化,待冷成膏时,用棉签蘸药涂敷患处,日 1 次。

10)吴茱萸、地龙各 10g,药研细末,每取 10g,加面粉 5g,用米醋调成糊状,贴敷双足涌泉穴,绷带固定,隔日换药 1 次。

11)黄连 50g,枯矾 10g,冰片 5g,药研末混匀,每取 1g,吹敷患处,日 3 次。

12)青黛、煅石膏各 30g,黄柏、枯矾各 15g,冰片 10g,琥珀各 3g。药研细末,饭后先漱口,后取药末少许,撒敷溃疡患处,日 3~5 次。

13)露蜂房 30g,枯矾 10g,将药炒焦、烘干,研成极细末,加香油适量调和,涂敷患处,日 3 次。

14）煅人中白(洗净煅透成性)、白芷各 100g，冰片 15g，药研细末，每取少许撒敷溃疡面上，日 3 次。

15）青黛 60g，冰片 12g，薄荷 2.4g，药研细末用棉签蘸药少许，涂敷患处，日 5 次。

16）灯芯草 20g，药放锅内置火上煅烧成黑色，取出研成细末，每取少许，涂抹患处，日 1～2 次。

17）茵陈蒿 30g，加开水 250ml 浸泡，轻者每天含漱 4～6 次，重者代茶频饮，日 3 次。

18）鸡蛋 3 只，将蛋煮熟，取蛋黄放铁勺内，先用文火将蛋黄烤黄，再用武火烤出油，去渣后用淡盐水把局部坏死组织冲洗干净，再涂擦蛋黄油，日 2 次。

19）天青地白 10g，金线吊葫芦 5g。鲜药捣烂，与淘米水混合漱口，日 3～4 次。

病例 张某，女，20 岁，于 2002 年 6 月 2 日出现口腔多处白色小溃疡，擦之后出血，给予灯芯草 20g，药放锅内置火上煅烧成黑色，取出研成细末，每取少许，涂抹患处，用药 1 次见效，2 次痊愈。

十七、口舌生疮

定义 口舌生疮是因感受湿热之邪所导致的一种口腔病证，它包括多种因素引起的口腔溃疡。

病名考证 口舌生疮在湘、鄂、渝、黔四省边区民间广泛流传，中医学的口疮、口疳，现代医学的阿弗他口炎，复发性口疮与之相似。

主症 口腔肌膜上在唇、舌、颊及齿龈部位，呈现黄白色如豆大，表浅的小溃烂点，疼痛或饮食刺激时痛，舌红，苔黄，脉快。

辨析 上元心及中元肚肠积热，上冲聚于口腔，热毒灼腐肌膜，则溃烂，出现黄白如豆大小溃烂点，疼痛，饮食刺激则加重，舌脉乃热毒内盛之征。

治法 赶火败毒，祛腐生肌。

方药

内治：九盏灯全草 9～15g，水煎服。

外治：

1）牛王刺根皮煎水清洗口腔或漱口，另以牛王刺虫 3～5 个，焙干研末撒于患处。

2）冬青树叶捣烂含于口中，每次 1 小时，日 3 次。

3）天青地白焙干研末，撒于患处，1 日 5～6 次。

4）乌金七焙干研末，醋调敷足心或肚脐，1 日更换 1 次。

5）紫花地丁、五爪龙、包谷心各等分烧存性，研粉撒于患处。

6）红颈蚯蚓 7 条，吴萸少许，半夏少许，捣烂后贴脚心，男左女右。

7）天青地白 10g，金线吊葫芦 5g，上鲜药捣烂，淘米水漱口，日 3～4 次。

病例 李某，男，40 岁，枝江商人，原因不明在唇、舌、颊及齿龈多处黄豆大小溃烂点，白色，进食疼痛不适，曾在多家医院治疗，均无效。给予天青地白 10g，金线吊葫芦 5g 捣烂泡淘米水，漱口，日 3～4 次，5 天而愈。

十八、口腔血疱

定义 口腔血疱是指突然口腔内生长血疱，疼痛不适的口腔病变。

病名考证 口腔血疱在民间广泛流传，与中医学的飞扬喉相似。血疱长在上腭者为飞扬喉，长在悬雍垂处者名为悬旗风。与现代医学的口腔血肿相似，故可参照治疗。

主症 口腔内突然生长血疱，呈紫色或暗红色，疱壁薄，易溃破，小者如葡萄大小，大者如核桃。破后流出血水，不染毒则自愈，如感染邪毒后，则可腐烂呈灰黄色，疼痛加剧，流涎口水，常对讲话和伸舌有影响,舌红,苔黄,脉弦。

辨析 多为过食辛辣或饮食不慎刺激,损伤血络,或体内火旺,积热上犯口腔,蕴于血分,热伤口腔脉络,血被迫外溢,形成血疱。疱破感邪毒则腐烂,疼痛。火煎津液,则流涎口水,舌红,苔黄,脉弦。

治法 败毒散血,消肿止痛。

方药

内治:满天星10g,地苦胆10g,金银花10g,蒲公英10g,生石膏15g。水煎,日2~3次,口服。

外治:备牙签1根,金银花10g,生甘草10g或盐开水适量。牙签刺破血疱,让其血水流出,然后用冷盐开水或金银花、生甘草疱水,漱口,防止感染毒气。

病例 龙某,男,40岁,在吃排骨时不慎伤及口腔肌膜,长出血疱如核桃大,影响进食及说话。给予牙签刺破血疱,然后用金银花15g,生甘草10g,煎水,等凉后漱口,未感毒邪,次日而愈。

十九、牙 环

定义 牙环是指牙龈周围红肿疼痛,常流涎口水,无溃脓的口齿病。

病名考证 因环牙周围发生红肿,故土家族医生多称为牙环,中医学无此记载,与现代医学的牙周炎相似,故可参照治疗。

主症 牙龈周围红肿疼痛,流涎口水,无溃脓,舌红,苔白,脉滑。

辨析 冷、热之邪上犯或食辛辣厚味之品,上犯牙龈,则牙齿周围气血不过关,瘀滞不通则痛,故牙齿周围红肿疼痛,流涎口水,舌红,苔白,脉滑。

治法 赶火,止痛。

方药

内治:生石膏15g,黄芩10g,马尾连10g,野天麻10g,鲜生地黄10g,鲜牡丹皮10g。水煎,日2~3次,内服。

外治:

1)黄蜂窝10g,金银花10g,桔梗10g,生甘草10g。水煎,漱口,日3次。

2)鲜天青地白30g。捣烂,泡淘米水,漱口,日3~5次。

病例 龙某,男,40岁,因喝酒和食辛辣食物,牙龈周围红肿疼痛,流涎口水,诊断为牙环,治疗用天青地白捣烂泡淘米水漱口,另内服生石膏15g,黄芩10g,马尾连10g,野天麻10g,鲜地黄10g,鲜牡丹皮10g,水煎服,日3次。3天后,牙龈周围红肿消失,不流涎口水而愈。

二十、牙 痛

定义 牙痛是指牙齿及其周围组织多种疾病的一种共有的症状,是口腔系统中最常见的多发病证,多因风火、龋病所致,包括风牙痛、火牙痛、虫牙痛。

病名考证 牙痛,其病名中西医皆同,唯有土家医称之为虫牙者,即现代医学之龋齿,可参其辨治。

(一) 风牙痛

主症 一颗或多颗牙齿疼痛,无红肿,用口吸气牙齿有酸痛感,食酸冷时痛即发,嚼硬物时有酸胀感,伴腰痛腿软,舌淡红,苔白,脉弦紧。

辨析 由风寒外受,或过食生冷,病气入内,上扰齿骨,故牙齿痛,因风寒邪气聚齿,故牙齿遇酸冷物时疼痛、怕冷、喜热食。舌脉乃风寒外袭之征。

治法 赶风赶寒。

方药

内治:猪腰子树 12g,续断 10g,丝棉皮 10g,铁线蕨 10g,花椒 10g,回头青 10g,马蹄香 4g,小杆子 10g,败酱草 15g,桂鱼风 15g,水煎,日 1 剂,分 2 次内服。

外治:

1)枯矾 5g,四两麻 6g,乌莶 6g,水煎后,将枯矾加入药液中漱口,每日 6～8 次。

2)盐芦荟 2g,阳尘 2g,捣烂,用少许放牙上,日 2～3 次。

(二)火牙痛

主症 牙齿疼痛剧烈,牙根红肿,重者半边脸肿胀,牵引半边头痛,牙根出血,大便干硬,舌红,苔黄,脉弦滑。

辨析 因三元火重,火气上逆,熏蒸于牙齿,故牙齿疼痛剧烈,牙根红肿。火热结聚不散,故见半边脸肿胀。火重血旺,故牙根易出血,口干,大便结,舌红,苔黄,脉弦滑。

治法 赶火止痛。

方药

内治:铁马鞭 15g,半边莲 15g,河风草 10g,十大功劳 20g,黄草 10g,马蹄香 5g,石膏 50g,犁头尖 20g,水煎,日 1 剂,分 2～3 次内服。

外治:

1)黄瓜香 10g,犁头尖 15g,鸡爪黄连 10g,竹叶菜 15g,石膏 30g,上药煎水漱口,日 2～3 次。

2)刺黄连茎 100g,煎水,频频含漱。

3)茶油巴适量,水煎加盐,口嚼

4)老丝瓜络 30g,烧灰研末加水或醋适量,调成糊状,涂敷患处。涂敷 1 次痛止,3 次可愈。

病例 林某,男,35 岁,于 2002 年 9 月 2 日感左侧牙齿肿痛,齿摇不坚。给予老丝瓜络 30g,烧灰研末加水或醋适量,调成糊状,涂敷患处。涂敷 1 次痛止,3 次痊愈。

(三)虫牙痛

定义 虫牙是口腔系统中的一种常见多发病,即牙齿组织被龋蚀,逐渐毁坏崩解,形成龋洞的一种疾病,又称"蛀牙"。

主症 牙痛持续,不能嚼硬物,吃酸冷食物痛加剧,流涎水不止,难以入睡,虫牙处色灰黑或有空洞、口臭。舌淡红,苔白腻,脉弦。

辨析 中下元亏虚,牙齿精血受损,加之口齿不洁,感受邪毒、腐蚀齿牙,故牙齿疼痛,并见黑灰色或空洞,口臭,故不能嚼硬物,吃酸甜冷热之物,疼痛加剧等症。

治法 杀虫止痛。

方药

内治:

1)苦参 12g,野花椒 10g,毛耳朵 10g,柿子树皮 10g,苦楝树皮 15g,粘身草 10g,锯子草 10g,黄珠子 10g,水煎,日 1 剂,分 2 次服。

2)生石膏 20g,北柴胡、骨碎补各 15g,桃仁 10g,日 1 剂,水煎两次,取液混合,分 2 次服,服药 1～3 剂。

外治:

1)烟果、花椒、雄黄、打火草、信子各适量。将上药焙干,点燃后用一圆罩,将燃烧之药物罩着,中尖一小孔,再用一喇叭形圆筒,小的一端对虫牙处,大的一端对在罩子上的小孔,外熏,1 次约半小时,日 1 ~ 2 次。

2）五倍子 10g,冰片 1g,药研末混匀,用棉球蘸药粉少许,塞龋洞中,痛止去药。

3）生半夏 30g,90% 乙醇溶液 90ml,药放酒精中浸泡 1 昼夜后,用棉球蘸药酒塞入龋齿洞中,或涂敷病牙周围。

4）两面针 15g,徐长卿、樟脑、吴茱萸、丁香各 10g,冰片、细辛各 6g,酒精 500ml,药放酒精中浸泡 15 天后,用药棉蘸药酒塞入龋洞中,涎水吐出,日数次。

5）地骨皮 50g,青壳鸭蛋 3 个,地骨皮加水 1500ml 煮沸 30 分钟后,放入鸭蛋同煮,蛋熟后敲碎蛋壳再煮,使药液充分吸收后,去壳食蛋,严重者可加用药液含漱,日 3 次。

6）露蜂房、川椒各 15g,食盐 3g,加水浓煎,去渣取液含漱,每天 5 ~ 6 次。

7）家花椒两粒,药放齿蛀孔中,用力咬住。

8）八里麻花 7 朵,水煎口含。

9）号桐杆（即通天大黄）根皮研末,塞于齿缝内。

10）家花椒茎皮含痛处。

11）樟树根、皮加食盐少许,捣烂敷痛处。

12）天泡子,研末清油调,将其放在烧红的铁器上即冒烟,用竹筒导烟熏患牙。

病例 张某,女,30 岁,于 2002 年 4 月 3 日牙痛,不能嚼硬物,吃酸冷食物痛加剧,牙齿有蛀孔。给予花椒两粒,药放齿蛀孔中,用力咬住。用药 5 分钟,痛止病愈。

二十一、异物梗喉

定义 异物梗喉是指鱼骨或其他异物梗于咽喉或食道,以致咽喉疼痛,吞咽不利,吐血,严重则咽喉腐烂化脓,有的可有窒息的危险。

病名考证 异物梗喉在民间流传广泛,包括鱼骨卡喉和糠壳卡喉等,中医学均称为骨鲠,现代医学称为喉部异物,故可参照治疗。

主症 咽喉疼痛、吞咽不利,有的不能说话,吐血,日久患处咽喉腐烂化脓等症,舌红,苔黄,脉弦。

辨析 咽喉、喉咙为食物的通道,饮食不慎,误将鱼刺、糠壳等异物鲠于喉咙,刺伤肌膜,则引起咽喉疼痛,吞咽时尤甚。刺破血络,则吐血。若邪物入脉,损伤肌膜血络,则化腐成脓,舌红,苔黄,脉弦。

治法 除异物,败毒赶火。

方药

1）鲜威灵仙 50g。水两碗,煎成半碗,加白醋半碗徐徐咽下。

2）砂仁 10g,草果 10g,威灵仙 10g,乌梅 10g,白糖 30g。水煎,取 3 ~ 4 碗,连续慢慢饮尽可使骨松软而下。

3）砂仁 15 ~ 50g。研末,内服每次 10g,日 3 次。

4）将鸭子倒吊,取其口中流出的涎水适量。慢慢咽下。

病例 龙某,男,38 岁,因吃鱼时不慎,鱼刺卡在咽喉部,吞之不下,吐之不出,吐血丝,极度不适,诊为异物卡喉。给予鲜威灵仙 50g,水两碗,煎成半碗后加入白醋半碗,嘱慢慢咽下,吞后自觉症状完全消失而愈。

药 物 索 引

致　　谢

　　土家族医药学是土家族人民千百年来同疾病作斗争经验的总结。由于土家族仅有语言而无文字,其医学知识一直是口传心授。对土家族医药学进行系统性的整理研究,不过是近 30 余年的事情。30 年来,土家族医药研究工作从一方一药的调查,一法一技传统疗法的收集,口碑医药文献的整理,到土家族医药理论体系的建立,使之成为祖国传统医学的重要组成部分。在整个土家族医药学理论体系的构建中,田华咏等主编的《土家族医药学》、《土家族医学史》、《土家族医药研究新论》,赵敬华主编的《土家族医药学概论》,方志先等主编的《土家族药物志》,杨德胜主编的《土家族药学》,彭芳胜主编的《土家医方剂学》等著作无疑占有举足轻重的地位,它们也成为研究土家族医药学的必备参考书。在《中国土家族医药学》的编写过程中,我们也同样将以上书目作为重要的参考资料,在此对原作者表示崇高的敬意和衷心的感谢!

　　感谢田华咏研究员在本书编写过程中多次给予指导及极大的支持!

　　感谢黄爱、王艳琼、李家权、吴朝伟、邹飞、瞿亿明、叶丰宁等研究生同学在收集整理资料过程中做出的大量工作!

编　者

2014 年 1 月 10 日